Langenbecks Archiv für Chirurgie
vereinigt mit Bruns' Beiträge für Klinische Chirurgie

Supplement 1980

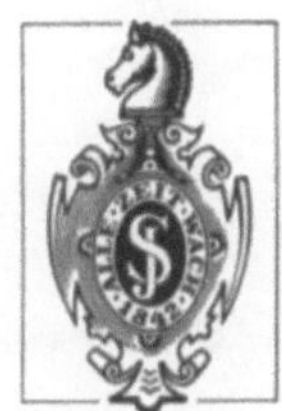

Chirurgisches Forum '80

für experimentelle und klinische Forschung

97. Kongreß der Deutschen Gesellschaft für Chirurgie,
München, 14. bis 17. Mai 1980

Wissenschaftlicher Beirat

F. Linder (Vorsitzender)   W. Lorenz, Marburg
G. Blümel, München   M. Trede, Mannheim
T. Ecke, Gießen   M. Turina, Zürich
Ch. Herfarth, Ulm   G. Zimmermann, Salzburg

Schriftleitung

F. Linder H.-D. Röher U. Mittmann

Herausgeber

H. Junghanns, Generalsekretär der
Deutschen Gesellschaft für Chirurgie

Springer-Verlag Berlin Heidelberg New York 1980

Schriftleitung:

Professor Dr. Fritz Linder, Chirurgische Universitätsklinik,
Im Neuenheimer Feld 110, D-6900 Heidelberg

Professor Dr. Hans-Dietrich Röher, Chirurgische Universitätsklinik, 3550 Marburg/Lahn

Professor Dr. Ulrich Mittmann, Chirurgische Universitätsklinik,
Abt. Experimentelle Chirurgie, Im Neuenheimer Feld 347,
D-6900 Heidelberg

Herausgeber:

Professor Dr. Herbert Junghanns, Auerfeldstraße 29,
D-6000 Frankfurt/Main

Mit 88 Abbildungen

CIP-Kurztitelaufnahme der Deutschen Bibliothek.
Chirurgisches Forum für Experimentelle und Klinische Forschung < 1980, München > ·
Chirurgisches Forum '80 [achtzig] für Experimentelle und Klinische Forschung : 97. Kongress
d. Dt. Ges. für Chirurgie, München, 14. – 17. Mai 1980 / Hrsg. H. Junghanns. – Berlin,
Heidelberg, New York : Springer, 1980. (Langenbecks Archiv für Chirurgie : Suppl. ; 1980)
ISBN-13: 978-3-540-10035-5   e-ISBN-13: 978-3-642-67617-8
DOI: 10.1007/978-3-642-67617-8
NE: Junghanns, Herbert [Hrsg.]; Deutsche Gesellschaft für Chirurgie

Vorwort

Ebenso wie in den vergangenen Jahren liegt der Forumband pünktlich zum Kongreßtermin der Deutschen Gesellschaft für Chirurgie vor. Die Anzahl der gehaltenen und gedruckten Beiträge aus der experimentellen und klinischen Forschung liegt mit 69 dicht bei dem Mittelwert der Jahre 1976-80 (67 ± 6). Aus der Konstanz dieser Zahlen sollte nicht geschlossen werden, daß das Forschungspotential unserer Kliniken eine Grenze erreicht hat. Vielmehr spiegelt sich hier ein organisatorisches Problem wider, immer nur eine begrenzte Anzahl eingesandter Beiträge in das Kongreßprogramm aufnehmen zu können (etwa 40%), um zeitliche oder räumliche Engpässe, bzw. thematische Überschneidungen zu vermeiden.

Nach der Auswahl der Beiträge sind die klinisch-wissenschaftlichen Arbeiten unterrepräsentiert. Im Gegensatz zu rein experimentellen Untersuchungen bereitet es aber zweifellos größere Schwierigkeiten, die Ergebnisse klinisch-wissenschaftlicher Untersuchungen übersichtlich in gedrängter Form für die Vortragsanmeldungen darzustellen. Dadurch entzieht sich leider mancher klinisch relevante Beitrag einer sachlichen Beurteilungsmöglichkeit durch den wissenschaftlichen Beirat der Forumkommission, die über die Auswahl der Arbeiten entscheiden muß. Dieser Hinweis sei als Appell des wissenschaftlichen Beirats zu verstehen, bei der Darstellung klinischer Ergebnisse im Vortragsabstrakt sorgfältiger vorzugehen, damit der Stellenwert klinisch-wissenschaftlicher Untersuchungen im Forum erhöht werden kann.

Den Forumbeiträgen vorangestellt ist in diesem Jahr die Kurzbiografie eines weiteren chirurgischen Nobelpreisträgers, Ch. B. HUGGINS, für die sich freundlicherweise sein persönlicher Freund, Prof. Dr. D. SCHMÄHL vom DKFZ in Heidelberg, zur Verfügung gestellt hat.

Den Mitarbeitern des Springer-Verlags und unserer Sekretärin, Frau I. JEBRAM, sind wir zu besonderem Dank verpflichtet, weil sie durch ihre tatkräftige Hilfe einen wesentlichen Beitrag zum publikationsfertigen Schriftsatz geleistet haben.

Für die wissenschaftliche   Für die Schriftleitung
Forum-Kommission

F. LINDER   U. MITTMANN
                                    H.D. RÖHER

Charles Brenton Huggins, Nobelpreis für Medizin 1966
„Discovery is our Business"

Ich betrachte es als besondere Auszeichnung, daß ich als Nicht-
chirurg im Rahmen des "Chirurgischen Forums" einen Chirurgen
würdigen und sein Lebenswerk darstellen darf. Diese Ehre liegt
in der Persönlichkeit von Charles Brenton Huggins begründet, der
in vorbildlicher Weise experimentelle und klinische Forschung
miteinander zu verbinden verstand und die Ergebnisse seiner experimentellen Arbeiten umgehend in die klinische Praxis umsetzte.
Diese, schon vor 4 Jahrzehnten praktizierte Auffassung medizini-
scher Forschung, ist heute zu Recht eine Forderung der Öffent-
lichkeit. Gerade aus dem Lebenswerk von Huggins erkennt man aber,
daß diese Forderung keineswegs modern ist, sondern von genialen
Gelehrten unseres Faches eigentlich schon immer erfüllt wurde.

Huggins ist der Vater der operativen endokrinen Therapie, vor
allem des Prostatacarcinoms, in bestimmtem Umfang aber auch des
Mammacarcinoms. In Versuchen an Hunden (1939-1941) hatten er und
seine Mitarbeiter festgestellt, daß die Prostatasekretion und
auch das Wachstum von Prostataadenomen durch das männliche Ge-
schlechtshormon fördernd beeinflußt wird, während nach Kastration
oder nach Gabe von Östrogenen Wachstumsstillstand oder gar eine
Rückbildung der Prostatatumoren eintritt. Diese im Experiment
gefundenen Verhältnisse setzte er zum Wachstum des Prostatacarcinoms des Menschen in Beziehung. Auch hier machte er die gleichen
Beobachtungen und begründete damit die Hormontherapie (Kastration
+ Östrogengabe) des Prostatakrebses. Als erkannt wurde, daß nach
der Kastration männliche Sexualhormone durch die Nebennieren gebildet werden können, führte Huggins als Erster 1945 die Neben-
nierenentfernung als therapeutische Maßnahme zur Behandlung des
hormonresistenten, weit fortgeschrittenen Prostatakrebses ein.
Anfänglich starben die so behandelten Patienten an Nebennieren-
insuffizienz. Als man jedoch lernte, den Ausfall der Nebennieren
zu substituieren, brachte dieser weitere Schritt der ablativen
Hormonbehandlung des Prostatakrebses noch vielen Menschen Linde-
rung von ihren Leiden. Über die bekannten Erfolge der Hormontherapie des Prostatakrebses brauche ich in diesem Rahmen nicht zu
referieren.

Bei weit fortgeschrittenen Mammacarcinomen hat Huggins die Indikation zur Nebennieren- und Hypophysenentfernung festgelegt und
dieses Vorgehen auch praktiziert. Die Berechtigung für dieses Vorgehen sah er darin, daß das Mammacarcinom ähnlich wie das Prosta-
tacarcinom in vielen Fällen in seinem Wachstum hormonabhängig ist
und daher nicht völlig autonom sein muß. Die klinische Erfahrung
hat inzwischen gelehrt, daß diese Art der "Hormonbehandlung" in
manchen Fällen noch lebensverlängernd und schmerzlindernd wirken
kann.

Was ist nun Huggins für ein Mensch, und welche Meilensteine seines Lebensweges verdienen, besonders erwähnt zu werden? Zunächst
die äußeren Daten:
Charles Brenton Huggins wurde am 22. Sept. 1901 in Halifax (Ca-
nada) als Sohn schottischer Eltern geboren. Er beendete 1924 sein
Medizinstudium an der Harvard Universität und verbrachte zwei

Jahre als Assistent an der Chirurgischen Klinik der Universität
Michigan, wo er 1926 in den Lehrkörper aufgenommen wurde. 1927
ging er dann an die Chirurgische Universitätsklinik von Chicago,
in der er sich 1936 als ordentlicher Professor für Chirurgie
etablierte und die Leitung der Urologischen Abteilung übernahm.
1933 war Huggins amerikanischer Staatsbürger geworden. 1931 war
er einige Monate in Deutschland und arbeitete in den Laborato-
rien des Biochemikers Otto Warburg. 1966 erhielt er für seine
wissenschaftlichen Leistungen den Nobelpreis. Er arbeitet noch
heute - meist an den Wochenenden, "weil es da ruhiger ist" - in
Chicago und leitet das Ben-May-Laboratorium for Cancer Research
in seiner Wahlheimatstadt.

Das wissenschaftlich Bemerkenswerteste an Huggins ist, daß ihn
viele medizinische Probleme interessiert haben. So hat er mit
Erfolg über Knochenphysiologie, Kalkstoffwechsel, Blutenzyme und
endokrinologische Probleme nicht nur im Zusammenhang mit malignen Tumoren gearbeitet. Ein breit gefächertes und vielseitiges
Wissen auch über Probleme, die abseits der Chirurgie zu liegen
scheinen, zeichnet Huggins aus. Dabei ist er von einer wissenschaftlichen Akribie, die sich auch in folgendem Ausspruch von
ihm andeutet: "In my life I wanted to make a pearl but a real
pearl".

Huggins ist ein tief religiöser Mensch, der ganz besonders immer
wieder betont, daß zu einem Forscher neben profundem Wissen vor
allem auch eine charakterliche Untadeligkeit gehört. So veröffentlichte er im September 1977 einen Artikel mit der bemerkens-
werten These "The Cultivation of Excellence", was wir etwa mit
"Ausbildung und Pflege der Erhabenheit" übersetzen könnten. Unter dieser Erhabenheit versteht er auch eine spartanische Selbst-
disziplin, die den Forscher über andere Menschen "erhaben" macht.
Daß diese Erhabenheit mit Bescheidenheit gekoppelt sein muß, versteht sich bei der Persönlichkeit von Huggins beinahe von selbst.
Ganz wesentlich für einen Forscher sind die 3 "h", worunter er
"head, heart and hand" versteht. Über allem habe stets die Idee
zu stehen; die Technik ist zwar ein nützliches, letztlich aber
nur ein auxiliäres Instrumentarium eines Forschers. Man kann das
amerikanisch so ausdrücken: "Activity arouses ideas which, in
turn, begets technique. With blood at my hands I can discover.
Seated at my desk I have no chance". Ein wahrer Forscher darf
niemals aufhören, über die Probleme seiner Forschung intensiv
nachzudenken, und er muß vor allem in seine Ideen auch Fantasie
einspielen lassen können.

Seit seiner Emeritierung hat Huggins bemerkenswerte experimentelle Arbeiten an Ratten über die Erzeugung und die hormonelle
Situation eines Mammacarcinoms publiziert, das weitgehend auf
menschliche Verhältnisse übertragen werden kann. Es hat damit der
experimentellen wie der klinischen Krebsforschung ein Modell in
die Hand gegeben, an dem die verschiedensten, das Mammacarcinom
betreffende Fragen studiert werden können mit der Aussicht, die
gefundenen Ergebnisse direkt für den Menschen zu verwerten. Er
ist sich damit in seinen experimentellen Arbeiten bezüglich der
direkten Umsetzbarkeit für den kranken Menschen treu geblieben.

Charles Huggins ist ein Mann, der zugleich Respekt aber auch
eine liebenswürdige Bescheidenheit im Umgang mit Jüngeren ver-

mittelt. Seine Persönlichkeit und sein Lebenswerk sind Orientierungspunkte und Meilensteine in der chirurgisch-experimentellen Krebsforschung.

Prof. Dr. med. D. SCHMÄHL
Institut für exp. Toxikologie
und Chemotherapie
Deutsches Krebsforschungszentrum
6900 Heidelberg

Literatur

HUGGINS, C., MASINA, M.H., EICHELBERG, L., WHARTON, J.: J. exp. med. 70, 543 (1939)
HUGGINS, C., CLARK, L.: J. exp. med. 72, 747 (1940)
HUGGINS, C., MOULDER, P.V.: Cancer Res. 5, 510 (1954)
HUGGINS, C., JENSEN, E.V.: J. exp. med. 102, 335 (1955)
HUGGINS, C., BRIZIARELLI, G., SUTTON, H.P.: J. exp. med. 109, 25 (1959)

Inhaltsverzeichnis

Table of Contents

1. Experimentelle Untersuchungen zur Biomechanik der kindlichen Wirbelkörperfraktur

Experimental Evaluation of Biomechanics of Fractured Vertebrae in Children

Th. Tiling, H. Werbein, Th. Stuhler und P. Stankovic

Klinik und Poliklinik für Allgemeinchirurgie, Universitätskliniken Göttingen (Direktor: Prof. Dr. H.-J. Peiper)

Zielsetzung

Wirbelkörperfrakturen im Kindesalter sind sehr selten. Als Grund wird hierfür in der Literatur immer wieder die große Festigkeit und Elastizität der kindlichen Wirbelsäule angeführt. Biomechanische Untersuchungen über die Stabilität und das Frakturverhalten kindlicher Wirbelkörper fehlen jedoch.

Methodik

Von 13 menschlichen Leichenwirbelsäulen ohne Unterscheidung des Geschlechtes und der Todesursache von 18 Tagen bis 18 Jahren wurden Weichteile und Wirbelbögen abpräpariert und 60 Einzelwirbelkörper ohne anhaftende Zwischenwirbelscheibe und 12 Doppelwirbelkörperpräparate des 12. Brust- und 1. Lendenwirbels mit der dazwischenliegenden Bandscheibe hergestellt, vermessen und zwischenzeitlich bei minus 20° Celsius gelagert.

Kompressionsversuche wurden dann mit einer elektronisch gesteuerten Prüfmaschine vom Typ Instron, Modell 1195, durchgeführt. Die Prüfung erfolgte statisch durch horizontale Kompression mit einer Jochgeschwindigkeit von 50 mm/min. Die Meßdaten wurden kontinuierlich als Kraft-Weg-Diagramm aufgezeichnet.

Ergebnisse

Abb. 1 zeigt das Kraft-Weg-Diagramm des Einzelwirbelkörpers bei Kindern unterschiedlichen Alters. Nach der initialen Einrichtungsphase kommt es zu einem linearen Kraftanstieg, d.h. der Wirbelkörper verformt sich elastisch. Die Steilheit der Kurve entspricht hier dem Elastizitätsmodul des Präparates. Anschließend flacht die Kurve bis zum Maximum, dem Frakturbeginn, als Zeichen der plastischen Verformung ab. Bei Neugeborenen und Kleinkindern tritt dann bei Einzelwirbelkörpern unter Frakturierung ein Kraft-

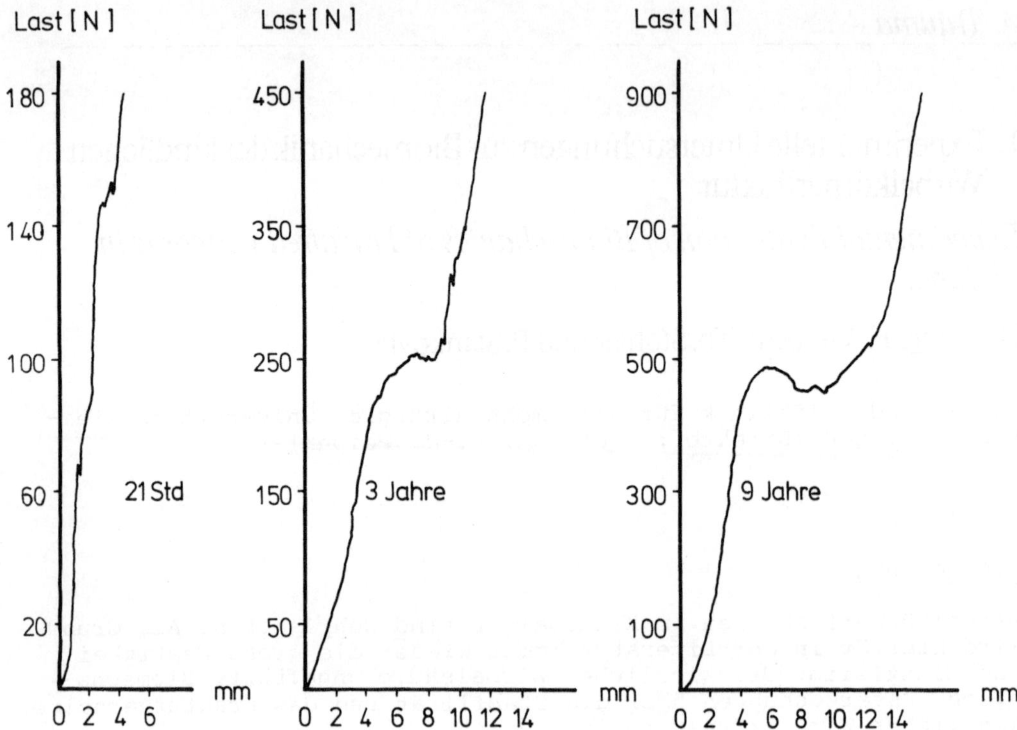

Abb. 1. Kraft-Weg-Diagramm kindlicher Einzelwirbelkörper

verlust im Mittel von bis zu 8 % ein. Bei Kindern ab dem 10.
Lebensjahr findet sich ein Druckverlust von im Mittel 30 % nach
Frakturierung. Das Kompressionsdiagramm der Doppelwirbelkörper
zeigt bis zur Frakturierung ein identisches Bild. Nach Frakturierung kommt es jedoch zur Überlagerung der Fraktur des 12.
Brustwirbelkörpers und 1. Lendenwirbelkörpers je nachdem, ob die
Wirbelkörper gleichzeitig oder nacheinander brechen. Bei Doppel-
wirbelkörpern ist der Kraftabfall nach Fraktur mit einem Kraft-
verlust im Mittel von 16 % bei 0 bis 9jährigen und 38% bei 10
bis 18jährigen durch Einbruch des Bandscheibengewebes durch die
Wirbelkörperdeckplatte deutlicher.

Daß der Wirbelkörper nach Frakturierung nun zwischenzeitlich einen
Teilverlust seiner Tragfähigkeit zeigt, ist in der überwiegend
senkrecht angeordneten Trabekelstruktur der Spongiosa begründet.
Trotz weiterer Frakturierung kommt es nach Durchlaufen des Last-
minimums zu einer Zunahme der Tragfähigkeit durch eine Verfesti-
gung, d.h. Zusammenstauchung der frakturierten Spongiosa.

Aufgrund der unterschiedlichen Wirbelkörpergröße steigt die Last
zum Zeitpunkt des Frakturbeginnes vom Neugeborenen bis zum 18.
Lebensjahr bei Einzelwirbelkörpern von 369 N auf 10900 N an
(DKW: 330 N - 7550 N). Unter Einbeziehung der Wirbelkörpergröße
erhalten wir die Druckfestigkeit der Wirbelkörper zum Frakturbeginn, die in Abb. 2 für alle 60 Einzelwirbelkörper aufgezeichnet

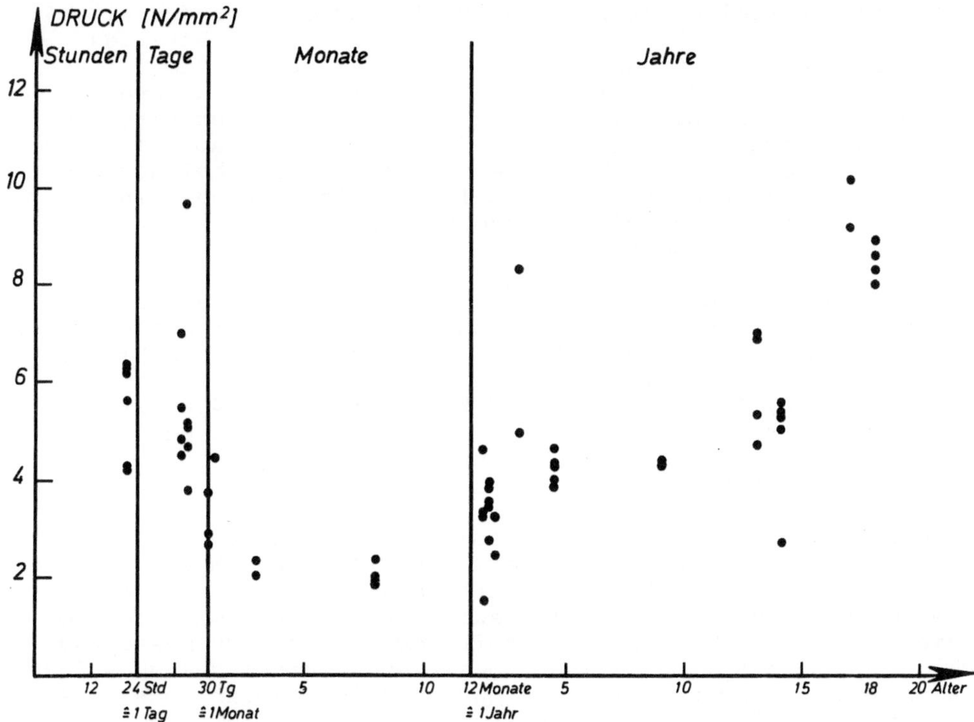

Abb. 2. *Druck zum Zeitpunkt des Frakturbeginns bei 60 Einzelwirbelkörpern*

wurde. Die entsprechenden Druckwerte der Doppelwirbelkörperpräparate liegen im Mittel um 16 % niedriger. Die Mittelwerte der
Druckmaxima, -minima und des Elastizitätsmoduls für Einzelwirbelkörper sind in Tabelle 1 angegeben. Die Druckfestigkeit von
5,58 N/mm² im 1. Lebensmonat fällt im ersten Lebensjahr auf
2,61 N/mm² ab, um dann im 10. - 18. Lebensjahr auf 6,8 N/mm²
anzusteigen.

Die Änderung der Bruchfestigkeit in Abhängigkeit vom Alter muß
als Folge der Strukturänderung des Wirbelkörpers gedeutet werden.
Mit zunehmendem Alter kommt es einmal zu einer Größenzunahme des

Tabelle 1. Mittelwerte der Druckfestigkeit zum Frakturbeginn
(Druck $_{max}$), geringste Druckfestigkeit bei Frakturierung
(Druck $_{min}$) und Elastizitätsmodul (E-Modul) in Abhängigkeit vom
Alter (Tg = Tage, Mo = Monate, Jh = Jahre)

Alter	Anzahl (n)	Druck$_{max}$ (N/mm²)	Druck$_{min}$ (N/mm²)	E-Modul (N/mm²)
0 - 29 Tg	15	5,58	5,14	39,91
1 - 11 Mo	10	2,61	2,47	25,12
1 - 9 Jh	20	3,96	3,68	35,10
10 - 18 Jh	15	6,82	4,76	70,79

Verhältnisses Wirbelkörper zur Bandscheibe zu Gunsten des Wirbelkörpers und andererseits zur Abnahme des knorpeligen Anteiles
des Wirbelkörpers bei Zunahme der Kalzifizierung. Ab dem 1. Lebensmonat steigt der Elastizitätsmodul proportional zur Druckfestigkeit, d.h. die Elastizität sinkt bei zunehmender Verknöche-
rung. Warum jedoch Neugeborene gegenüber Säuglingen ab dem 1.
Lebensmonat eine höhere Wirbelkörperdruckfestigkeit bei nur geringer Zunahme des Eleastizitätsmoduls aufweisen, könnte in der
postnatalen Stoffwechseländerung und/oder dem unausgewählten
Sektionsmaterial begründet sein.

Vergleichen wir die Druckfestigkeit und den Elastizitätsmodul
kindlicher Wirbelkörper mit denen von Erwachsenen, finden sich
für Kinder vom 1. Lebensmonat bis 9. Jahr Druckwerte und Elasti-
zitätsmodule, die zum Teil noch unter denen 40 - 79jähriger liegen (Druck$_{max}$: 4,36 - 3,23 N/mm^2, E-Modul: 41,36 - 34,87 N/mm^2).
Die Werte der Wirbelkörper von 10 - 19jährigen liegen gering unter
denen der 20 - 29jährigen, die die höchsten Druckwerte mit 7,66
N/mm^2 und den größten Elastizitätsmodul mit 78,39 N/mm^2 aufweisen.

Kindliche Wirbelkörper besitzen also keine höhere Druckfestigkeit
und Elastizität als die Erwachsener. Daß Frakturen im Kindesalter
jedoch selten sind, erklärt sich durch das geringe Körpergewicht,
das bei einem Sturz oder Anpralltrauma zum Tragen kommt, da die
auf die Wirbelsäule einwirkende Kraft dem Produkt aus Masse und
Beschleunigung entspricht. Kinder besitzen aufgrund des günstigen
Verhältnisses des Körpergewichtes zur Bruchlast sogar noch eine
"Bruchlastreserve" gegenüber den Erwachsenenwirbelkörpern.

Aufgrund intravitaler Messungen wurde von NACHEMSON (1) 2 N/mm^2
als Druckmaximum unter normaler Belastung für die Zwischenwirbelscheibe angesehen. Geeignete kindliche stabile Wirbelkörperfrakturen könnten demnach frühzeitig belastet werden, da wegen der
hohen Rest-Druckstabilität trotz Frakturierung ein weiteres Zu-
sammensinken nicht zu erwarten ist.

Zusammenfassung

An Wirbelkörpern kindlicher Lendenwirbelsäulen wurden statische
Kompressionsversuche durchgeführt und die Kraft-Weg-Diagramme
ausgewertet (Tabelle 1), die entsprechend dem Alter einen typischen Kurvenverlauf aufweisen (Abb. 1). Kindliche Wirbelkörper
zeichnen sich gegenüber denen Erwachsener nicht durch eine höhere
Bruchfestigkeit oder Elastizität aus. Trotz Frakturierung besitzt
der Wirbelkörper noch eine hohe Stabilität.

Summary

Static compressions were carried out on vertebra bodies taken
from spines of children. The compression diagrams showing typical
graphs dependent on age (fig. 1) were evaluated (table 1). In
children no higher breaking load or elasticity could be found in
comparison with vertebrae of adults. Although broken, the vertebra body has still a high stability.

<u>Literatur</u>

1. NACHEMSON, A.: The load on lumbar discs in different positions
   of the body. Clin. Orthop. <u>45</u>, 107-122 (1966)

Dr. med. Th. Tiling, Klinik und Poliklinik für Allgemeinchirurgie,
Universitätskliniken Göttingen, Robert-Koch-Straße 40, D-3400
Göttingen

2. Bedeutung von Leukocyten-Receptoren bei der posttraumatischen Knocheninfektion

Significance of Leukocyte Receptors in Posttraumatic Bone Infection

S. Hierholzer und G. Hierholzer

Berufsgenossenschaftliche Unfallklinik Duisburg-Buchholz (Dir.: Prof. Dr. G. Hierholzer)

In vorangehenden Untersuchungen zur Infektabwehr bei Patienten mit chronischer posttraumatischer Knocheninfektion zeigte sich unter anderem die Phagocytoseaktivität der peripheren Leukocyten und der Hautmakrophagen beeinträchtigt (2). Da die erste Phase des Phagocytosevorganges in einer Interaktion der zu phagocytierenden Substanzen mit Membranreceptoren der Phagocyten besteht, stellten wir zur weiteren Abklärung unserer Befunde Membranreceptoren der peripheren Leukocyten dar, um Hinweise auf deren Funktion zu erhalten. Wir berücksichtigten hierbei Receptoren für das Fc-Fragment des IgG-Moleküls (IgG-Receptoren) sowie für die aktivierte dritte Komplementkomponente (C3b-Receptoren). Ergänzend bestimmten wir die Immunglobuline, die Gesamtkomplementaktivität sowie einzelne Komplementkomponenten im Serum der Untersuchungsgruppen.

Material und Methode

<u>Untersuchungsgruppen</u>: Normalpersonen (n=23), Patienten mit chronischer posttraumatischer Knocheninfektion (n=25), Untersuchungszeitpunkt vor Behandlungsbeginn in der hiesigen Klinik.

<u>Methode</u>: Darstellung der Leukocytenmembran-Receptoren nach Isolierung peripherer Leukocyten an Leukocytenmonolayerkulturen mit Schaferythrocytenimmunkomplexen (EA-Komplexe). Hierfür Sensibilisierung der Schaferythrocyten (E) mit spezifischem Antiserum (A) der IgG bzw. der IgM-Klasse. Darstellung der IgG-Receptoren mit EA IgG-Komplexen (<u>Untersuchungsserie a</u>), der C3-Receptoren mit EA IgM-C3-Komplexen nach kurzfristiger Inkubation der EA IgM-Komplexe mit Standard-Pool-Serum als Komplementquelle ($0{,}005$ ml/$2{,}4 \times 10^8$ EA IgM-Komplexe in $1{,}2$ ml Hanks Lösung, 60 sec, 37°C, <u>Untersuchungsserie b1</u>. $0{,}05$ ml Pool-Serum im gleichen Testansatz, <u>Untersuchungsserie b2</u>). Nach Inkubation (20 min, 4°C) rosettenförmige Anhaftung der Immunkomplexe an einem Teil der Leukocyten. Bei der phasenkontrastmikroskopischen Auswertung Ermittlung des jeweiligen Prozentsatzes an Rosetten tragenden Leukocyten.

8

Quantitative Bestimmung der Immunglobuline (IgG, IgA, IgM) und
der Komplementteilfaktoren (C3c, C4, C3-Proaktivator) mit der
radialen Immundiffusionsmethode. Bestimmung der Gesamtkomplementaktivität mit dem CH 50-Test nach MAYER (3).

Signifikanzanalyse: Verteilungsfreier Test nach Wilcoxon für die
Auswertung der Receptoren. T-Test für C3c und C4 bei Normalverteilung, für die Immunglobuline und C3-Proaktivator bei logarith-
mischer Normalverteilung.

Ergebnisse

Bei Patienten mit chronischer posttraumatischer Knocheninfektion
wurden im Vergleich zu Normalpersonen weniger C3-Receptoren tra-
gende Leukocyten dargestellt. Der Unterschied war signifikant. Dagegen konnte kein Unterschied bei den IgG-Receptoren tragenden
Leukocyten ermittelt werden (Abb. 1). Unter den Serumimmunglobu-
linen war die IgA-Klasse bei den Patienten mit signifikantem
Unterschied erhöht (Abb. 2). Die Untersuchungen zum Komplementsystem erbrachten bei den Patienten die Erhöhung sowohl der Teil-
faktoren (C3c, C4, C3-Proaktivator) als auch der Gesamtkomplementaktivität, die Unterschiede waren auch hier signifikant
(Abb. 3).

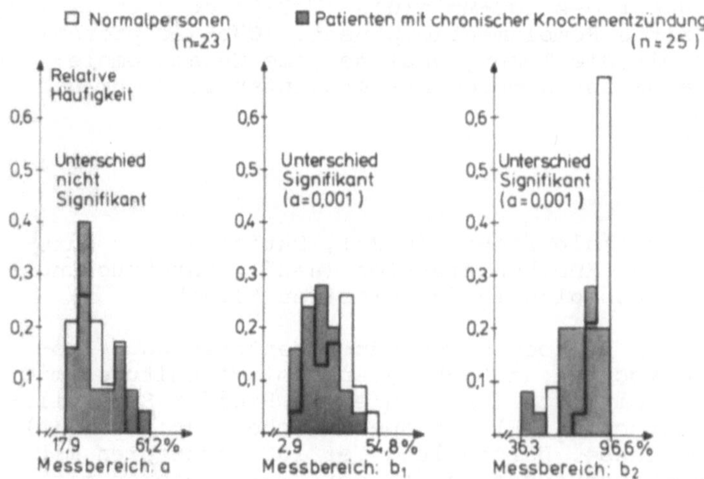

*Abb. 1. Verteilung der Prozentanteile an Leukocyten mit IgG-Receptoren (Meß-
bereich a) und C3-Receptoren (Meßbereich b1 und b2, s. Material und Methode)
in den in 7 Gruppen aufgeteilten Meßbereichen*

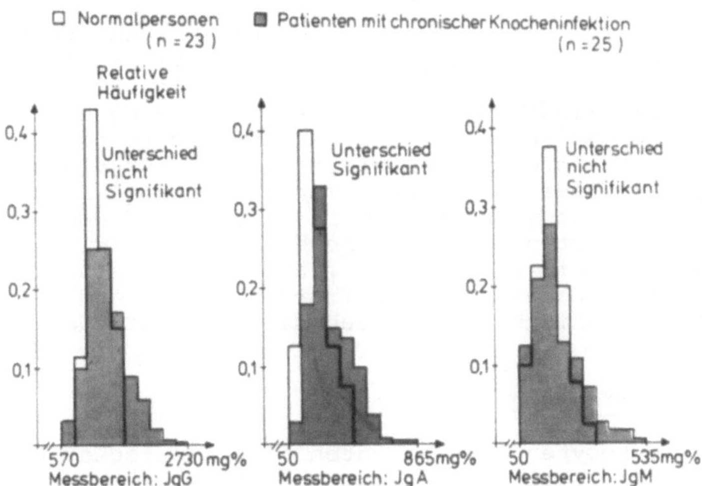

Abb. 2. *Verteilung der Immunglobuline IgG, IgA, IgM in den in 10 Gruppen aufgeteilten Meßbereichen*

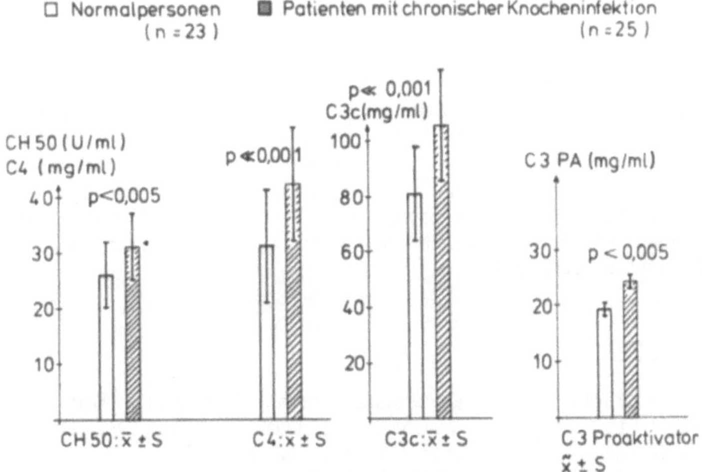

Abb. 3. *Befunde zum Komplementsystem. CH 50 (U/ml); C3c, C4, C3-Proaktivator (mg/ml). Mittelwerte ± Standardabweichung (x̄ ± s), Median ± Standardabweichung (x̃ ± s)*

Diskussion

Bei der Abwehr bakterieller Infektionen können Immunkomplexe nach vorheriger Interaktion mit Leukocytenmembranreceptoren phagocytiert werden. C3-Receptoren vermitteln vorwiegend die Partikelbindung an den Phagocyten, während IgG-Receptoren zusätzlich noch den Endocytosevorgang einleiten. Beide Vorgänge sind jedoch offensichtlich voneinander abhängig (1). Dem entsprechen unsere vorgelegten Befunde über die funktionelle Minderung der C3-Receptoren bei Patienten mit chronischer Knocheninfektion. Dieser Defekt scheint an der herabgesetzten Phagocytoseaktivität der Leukocyten bei diesen Patienten beteiligt zu sein. Als Ursache für die funktionelle Minderung kann einmal die Endocytose der C3-Receptoren während des Phagocytosevorganges in vivo oder eine Blockierung der C3-Receptoren diskutiert werden. Für die zweite Annahme spricht die erhöhte Komplementaktivität in den Patientenseren (4). Dieser Leukocytendefekt wird anscheinend während des Überganges von der akuten zur chronischen Form der Infektion erworben und bestätigt die klinische Auffassung, daß eine knöcherne Infektion bei Nichtbeachtung der chirurgischen Behandlungsprinzipien in einen chronischen Entzündungsablauf einmündet.

Zusammenfassung

Die Leukocyten der Patienten mit chronischer posttraumatischer Knocheninfektion haben eine herabgesetzte Phagocytoseaktivität. Die vorliegenden Untersuchungen über Leukocytenmembranreceptoren zeigen bei diesen Patienten eine funktionelle Minderung der C3-Receptoren. Gleichzeitig war die Komplementaktivität in den Patientenseren erhöht, während bei unverändertem IgG-Spiegel das IgG-Receptorensystem der Leukocyten funktionstüchtig war.

Summary

Leukocytes from patients suffering from chronic posttraumatic bone infection have a decreased phagocytic ability. We therefore investigated IgG and C3 receptors on leukocytes from these patients. Our findings presented in this study show a decrease of functional C3 receptors, whilst the IgG receptor system remains intact. At the same time complement activity in the patients' serum was raised.

Literatur

1. GRIFFIN, F.M.: Opsonization. In: N.K. Day (ed.): Biological amplification systems in immunology, S. 85. New York, London: Plenum Medical Book Company 1977
2. HIERHOLZER, S., HIERHOLZER, G.: Untersuchung zur Leistung phagozytierender Zellen bei Patienten mit posttraumatischer Osteomyelitis. Unfallheilkunde 82, 192 (1979)
3. MAYER, M.M.: Complement and Complementfixation. In: E.A. Kabat (ed.): Experimental immunochemistry, S. 133, 2nd ed. Springfield: Charles C. Thomas, Publisher 1971
4. WILTON, J.M.A,, RENGGLI, H.H., LEHNER, T.: The role of Fc and C3b receptors in phagocytosis by inflammatory polymorphonuclear leucocytes in man. Immunology 32, 955 (1977)

Prof. Dr. G. Hierholzer, Berufsgenossenschaftliche Unfallklinik Duisburg-Buchholz, Großenbaumer Allee 250, D-4100 Duisburg 28

3. Mikroangiographische und histologische Befunde nach Implantation von Knochenzement in der Rattentibia

Microangiographic and Histologic Findings in the Tibiae of Rats After Implantation of Bone Cement

H. Siebert, P. Konold, B. Eberhardt und A. Pannike

Unfallchirurgische Klinik der Johann-Wolfgang-Goethe-Universität
Frankfurt a.M.

Die Reaktion des Knochengewebes auf Knochenzement ist nach Untersuchungen von CHARNLEY (1), WILLERT (5) u.a. beim Menschen durch
eine mehr oder weniger stark ausgeprägte Knochennekrose mit anschließender Regeneration in Form von Knochenneubildung und Ausbildung einer bindegewebigen Grenzschicht zwischen Zement und
Knochen gekennzeichnet. Im Tierexperiment konnten DRAENERT et al.
(2) diese Befunde nur teilweise bestätigen. Auch sie fanden eine
herdförmige Knochennekrose mit umgebenden Umbauvorgängen, jedoch
keinen Hinweis für eine bindegewebige Grenzschicht. Allerdings
gelang es FEITH (3) die bindegewebige Grenzschicht bei Kaninchen
nach Langzeitimplantation nachzuweisen.

Ziel unserer tierexperimentellen Untersuchungen war es, 1. die
Reaktion der Gefäßsysteme (endostal/periostal) des Röhrenknochens
auf die Blockierung der Markhöhle mikroangiographisch zu untersuchen und 2. den zeitlichen Ablauf der Umbauvorgänge des Knochengewebes nach Auffüllung der Markhöhle mit Knochenzement feinge-
weblich zu untersuchen.

Versuchsanordnung und Methodik

An 60 männlichen Wistar-Ratten (300 - 500 g KG) wurde die Markhöhle der re. Tibia aufgebohrt, ausgeräumt und mit Knochenzement
(Sulfix 6 - Fa. Byk Gulden, Konstanz) aufgefüllt. Das Ausmaß der
Auffüllung wurde anschließend durch eine Rö.-Aufnahme kontrolliert. Nach 1, 3 und 6 Monaten wurden je 20 Tiere untersucht.
Nach Kanülierung der unteren Hohlvene und der Bauchaorta wurden
die Gefäße mit Mikropaquelösung gefüllt, der li. und re. Unterschenkel entnommen und die Tibia in ihrem Weichteilmantel prä-
pariert und fixiert. Die Präparate wurden entkalkt und in Paraffin
eingebettet. Mit dem K-Mikrotom (Fa. Jung, Heidelberg) sowie dem
Schlittenmikrotom (Fa. Leitz, Wetzlar) wurden alternierend 60,
90 und 120 μ Schnitte (Mikroangiographie) sowie 5 - 6 μ Schnitte
(Histologie) hergestellt. Von jeder Gruppe (1 Monat, 3 und 6 Mo-

nate) wurden 10 Tibiapaare längs und 10 Tibiapaare quer geschnit-
ten. Die Querschnitte wurden im proximalen, mittleren und distalen Drittel der Tibia gelegt.

Sowohl bei den 100 µ als auch bei den 5 µ dicken Schnitten gelang es, die Präparate ohne Herauslösen des Knochenzementes zu
schneiden. Hierdurch wurde eine genaue artefaktfreie Untersuchung
der Zement-Knochen-Grenzzone ermöglicht.

Die 5 µ dicken Schnitte wurden nach Masson-Goldner und mit Haema-
toxylin-Eosin gefärbt. Die 100 µ dicken Schnitte wurden zur Kon-
taktmikroradiographie mit dem Vakuummikroradiographen der Fa.
Siemens, Erlangen, verwendet.

Ergebnisse

Die unbehandelten Längs- und Querschnitte der Rattentibia ließen
bei der mikroangiographischen Gefäßdarstellung eine hauptsächlich
endostale Gefäßversorgung der Corticalis erkennen. Lediglich das
äußere Drittel der Röhrencorticalis wurde von Gefäßen, die vom
Periost einstrahlen, versorgt. Im gefärbten Dünnschnittpräparat
fand sich ein schmaler Osteoblastensaum zwischen Markraum und
Knochengewebe als Endost, während ein solcher Saum periostal nur
inkonstant ausgebildet war.

Der Polymerisationsgrad des eingefüllten Zementes zeichnete sich
in der Mikroradiographie wie auch im gefärbten Schnitt durch die
unterschiedliche Kontrastierung der Monomere und Polymere deutlich
ab. Nach einmonatiger Implantation war die Corticalis mit zahl-
reichen Gefäßen durchsetzt, die bis an das innere Drittel der
Corticalis reichten. Diese Gefäße entstammen dem hyperämisierten
und verdickten Periost. Die innere Corticalis war nahezu gefäß-
frei. Je nach Polymerisationsgrad fand sich zwischen Zement und
Corticalis eine gefäßreiche Schicht. Je mehr Restmonomere vorhanden waren, desto breiter war diese gefäßreiche Schicht angelegt.
Das verdickte Periost zeigte eine vermehrte Zahl an differenzie-
renden und differenzierten Zellen.

Im histologischen Schnitt war die gefäßreiche Grenzschicht zwischen Zement und Knochengewebe deutlich als zell- und gefäßreiches
Bindegewebe auszumachen. Spindelförmige Zellen hatten sich parallel zur Zementoberfläche angelagert. Dieses Gewebe füllte auch
die im Zement verbliebenen Lücken nahezu fugenlos aus. An die
Grenzschicht fügte sich eine Zone aus teils nekrotischem Knochengewebe, teils regeneriertem neugebildetem primärem Knochengewebe
an. Die gesamte Corticalisstruktur war aufgelockert und hatte an
Dicke zugenommen. Stellen, an welchen wenig Restmonomere im Zement verblieben waren, zeigten nur eine sehr dünne oder keine
bindegewebige Grenzschicht. Die angrenzende Zone von avitalem
Knochengewebe war nur von wenigen Umbauarealen durchsetzt.

3 Monate nach Plombierung hatte sich zwischen Zement und Corticalis eine noch vollständige sekundäre Markhöhle ausgebildet,
die noch vom periostalen Gefäßsystem versorgt wurde. Zwischen
Zement und sekundärer Markhöhle baute sich primäres Knochengewebe mit einer schmalen bindegewebigen Schicht auf. Der Restmono-

mergehalt bestimmt auch hier das Ausmaß der sekundären Medulla-
risierung. Die übrige Corticalis ist wieder gefäßarmer geworden,
die periostale Reaktion rückläufig.

6 Monate nach Implantation des Knochenzementes hatte sich bei
hohem Restmonomergehalt die sekundäre Markhöhle fast vollständig
ausgebildet, ihre Gefäßversorgung schien nicht mehr von periostal
zu kommen. Die sich daran anschließende Corticalis wurde von Gefäßen versorgt, die aus dieser Markhöhle stammen, die äußere Corticalis von wenigen aus dem Periost stammenden Gefäßen. Bei ge-
ringem Restmonomergehalt finden sich noch zahlreiche Areale mit
leeren Osteocytenlacunen und geringen Knochenumbauzonen.

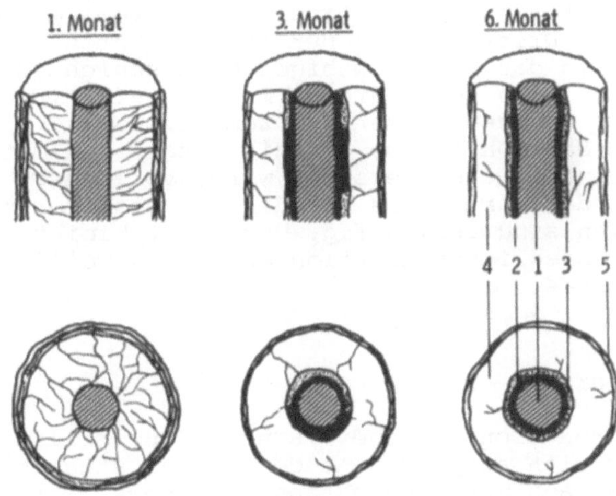

*Abb. 1. Schematische Darstellung der microangiographischen Befunde (Längs-
und Querschnitte). 1 Markhöhle mit Zement aufgefüllt; 2 Umbauzone ("Grenzschicht"); 3 sek. Markhöhle; 4 Corticalis; 5 Periost*

Diskussion

Die oben dargestellten mikroangiographischen und histologischen
Befunde zeigen, daß sich die diaphysäre Corticalis bei Ausschal-
tung der Hauptgefäßversorgung durch Auffüllen der Markhöhle mit
Knochenzement in einer mehrphasigen Reaktion den geänderten Durch-
blutungsverhältnissen ohne wesentlichen Schaden anpassen kann.
Wie CHARNLEY (1) und WILLERT (5) fanden auch wir eine mehr oder
weniger stark ausgebildete bindegewebige Grenzschicht zwischen
Zement und Knochengewebe, die sich in neuen Knochen umbildet.
Der Restmonomergehalt des Knochenzements hatte in unseren Untersuchungen einen, wie es schien, entscheidenden quantitativen und
qualitativen Einfluß auf das Ausmaß der Gewebsreaktion. Die Um-
kehrung der im gesunden Knochen zentrifugalen Gefäßversorgung
in zentripetaler Richtung und der erneute Aufbau eines zentrifugalen Gefäßsystems nach Ausbildung einer sekundären Markhöhle

scheint die bei der Marknagelung erhobenen Befunde (GÖTHEMANN (4)) zu bestätigen.

Zusammenfassung

Die Tibia der Ratte wurde nach Aufbohrung der Markhöhle mit Knochenzement aufgefüllt. 1-3-6 Monate nach Zementplombierung wurden die Präparate histologisch und mikroangiographisch aufgearbeitet.

In Abhängigkeit vom Restmonomergehalt bildet sich relativ früh eine mehr oder weniger dicke und gefäßreiche bindegewebige Grenzschicht aus. Die Corticalis wird vom Periost her versorgt, das innere Drittel zeigt nur geringe Durchblutung. Nach 3 Monaten baut sich in der bindegewebigen Grenzschicht und im avitalen Knochengewebe eine sekundäre Markhöhle auf, Bindegewebe oder neugebildeter Knochen säumen den Zement. Nach 6 Monaten ist eine sekundäre Markhöhle, aus der die innere und mittlere Corticalisschicht im wesentlichen versorgt wird, voll ausgebildet. Die Spongiosierung der Corticalis und die Zellproliferation der periostalen Zellen sind rückläufig. Ungeklärt bleibt die Beobachtung der unterschiedlichen Reaktion auf den jeweiligen Restmonomergehalt des Zementes.

Summary

The reaction of bone tissue to the filling of the medullary cavity with acrylic bone cement was studied in the rat by histological and microangiographic methods. Three months after plugging, the fibrous borderline tissue between cement and bone had changed into newly formed bone with a secondary medullary cavity, depending on the content of monomer next to the tissue. The blood support of the bone came from periosteal vessels. After 6 months a definitive secondary medullary cavity had been established, the cement was enveloped by newly formed primary bone, and the inner and middle portions of the cortical bone had been invaded by vessels originating from the secondary medullary cavity.

Literatur

1. CHARNLEY, J.: The reaction of bone self curing acrylic cement. J. Bone Jt. Surg. 52 B, 340-349 (1970)
2. DRAENERT, K., J. RUDIGIER: Histomorphologie des Knochen-Zement-Kontaktes, 1. Teil. Chirurg 49, 276 (1978)
3. FEITH, R.: Side effects of acrylic cement implanted into bone. Acta Orthop. Scand. Suppl. 161 (1975)
4. GÖTHMANN, L.: Arterial changes in experimental fractures of the rabbits tibia treated with intramedullary nailing. Acta Chir. Scand. 120, 289 (1960)

5. WILLERT, H.G., P. PULS: Die Reaktion des Knochens auf Knochenzement bei der Allo-Arthroplastik der Hüfte. Arch. Orth. Un-
fall. Chir. <u>72</u>, 33 (1975)

Dr. med. H. Siebert, Unfallchirurgische Klinik der Johann-
Wolfgang-Goethe-Universität, Theodor-Stern-Kai 7, D-6000 Frank-
furt/Main

4. Kontrollierte Spannung und Nachspannung des äußeren Festhalters mit Hilfe eines Dynamometers (Kraftringmeßgerät)

Controlled Tension and Tension Adjustment of the External Fixator Using a Dynamometer

B. Domres und D. Veihelmann

Chirurgische Universitätsklinik Tübingen (Direktor: Prof. Dr. L. Koslowski)

Einleitung

Mit einem äußeren Festhalter versorgte Knochenbrüche heilen häufiger mit Verzögerung als nach den Osteosyntheseverfahren der internen Fixation. Die Gründe hierfür sind:
1. Mit dem äußeren Festhalter können nur geringere Kompressionskräfte unter 100 kp erzeugt werden gegenüber Kräften bis zu 300 kp bei Plattenosteosynthesen (1).
2. Die Kompressionskräfte des äußeren Festhalters lassen rascher nach als nach einer Plattenosteosynthese (2).

Gegenüber der internen Fixation bietet der äußere Festhalter den Vorteil, daß noch sekundär während des Heilverlaufs die Kompressionskräfte erneuert und erhöht werden können.
Diese unbedingt notwendige Nachspannung der äußeren Fixation wird allzuoft unterlassen oder unkontrolliert nach dem Gefühl bzw. nach dem klinischen Augenmaß vorgenommen. Hieraus ergeben sich zahlreiche Komplikationen wie verzögerte Heilung bei zu geringer Stabilität, Dislokation oder Refraktur infolge unsymmetrischer Spannung und Einstauchung von Trümmerfrakturen, die zu früh unter zu hohen Druck gesetzt werden.

Diese Beobachtungen und Überlegungen führten zur Konstruktion[1] eines Dynamometers, mit dem die noch wirksamen Kräfte des Festhalters gemessen und entsprechend Dosis-kontrolliert appliziert werden können.

---

[1] Den Herren Dr. R.E, MÜLLER und H.O. MAIER, Institut für Uhrentechnik der Universität Stuttgart, danken wir vielmals für die Hilfe bei der Konstruktion des Meßgerätes.

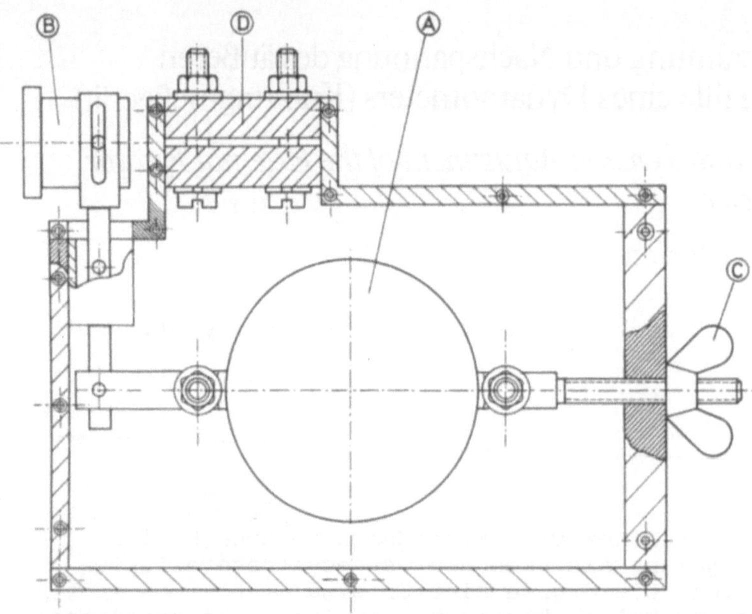

Abb. 1. Konstruktionszeichnung des Dynamometers. A Kraftmeßring; B Hebel-system zur Kraftübertragung; C Flügelschraube zur Erzeugung von Kraft durch elastische Verformung des Kraftrings; D Klemmbacken zur Befestigung des Dy-namometers am äußeren Festhalter

Beschreibung des Meßgerätes

Das konstruktionstechnische Prinzip des Dynamometers (Abb. 1) besteht aus einem elastischen Metallring (A) zur Messung und Auf-rechterhaltung der Druckkräfte. Dem Metallring wurde gegenüber anderen Möglichkeiten wie Zug- oder Druckfeder der Vorzug gegeben, da er folgende Vorteile bietet:
Absolut linearer Zusammenhang zwischen Kraft und Weg, verhältnis-mäßig geringer Weg bei Maximalkraft und Genauigkeit der Messung.

Die Kräfte des elastischen Metallrings werden über ein Hebelsystem (B) mit zentrischem und exzentrischem Druckstück auf die Backen der Steinmann-Nägel übertragen. Mit der Flügelschraube (C) wird durch eine elastische Verformung des Metallrings Kraft erzeugt. Zwei Klemmbacken (D) dienen zur Befestigung des Dynamometers an den Rohren des Festhalters.

Technische Handhabung

Je ein Dynamometer wird mit den Klemmbacken an die freien Enden der Rohre des Festhalters montiert. Das Hebelsystem zur Kraft-übertragung berührt dabei die Backen der Steinmann-Nägel. Die Befestigung der Backen wird gelockert. Nun kann man die noch wirksamen Druckkräfte auf der Meßskala des Gerätes ablesen. Durch Anziehen der Flügelschraube wird sodann über den elastischen

Kraftring und das Hebelsystem eine dosierte Vorspannung auf die
Backen der Nägel gegeben. Die Backen der Nägel werden durch Anziehen ihrer Befestigungsmuttern wieder arretiert und das Meßgerät abmontiert.

Die Montage des Gerätes, die Messung der Kräfte und die Spannung
des Festhalters sind technisch einfach und in wenigen Minuten
durchführbar.

Klinische Anwendung

Abgestützte Frakturen beaufschlagen wir mit einer Kraft von
50 kp. Wöchentlich werden die noch wirksamen Kräfte gemessen und
der Festhalter entsprechend nachgespannt. Nach unseren Messungen
nehmen die Druckkräfte innerhalb einer Woche um ca. 40% ab.

Bei der Distanzosteosynthese einer mit Spongiosa aufgefüllten
Defektfraktur soll der Festhalter in den ersten 5 Wochen zunächst
ohne Kompressionskräfte das Repositionsergebnis halten. In diesem
Fall werden die beiden Steinmann-Nägel im proximalen Fragment
gegeneinander unter Spannung gebracht und ebenso die beiden Nägel
im distalen Fragment. Hierdurch wird einmal die Stabilität des
Systems erhöht, zum anderen wird verhindert, daß sich die Nägel
in ihren Bohrkanälen verschieben. Bewegungen der Nägel würden
Infektionen der Bohrkanäle zur Folge haben, die wiederun die Stabilität der Fraktur und des Systems mindern.

Nach 5 Wochen nimmt die transplantierte Spongiosa die biomechanische Funktion der Abstützung auf. Zu diesem Zeitpunkt ist die
Spongiosaplastik einer dosierten Kompression auszusetzen, damit
sie ihre Struktur den Kraftlinien entsprechend umformt. Wir beaufschlagen dann eine Kraft von 5 - 10 kp, die wir jede Woche
entsprechend dem weiteren Heilverlauf erhöhen.

Unsere Erfahrungen mit dem Meßgerät haben gezeigt, daß wir
früher die Nachspannung des äußeren Festhalters zu selten und
ohne genaue Dosierung der Druckkräfte durchgeführt haben. Durch
die dosierte Nachspannung des Festhalters mit Hilfe des Meßgerätes können in vielen Fällen die Nachteile des äußeren Festhalters wie verzögerte Knochenbruchheilung, Bohrkanalinfektionen und
Refrakturen vermieden werden.

Zusammenfassung

Mit einem äußeren Festhalter behandelte Knochenbrüche heilen häufiger mit Verzögerung als nach einer internen Fixation, da die
Kräfte des Festhalters nachlassen, und dieser Druckabfall nicht
entsprechend korrigiert wird. Das beschriebene Dynamometer ermöglicht die exakte Messung der noch wirksamen Kompressionskräfte
und die dosierte Nachspannung des Festhalters. Das konstruktionstechnische Prinzip des Gerätes besteht aus einem elastischen Metallring.

Für die Messung und Nachspannung wird das Gerät an die freien Enden der beiden Rohre des Festhalters montiert. Dies soll einmal
in jeder Woche erfolgen.

Abgestützte Frakturen werden unter eine axiale Kompression von
50 kp gebracht. Bei Trümmerfrakturen und mit Spongiosa aufgefüllten Defekten soll nach 5 Wochen mit einer Kraft von 5 kp begonnen werden, und der Druck wöchentlich entsprechend dem weiteren
Heilverlauf erhöht werden.

Summary

Bone fractures treated with an external fixator tend to heal
more slowly than with an internal fixator, since the tension of
the fixator gradually relaxes and this decrease in pressure is
not counteracted in any way. A dynamometer makes possible an
exact measurement of effective compressive forces and an adjustment of the tension of the fixator. A special feature of the
apparatus is an elastic metal ring.

The apparatus is mounted on the free ends of both tubes of the
fixator for measuring and adjusting the tension. This should be
done once a week.

Supported fractures are put under an axial compression of 50 kp.
In the case of comminuted and defect fractures, an axial compression of 5 kp should be begun after 5 weeks, and this dosage
should be increased every week.

Literatur

1. LABITZKE, R., HENZE, G.: Biomechanik des Fixateur Externe.
   Unfallheilkunde 81, 546-552 (1978)
2. MÜLLER, K.H., STRATMANN, P., REHN, J.: Grundlagen zur kontinuierlichen Spannungsmessung im Frakturspalt nach Fixateur-
   externe-Osteosynthese. Unfallheilkunde 82, 183-191 (1979)

PD Dr. B. Domres, Chirurgische Universitätsklinik Tübingen,
Calwerstraße 7, D-7400 Tübingen

5. Die Wertigkeit von Plattenvorbiegung und Vorspannung sowie schräger Plattenzugschraube für die Osteosynthesestabilität

Influence of Plate Pre-bending, Pre-tension, and Oblique Plate-Lag Screws on the Stability of Osteosynthesis

L. Gotzen, G. Strohfeld und N. Haas

Unfallchirurgische Klinik der Medizinischen Hochschule Hannover
(Direktor: Prof. Dr. H. Tscherne)

Die Fragmentfixation unter Anwendung interfragmentärer Kompression ist die effektivste Art der Stabilisierung (1). Die Stabilitätswirkung der interfragmentären Kompression gegenüber Biegung beruht auf der Vorspannung und gegenüber der Abscherung auf der Haftreibung an den Fragmentflächen (2). Sind feste knöcherne Druckaufnahmeflächen vorhanden, ist der Stabilitätsgrad der Plattenosteosynthese abhängig vom Betrag der interfragmentären Kompression und von der Lage des Kompressionsschwerpunktes. Um zu einem hohen Stabilitätsgrad zu gelangen, muß durch geeignete Operationstechnik die größtmögliche, über die ganzen Fragmentflächen wirksame Kompression erzeugt werden. Hierzu stehen als wichtigste Maßnahme die Plattenvorbiegung und Vorspannung sowie die schräge Plattenzugschraube zur Verfügung. Um deren Wertigkeit für die Osteosynthesestabilität zu analysieren, wurden mit der schmalen DC-Platte an Tibiaschaftosteotomien und mit der breiten DC-Platte an Femurschaftosteotomien unterschiedliche Montageformen erstellt und auf Biegung belastet.

Methodik

Tiefgefrorene Leichentibiae und Femura wurden nach Auftauen im mittleren Schaftdrittel quer durchgesägt. Die schmalen Platten wurden mit der Handbiegepresse und die breiten Platten mit der Standbiegepresse vorgebogen. Das Spannen der Platten erfolgte mit einem Spanngerät, in das zur Registrierung der aufgebrachten Zugkraft ein piezoelektrischer Kraftnehmer (Fa. Kistler) eingesetzt wurde. Die schrägen Zugschrauben wurden mittels einer speziellen Bohrbüchse exakt unter einem definierten Neigungswinkel eingebracht und mit einem Drehmomentschraubenzieher angezogen. Für die Biegebelastung wurden die Montagen mit einem Fragment waagrecht in eine Halterung mit der Platte auf der Unterseite liegend eingespannt. Auf das freie Fragment wurde über einen konstanten Hebelarm eine zunehmende, nach unten gerichtete Zugkraft ausgeübt. Dabei wurden die Zugkraft und die vertikale Fragmentauslenkung gemessen. Die Registrierung erfolgte mit einem XY-Schreiber, auf dessen Achsen der Osteotomie-Aufklaffwinkel und das resultierende Biegemoment aufgetragen wurden.

Folgende Montageformen wurden auf ihre Biegestabilität hin untersucht:

I. Schmale DC-Platte an der Tibia:

	Vorbiegewinkel	Vorspannkraft		
A	0°	0 N		Schräge Plattenzugschraube
B	0°	800 N		Neigungswinkel = 40°
C	4°	400 N	✛	
D	4°	1200 N		Anzugsmoment = 2,5 Nm
E	8°	800 N		($\approx$ 1250 N Axialkraft)

II. Breite DC-Platte am Femur:

	Vorbiegewinkel	Vorspannkraft		
A	0°	0 N		Schräge Plattenzugschraube
B	0°	1200 N		Neigungswinkel = 40°
C	2°	600 N	✛	
D	2°	1800 N		Anzugsmoment = 4 Nm
E	4°	1200 N		($\approx$ 2000 N Axialkraft)

Jede der angeführten Montageformen wurde dreifach erstellt. Aus den drei Belastungsdiagrammen zu jeder Anordnung wurden Mittelwertskurven errechnet.

Ergebnisse

I. Schmale DC-Platte an der Tibia. Gegenüber der instabilsten Anordnung A mit Fragmentadaptation erbrachte das alleinige Spannen der Platten (Montageform B) nur eine geringe Zunahme der Biegestabilität. Bei der Montageform C mit 4° Vorbiegung und 400 N Vorspannkraft blieb der Aufklaffwinkel über dem ganzen Belastungsbereich kleiner. Die Erhöhung der Vorspannkraft auf 1200 N (Montageform D) führte nur zu einer unwesentlichen Verbesserung der Biegestabilität. Dagegen bewirkte die Steigerung des Vorbiegewinkels von 4° auf 8° eine beträchtliche Zunahme der Biegebelastbarkeit (Abb. 1a). Durch die Applikation der schrägen Zugschraube nahm die Biegestabilität aller Montageformen erheblich zu (Abb. 1b). Unter der maximalen Belastung von 18 Nm blieb bei der Anordnung E der Fragmentkontakt permanent erhalten.

II. Breite DC-Platte am Femur. Trotz der wesentlich höheren Biegesteifigkeit der breiten Platte kam es bei den Montageformen A und B vom Beginn der Belastung zum Klaffen der Osteotomien. Vorbiegung von 2° bei 600 N Vorspannkraft (Montageform C) verbesserte die Stabilität deutlich bis zu einem Biegemoment von 22 Nm, während die Erhöhung der Vorspannkraft auf 1800 N (Montageform D) nur eine geringe Zunahme der Belastbarkeit bewirkte. Mit 4° Vorbiegung bei 1200 N Vorspannkraft (Montageform E) ließ sich die Biegestabilität beträchtlich steigern. Erst bei einem Biegemoment von 24 Nm trat ein Aufklaffen von 1° ein (Abb. 2a). Die schräge Zugschraube verringerte das Aufklaffen bei allen Montageformen

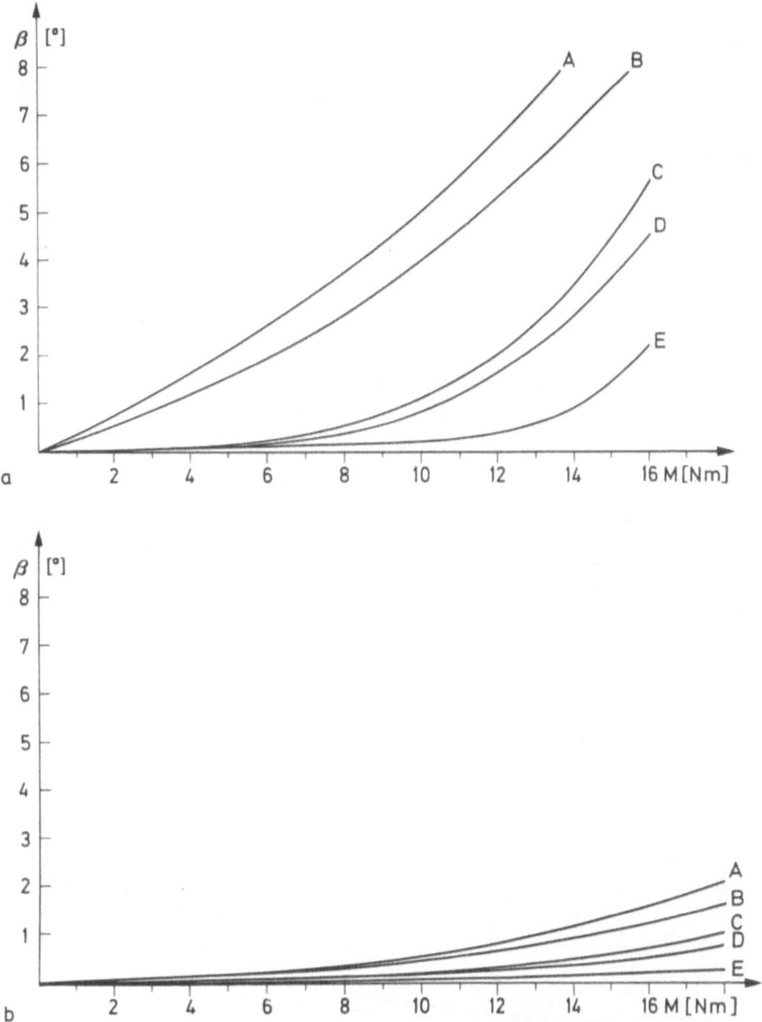

Abb. 1a,b. Osteotomieaufklaffwinkel in Abhängigkeit vom Biegemoment für die Montageform mit der schmalen DC-Platte an der Tibia ohne schräge Zugschraube (a) und mit schräger Zugschraube (b)

(Abb. 2b). Die Montageform E (4° Vorbiegung, 1200 N Vorspannkraft, schräge Zugschraube) wies unter der maximalen Belastung von 36 Nm nur einen Aufklaffwinkel von 1^O auf.

Schlußfolgerungen

1. Das alleinige Spannen erbringt keine wesentliche über die Eigenbiegefestigkeit der Platten hinausgehende Zunahme der Biegestabilität.
2. Stabilitätswirksame interfragmentäre Kompression wird durch Vorbiegen der Platten erzielt.

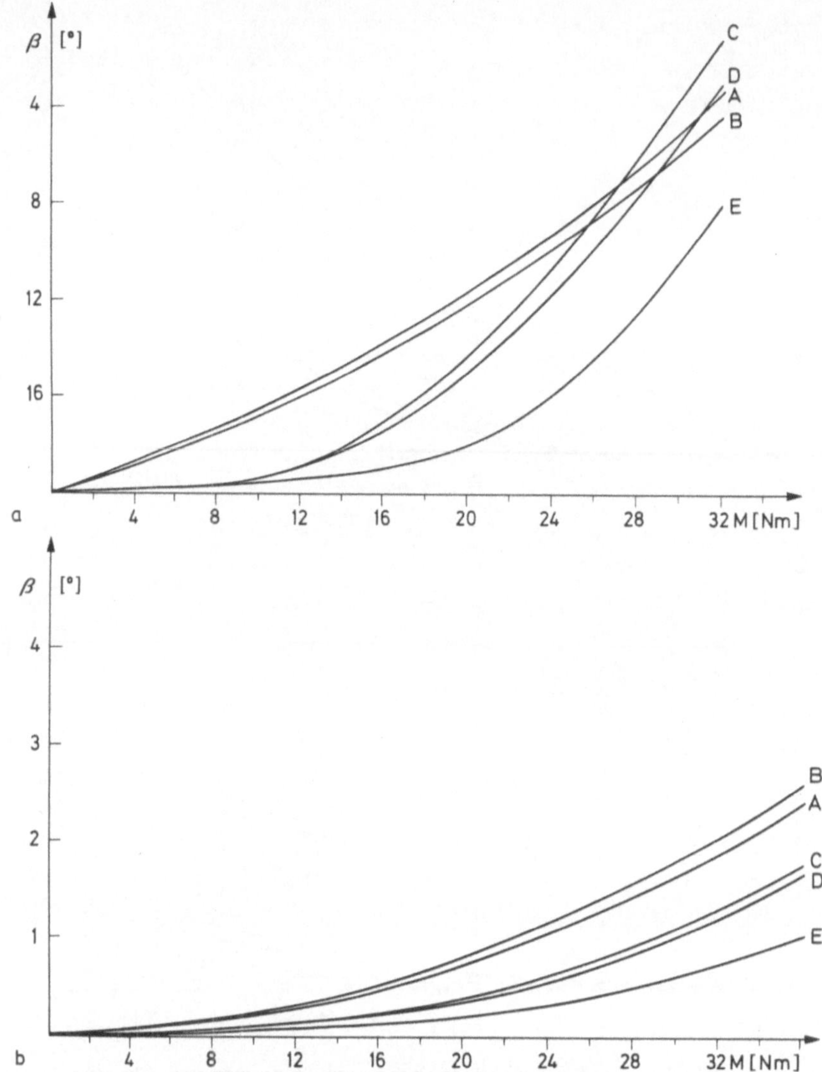

Abb. 2a,b. Osteotomieaufklaffwinkel in Abhängigkeit vom Biegemoment für die Montageformen mit der breiten DC-Platte am Femur ohne schräge Zugschraube (a) und mit schräger Zugschraube (b)

3. Die Biegestabilität nimmt mit steigender Vorbiegung zu, während die Erhöhung der Vorspannkraft nach Erreichen vollständigen Fragmentkontaktes nur von untergeordneter Bedeutung für die Biegebelastbarkeit ist.
4. Die schräge Plattenzugschraube ist ein wirksames Stabilisierungselement.
5. Die Kombination Plattenvorbiegung – schräge Plattenzugschraube ergibt optimale Stabilitätsverhältnisse.

Conclusions

1. Pre-tensioned, but not pre-bent plates provide a bending strength which only slightly exceeds their bending stiffness.
2. Interfragmentary compression, which produces stability against bending loads, is achieved by plate pre-bending.
3. The bending strength increases when the pre-bending angle becomes wider, whereas the pre-tension force is of minor significance for bending stability.
4. The oblique plate-lag-screw is a very effective stabilization element.
5. The combination of plate pre-bending and oblique plate-lag-screw provides optimal fixation rigidity.

Literatur

1. MÜLLER, M.E., ALLGÖWER, M., SCHNEIDER, R., WILLENEGGER, H.: Manual der Osteosynthese. Springer: Berlin-Heidelberg-New York, 1977
2. PERREM, S.M.: Biomechanik der Frakturheilung. Orthopäde $\underline{3}$, 135 (1974)

Priv.-Doz. Dr. L. Gotzen, Unfallchirurgische Klinik der Medizinischen Hochschule, Karl-Wiechert-Allee 9, D-3000 Hannover

6. Tierexperimentelle Untersuchungen von Hüftprothesen aus kohlenstoffaserverstärktem Kohlenstoff beim Foxhound[*]

Long-term Observation After Implantation of a Carbon Fiber-Reinforced Carbon Hip Joint Endoprosthesis in Foxhounds

D. Wolter[1], L. Claes[2], R. Neugebauer[2] und C. Eggers[1]

[1] Abteilung für Unfall- und Wiederherstellungschirurgie (Priv. Doz. Dr. D. Wolter), Allgemeines Krankenhaus St. Georg, Hamburg
[2] Abteilung für Unfallchirurgie, Plastische und Wiederherstellungschirurgie (Prof. Dr. C. Burri), Universität Ulm

Das Langzeitversagen herkömmlicher Hüftendoprothesen hat in den letzten Jahren zur Entwicklung neuer Prothesentypen aus unterschiedlichen Materialien geführt. In neuester Zeit scheint sich kohlenstoffaserverstärkter Kohlenstoff auf Grund seiner biologischen und physikalischen Eigenschaften als Prothesenwirkstoff zu empfehlen (1, 2, 3). Nach Entwicklung eines Prothesenschaftes aus kohlenstoffaserverstärktem Kohlenstoff, der bei ausreichender Festigkeit ein ähnliches elastisches Verhalten aufweist wie der corticale Knochen (4), gingen wir im Rahmen eines Implantationsversuches bei Foxhounds der Frage nach, ob diese speziell für den Foxhound konstruierte Hüftprothese den mechanischen Belastungen in vivo gewachsen ist.

Material und Methodik

Bei 10 ausgewachsenen männlichen Foxhounds erfolgte von einem dorsalen Zugang die Implantation einer totalen Hüftgelenkendoprothese aus einem CFC-Schaft, Keramikkopf und einer Polyäthylenpfanne (Abb. 1). Durch eine conusförmige Verbindung war der Keramikkopf mit dem Kohlenstoffschaft verbunden. Sowohl Schaft als auch Pfanne wurden einzementiert (Refobacin-Palakos).

Die Beobachtungszeit betrug sechs bzw. 12 Monate. Nach Tötung der Tiere erfolgte die histologische Untersuchung der Gelenkkapsel sowie das Anfertigen von Dünnschliff-Präparaten des Knochens nach Einbettung in Methylmetacrylat und ihre fluoroscenzoptische Untersuchung.

---

[*] Die der Veröffentlichung zugrunde liegenden Arbeiten wurden vom Bundesministerium für Forschung und Technologie (Kennzeichen Sigri 91) gefördert.

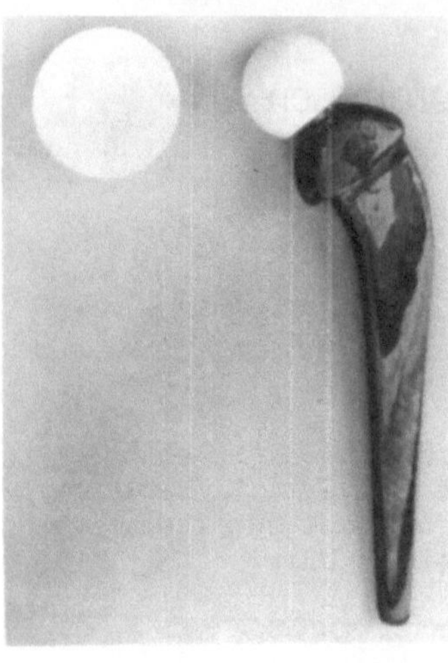

Abb. 1. Hüftgelenkprothese für den Foxhound, bestehend aus Polyäthylenpfanne, Keramikkopf und einem Schaft aus kohlenstoffaserverstärktem Kohlenstoff

Ergebnisse

Nach der Implantation luxierte bei drei Tieren die Prothese, so daß eine Reoperation erforderlich wurde. Bei zwei weiteren Tieren kam es nach Aufbeißen der Wunden zu einem Infekt, so daß zwei Hunde zur Vervollständigung der Serie zusätzlich operiert werden mußten. Der übrige Heilungsverlauf war ohne Komplikationen. Die Tiere belasteten nach ca. 3 - 4 Wochen voll (Abb. 2). Zu einem Prothesenbruch kam es während der Beobachtungszeit nicht. Bei der mikroskopischen Untersuchung fanden sich im Kapselbereich Kohlenstoffmikropartikel. Im übrigen fanden sich unauffällige histologische Verhältnisse im Weichteil- und Knochenbereich.

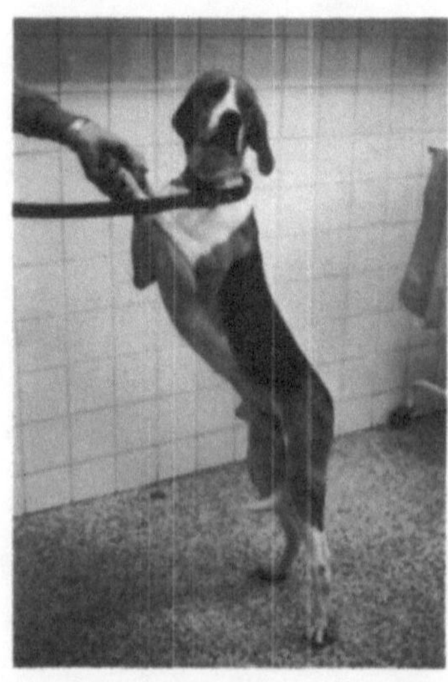

Abb. 2. Foxhound ein Jahr nach Implantation einer Hüftgelenkprothese. Volle Funktion und Belastung des operierten Hüftgelenkes

Diskussion

Kohlenstoffaserverstärkter Kohlenstoff kann als Verbundwerkstoff
durch entsprechende Faserlänge in der Matrix so gestaltet werden,
daß er einer hohen mechanischen Beanspruchung gewachsen ist. Dabei kann der Schaft dem elastischen Verhalten des corticalen
Knochens angepaßt werden (4). Die Tatsache, daß bei einigen Tieren Kohlenstoffmikropartikel in der Gelenkkapsel nachzuweisen
waren, ist darauf zurückzuführen, daß die im Gelenk liegende
Kohlenstoffoberfläche nicht genügend gereinigt war, so daß dort
sitzende Mikropartikel sich ablösen konnten. Durch geeignete Verfahren wie Ultraschallreinigung bzw. Beschichtung mit Pyrokohlen-
stoff läßt sich die Abgabe von Mikropartikeln vermindern.

Die postoperative Luxation des endoprothetisch versorgten Hüftgelenkes bei drei Hunden ist durch die anatomischen Gegebenheiten
(steile Pfanne, geringe Überdachung) sowie die große Aktivität der
Tiere zu erklären.

Zusammenfassung

Bei der Implantation von einer Kombinationsprothese aus einem
Schaft aus kohlenstoffaserverstärktem Kohlenstoff, einem Keramikkopf sowie einer Polyäthylenpfanne konnte durch Implantation an
zehn Foxhounds während eines Beobachtungszeitraumes von 6 bzw.
12 Monaten nachgewiesen werden, daß kohlenstoffaserverstärkter
Kohlenstoff als Schaftmaterial den mechanischen Beanspruchungen
während der Beobachtungszeit gewachsen ist.

Summary

A hip-joint endoprosthesis, comprising a carbon fiber-reinforced
stem, aluminum oxide head, and polyethylene acetabular cup, was
studied in vivo trials in ten foxhounds after implantation with
bone cement.

Observations over 6 months and 1 year demonstrated that carbon
fiber-reinforced carbon exhibits adequate strength for use as a
stem material under the observed conditions.

Literatur

1. JENKINS, G.M., DE CARVALKO, F.: Biomedical application of
   carbon fibers reinforced carbon in implanted prosthesis. Per-
   gamon Press Vol. 15, 33 - 37 (1977)
2. WEBER, U., Auff'm Ordt, M., RETTIG, H., HÜTTINGER, K.J.,
   ROSENBLATT, U. und BRÜCKMANN, H.: Mechanische Aspekte des Koh-
   lenstoffes als Mehrzweck-Implantatwerkstoff in der orthopädi-
   schen Chirurgie. Arch. orthop. Unfall-Chir. 89, 160-177 (1977)
3. WOLTER, D., BURRI, C., HELBING, G., MOHR, W., RÜTER, A.: Die
   Reaktion des Körpers auf implantierte Kohlenstoffmikropartikel.
   Arch. Orthop. Traum. Surg. 91, 19-29 (1978)

4. WOLTER, D., GERSTENBERGER, F., ROSE, P., BURRI, C., GISTINGER, G., GRUBER, U., LOOS, W.: CFC-Endoprosthesis: Non-adhesive fixation in the cortical bone with emphasis on an intramedullary screw thread. Third conference on mechanical properties of biomaterial, Keele University Sept. 1978, England

PD Dr. D. Wolter, Abteilung für Unfall- und Wiederherstellungs-chirurgie des Allgemeinen Krankenhauses St. Georg, D-2000 Hamburg

7. Biomechanische und histologische Untersuchungen zur Verankerung von gerissenen Seitenbändern am Kniegelenk

Biomechanical and Histologic Evaluation of Refixation of Ruptured Collateral Ligaments

L. Claes, C. Burri und W. Mutschler

Abteilung für Unfallchirurgie, Plastische und Wiederherstellungs-
chirurgie der Universität Ulm (Leiter: Prof. Dr. med. C. Burri)

Bei der Versorgung frischer Kniebandverletzungen haben sich in
den letzten Jahren operative Verfahren durchgesetzt, weil diese
eine anatomische Rekonstruktion des Kapsel-Band-Apparates erlauben. Ligamentäre Ausrisse am Bandansatz werden dabei häufig mit
Spongiosaschrauben und Unterlegscheiben refixiert. Tierexperimentelle Untersuchungen (1) zeigten nun, daß es dabei zu ausgeprägten Bandnekrosen kommen kann. Dies wurde auf einen unphysiologisch hohen Anpreßdruck mit einer Verschlechterung der Durchblutung zurückgeführt. Ungünstig wirkt sich weiterhin das Durch-
bohren des Bandansatzes mit der Schraube aus. Um die Nachteile
dieses Verfahrens zu beseitigen, entwickelten wir (2) eine neue
Einlochplatte, deren Auswirkung auf die Verankerung des Bandes
tierexperimentell und an Leichenknien untersucht wurde.

Material und Methoden

Die Einlochplatte aus Implantatstahl (Abb. 1) weist zwei in der
Funktion unterschiedliche Bereiche auf. Der vordere, mit 23
Spitzen und 16 Bohrungen versehene Spannbereich dient der Fixation der abgerissenen Bänder; im hinteren Teil befindet sich
die Bohrung für eine 6,5 mm Spongiosaschraube, die dadurch
außerhalb des Bandansatzes liegt. Mit zwei Spezialzangen läßt
sich die Einlochplatte in der Mitte abwinkeln und so den jeweiligen anatomischen Verhältnissen anpassen. Die für die Tierexperimente verwendeten Implantate zeigten technisch den gleichen Aufbau bei verkleinerten Maßen (5 x 11 x 3 mm, 4,5 mm Spongiosaschraube).

Bei 11 männlichen Schafen mit einem Durchschnittsgewicht von
50 kg implantierten wir je eine Einlochplatte am intakten femoralen Bandansatz des medialen Knieseitenbandes. 12 Wochen nach Implantation wurden die Schafe getötet. Bei zwei Schafen führten wir
eine Mikroangiographie durch, die restlichen 18 Kniegelenke wurden biomechanischen Prüfungen unterzogen. Mit einer Zugprüfma-
schine bestimmten wir bei 9 Knien die Festigkeit des isolierten

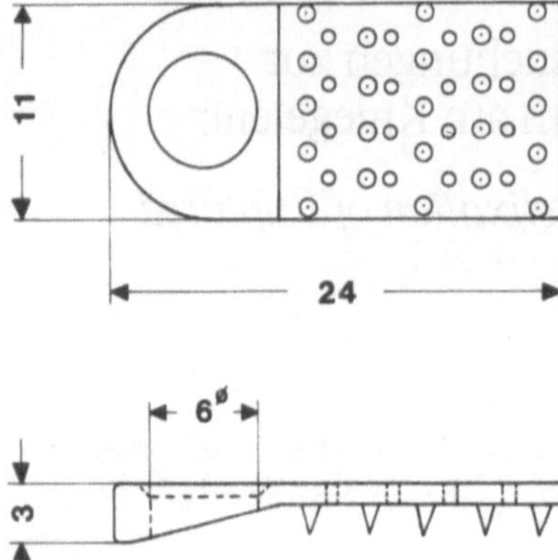

Abb. 1. Einlochplatte

medialen Seitenbandes nach Entfernung der Schrauben und Einlochplatten sowie die Festigkeit der medialen Seitenbänder auf der
Kontrollseite. Bei 2 Schafen angiographierten wir den Kniegelenks-
bereich nach der Methode von Rhinelander und stellten nach der
Entkalkung Serienschnitte von 2 mm in Längs- und Querrichtung
durch das Plattenlager her. Nach der Mikroangiographie wurden
korrespondierende 5 - 10 µm dicke Schnitte histologisch beurteilt.
In einem weiteren Test prüften wir die Verankerungsfestigkeit
von 10 medialen Seitenbändern am Leichenknie, die am femoralen
Bandansatz abgelöst und mit Einlochplatten refixiert waren.

Ergebnisse

Bei den Schafsversuchen rissen die Seitenbänder nie an den Stellen der Einlochplattenverankerung am distalen Femur, sondern -
wie auf der Kontrollseite auch - an der tibialen Knocheninsertion.
Dementsprechend bestand kein Unterschied zwischen den mittleren
Ausreißkräften der operierten Bänder (584 $\pm$ 150 N) und der normalen Kontrollbänder (590 $\pm$ 204 N).

Mikroangiographisch ließ sich im Plattenbett eine ausgeprägte
Vascularisation nachweisen (Abb. 2). Durch die Bohrungen in der
Platte hindurch entstanden Gefäßbrücken zwischen der Unter- und
Oberfläche. Histologisch erschien die Dicke des Seitenbandes
zwar verringert, die Faserstruktur blieb jedoch erhalten. Nekro-
sen oder narbige Veränderungen waren nicht zu beobachten.

Bei den 10 Humanleichenknien wurde eine durchschnittliche Zugkraft von 161 $\pm$ 27 N erreicht, bevor das Seitenband aus der Verankerung gerissen wurde. Frühere biomechanische Messungen am
Leichenknie (3) zeigten, daß diese Kräfte bei reiner Flexion der
Kniegelenke nicht erreicht werden.

Diskussion

Wie die biomechanischen Versuche in vitro zeigen, sind die mit
der Einlochplatte erzielbaren Verankerungskräfte gerissener
Bänder so groß, daß in der klinischen Anwendung auch bei einer

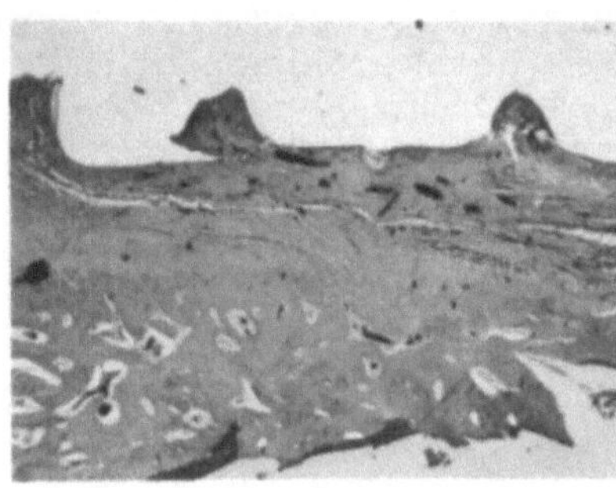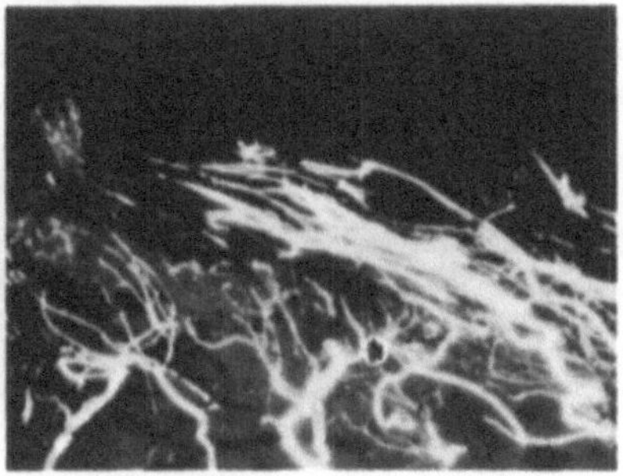

Abb. 2. Histologie und Mikroangiographie des Plattenbettes, Van Gieson Färbung

eingeschränkten funktionellen Nachbehandlung eine sichere Fixation gewährleistet ist. Bandnekrosen sind nicht zu erwarten, da in vivo die Implantation von Einlochplatten keine Verminderung der Festigkeit der Bandverankerung bewirkt. Dies ist darauf zurückzuführen, daß die bei der Verschraubung auftretenden Anpreßkräfte überwiegend von den Spitzen auf den Knochen übertragen werden. Daher sind die am Band auftretenden Drücke relativ gering und ohne Einfluß auf die Vascularisation und Struktur der Bänder.

Zusammenfassung

Es wird eine neue Einlochplatte zur Bandreinsertion beschrieben. Experimentelle biomechanische Untersuchungen am medialen Knieseitenband von Schafen in vivo und humanen Leichenknien in vitro ergaben ausreichende Verankerungsfestigkeiten. Die mikroangiographischen und histologischen Untersuchungen zeigten eine ausgeprägte Vascularisation der Bänder unter den Einlochplatten und keine Änderung der Bandstruktur.

Summary

This paper describes the use of a new one-hole plate for the refixation of ligaments. The anchorage of ligaments was of sufficient strength as judged by biomechanical experiments on medial collateral ligaments of sheep in vivo and knees of human cadavers. Microangiographic and histologic investigations showed good vascularization and normal structure of the ligament under the one-hole plate.

Literatur

1. v. RECHENBERG, B.: Experimentelle Untersuchung zur Fixation der lig. collateralia medialia mit Schrauben und Unterlegscheiben. Inauguraldissertation Zürich 1978
2. BURRI, C., CLAES, L., MUTSCHLER, W.: Eine neue Einlochplatte zur Reinsertion von Bandansätzen. Unfallchirurgie 5, 100-104 (1979)

3. CLAES, L., BURRI, C., MUTSCHLER, W., PLANK, E.: Experimentelle
   Untersuchungen zur Biomechanik der Seitenbänder am Kniegelenk.
   Langenbecks Arch. Chir., Suppl. Chir. Forum 1979, 217-220

Dr. L. Claes, Abteilung für Unfallchirurgie, Plastische und Wiederherstellungschirurgie der Universität Ulm, D-7900 Ulm

8. Kohlenstoffasern als Bandersatz am Kniegelenk, eine biomechanische und histologische Untersuchung

The Use of Carbon Fiber Strands for Replacement of Collateral Ligaments at the Knee Joint

R. Neugebauer[1], C. Burri[1], L. Claes[1], G. Helbing[1] und D. Wolter[2]

[1] Abteilung für Unfallchirurgie, plastische und Wiederherstellungs-Chirurgie (Leiter: Prof. Dr. C. Burri), Universität Ulm
[2] Chirurgische Abteilung, Allgemeines Krankenhaus St. Georg, Hamburg (Leiter: PD Dr. D. Wolter)

Gute Gewebsverträglichkeit machen die Verwendung von Kohlenstofffasern als Biomaterial möglich. Die hohe Zugfestigkeit ließ sie als Band- und Sehnenersatz Verwendung finden (1, 2, 3). Dabei zeigte die bindegewebige Einbettung in Knochenkanälen bereits hohen Widerstand gegen Reißkräfte (4). In unseren Versuchen haben wir das Problem der Verankerung untersucht. Wert wurde dabei auf eine einfache, sichere Operationstechnik gelegt, die primär zu ausreichender Stabilität führt und genügend Ruhe gewährleistet, um eine dauerhafte Implantat-Gewebeverbindung entstehen zu lassen.

Methodik

Aus biomechanischen Überlegungen heraus ist es wünschenswert, daß die Elastizität des alloplastischen Bandersatzmaterials nahe der des natürlichen Bandes liegt. Da Carbonfasern selbst ein hohes Elastizitätsmodul haben, benutzten wir sie als geflochtenen Schlauch. Dadurch wird die Elastizität erheblich verbessert. In Vorversuchen ermittelten wir einen Schlauch mit 32 Strängen zu je 1000 Filamenten und einen Flechtwinkel von 43° als günstigste Lösung.

In einer Zugfestigkeitsprüfung an der Instron Materialprüfmaschine wurden zwei Verankerungssysteme an je 8 Leichenknien getestet. In der einen Gruppe wurde im Bereich des medialen Bandansatzes eine Knochenschuppe ausgemeißelt, das Kohlenstoffband unterlegt und der Knochen mit Schraube und Unterlegscheibe refixiert. In der zweiten Gruppe wurde ein Kanal ebenfalls im Bandansatzbereich des medialen Femurcondylus in Verlaufsrichtung des natürlichen Bandes gebohrt. Durch diesen Kanal wurde ein C-Schlauch geführt und nach der proximalen Austrittsöffnung mit Schraube und Unterlegscheibe gegen Corticalis verschraubt. Die Einspannung in der Prüfmaschine erfolgte einmal am Femur und zum anderen am implantierten Band. Die Zuggeschwindigkeit betrug 5 cm/min. Als Kontrolle diente die Reißfestigkeit der natürlichen Collateralbänder humaner Leichenknien.

Das Einwachsverhalten des Kohlenstoffaserschlauches wurde an
elf 50 - 55 kg schweren Schafen klinisch, makroskopisch und
histologisch untersucht. Dazu wurde das mediale Seitenband samt
Gelenkskapsel reseziert und durch ein Kohlenstoffimplantat ersetzt und unter einer Knochenschuppe fixiert. Postoperativ wurde
nicht ruhig gestellt. In Abständen von vier Wochen wurde zur
Fluorochromierung der Knochenneubildung Tetracyclin, Calceingrün
und Xylenolorange appliziert. Nach drei Monaten wurden die Tiere
getötet. Zur Untersuchung kamen die explantierten Kniegelenke.
An acht wurde eine biomechanische Festigkeitsprüfung ausgeführt.
Der Rest stand zur histologischen Untersuchung zur Verfügung.
Angefertigt wurden in Paraffin eingebettete Serienschnitte der
extraossär verlaufenden Bandanteile. Die intraossär gelegenen
Teile des Kohlenstoffbandes wurden in Metacrylat eingebettet.
Von diesen Blöcken wurden Knochenschliffpräparate im Fluores-
cenzmikroskop untersucht.

Ergebnisse

Die isolierten menschlichen Collateralbänder rissen im Mittel
bei 650 + 154 Newton, die lateralen im Mittel bei 354 + 139,2
Newton (Abb. 1). Um einen Kohlenstoffaserschlauch aus der Schup-
penverankerung zu ziehen, wurden 434,3 + 122,0 Newton benötigt,
aus den Bohrkanälen wurde er bei 583,5 + 125 Newton gezogen
(Abb. 2).

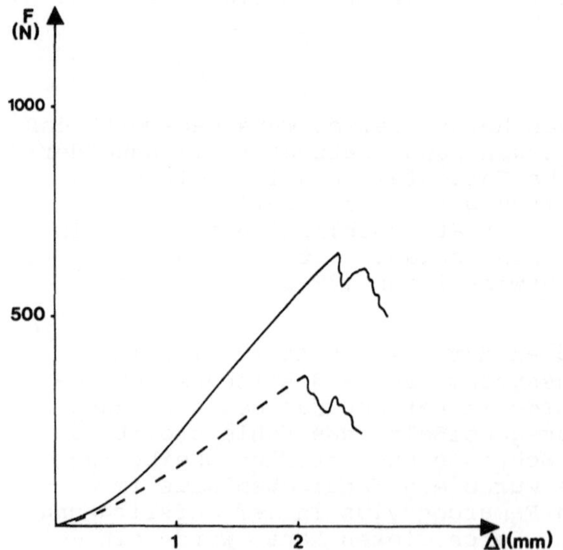

*Abb. 1. Mittelwerte der Reißfestigkeit der humanen Knieseitenbänder.
———— mediales Band, - - - laterales Band*

Schon nach wenigen Tagen belasteten alle operierten Tiere die be-
troffene Extremität voll. Bei allen Kontrollen waren die Kniegelenke stabil. Nach der Explantation fand sich der Kohlenstoffaser-

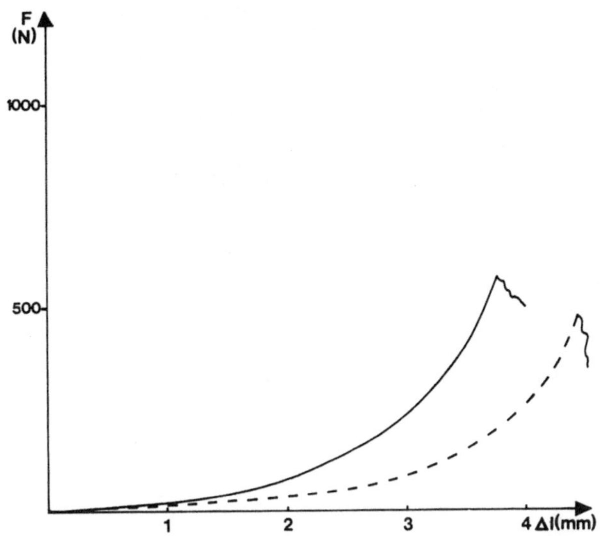

*Abb. 2. Mittelwerte der Reißfestigkeit der Kniebandverankerung des C-Bander-
satzes.* ——— *Kanal,* - - - *Schuppe*

schlauch fest in Bindegewebe und Knochen integriert. Die Zugver-
suche an den gesunden medialen Knieseitenbändern zeigten eine
Belastbarkeit von 590 ± 204 Newton. Das unter der Schuppe ver-
ankerte Kohlenstoffaserband riß bei 294 ± 60 Newton aus (Abb. 3).

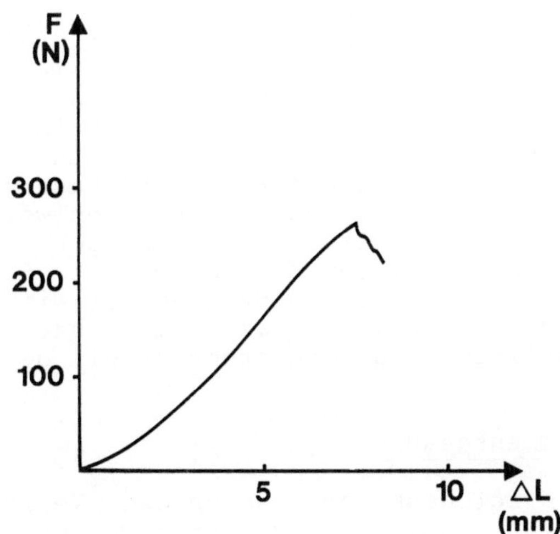

*Abb. 3. Mittelwerte der Reiß-
festigkeit der Schuppenveranke-
rung 3 Monate nach Implantation
eines Kohlenstoffaserschlauchs
an Schafsknie*

Die histologische Untersuchung des Bandes zeigte eine vollständige
Integration der Kohlenstoffilamente ins Bindegewebe mit gerichteten kollagenen Fasern. Es fand sich noch ein zellreiches Gewebe.
Fremdkörperriesenzellen konnten gefunden werden. In den Knochen-
schliffpräparaten war die Hauptmasse des Kohlenstoffaserschlauchs

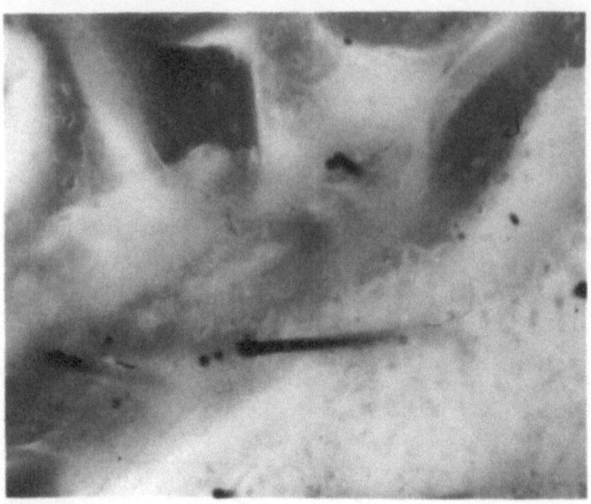

*Abb. 4. Knochenneubildung mit Einschluß von C-Fasern. Knochenschliffpräparat
60 µ 120x*

bindegewebig eingebettet. In Randgebieten wurden C-Faserbündel von
neugebildeten Knochen fest umschlossen gesehen (Abb. 4).

Diskussion

Auf Grund dieser Ergebnisse kann gesagt werden, daß sich Kohlenstoffasern als Bandersatzmaterial eignen. Durch eine übungs-
stabile Bandverankerung, wie sie die beiden gezeigten Arten darstellen, läßt sich postoperativ eine frühfunktionelle Nachbehandlung durchführen. Schon nach drei Monaten der Implantation
von C-Fasern wird ca. 60 % der Belastbarkeit eines normalen Bandes erreicht. Die histologische Untersuchung zeigt eine gute Integration der einzelnen C-Fasern in das Bindegewebe. Die enge
Bindung von Fremdmaterial und natürlichem Gewebe wird im Einschluß von einzelnen Kohlenstoffasern in neugebildeten Knochen
deutlich. Daraus kann geschlossen werden, daß sich ein belast-
bares Kohlenstoffbindegewebskomposit bildet, das zudem festen
Halt im spongiösen Knochen erhält. So kann bei Belastung die
weiche Spongiosa als Stoßdämpfer wirken. In Verbindung mit dem
angegebenen Flechtwinkel ergibt das Bandersatzsystem in etwa die
Elastizität und Beanspruchbarkeit der natürlichen Bänder.

Zusammenfassung

An 16 Leichenknien konnten zwei Verankerungssysteme von Kohlen-
stoffaserschläuchen getestet werden. In Zugversuchen konnte gezeigt werden, daß eine Schuppen- bzw. Knochenkanalverankerung
nahezu die Festigkeit der natürlichen Bänder erreicht. An elf
Schafen konnte gezeigt werden, daß beim Ersatz des medialen Knieseitenbandes durch Kohlenstoffasern Stabilität erreicht wird.
Drei Monate nach Implantation zeigte ein biomechanischer Zugver-
such eine Festigkeit von ca. 60 % der des natürlichen Bandes.

Histologisch wurde ein Bindegewebs-Kohlenstoffkomposit gefunden, in dem gerichtete kollagene Fasern vorherrschten. Einzelne Kohlenstoffasern waren in Zonen der Ruhe von Knochenneubildung fest umschlossen. Diese Ergebnisse zeigen, daß sich Kohlenstoffasern als Bandersatz eignen. Eine frühfunktionelle Nachbehandlung scheint postoperativ möglich. Gute Dauerergebnisse scheinen durch das reizlose Einwachsen gegeben.

Summary

Two different anchorage systems of carbon fiber strands were tested on 16 human cadaver knees. To pull the C-strands out of the scale and channel anchorage almost the same force was necessary as to break the natural collateral ligaments. The ingrowth of connective tissues and newly formed bone around the C-fibers was studied in 11 sheep. A biomechanical strength test revealed, 3 months after implantation, a 60% strength compared to the natural ligaments. Histologically a C-fiber connective tissue composite with collagen fibers was found. Newly formed bone closely surrounded the carbon. These results indicate that carbon fiber strands are suitable for ligament replacement, which allows early joint motion. Good long-term results could be assumed as a result of the high biocompatibility.

Literatur

1. CLAES, L., BURRI, C., NEUGEBAUER, R., WOLTER, D., ROSE, P.: The elasticity of various carbon ligament prosthesis. 2nd Meeting of the European Society of Biomechanics Strasbourg 1979 Conference digest
2. HELBING, G., BURRI, C., MOHR, W., NEUGEBAUER, R., WOLTER, D.: The Reaction of Tissue to Carbon Particles. 1st European Conference: Evaluation of Biomaterials Strasbourg 1977
3. JENKINS, D.H.P., FORSTER, I.W., McKIBBIN, B., RALIS, Z.A.: Induction of Tendon and Ligament Formation by Carbon Implants. J. Bone Joint Surg., Vol. 59 B, No. 1, (53-57), Feb. 1977
4. WOLTER, D., CLAES, L., BURRI, C., NEUGEBAUER, R.: Untersuchungen zur intraossären Verankerung des alloplastischen Bandersatzes mit Kohlenstoffasern beim Schaf. Langenbecks Arch. Chir., Suppl. Chir. Forum 1979, 221-224

Dr. R. Neugebauer, Abt. für Unfallchirurgie, Universität Ulm, Steinhövelstraße 9, D-7900 Ulm/Donau

9. Zur Problematik von schaft- und zementfreien Totalprothesen des Kniegelenkes – eine tierexperimentelle Studie

Cement-Free Fixation of a Stemless Total Knee Endoprosthesis in Animal Experiments

R. Heimel[1], K. D. Richter[2], M. Taayedi[1] und Z. Esmail[1]

[1] Chirurgische Abteilung des Knappschaftskrankenhauses Dortmund;
[2] Tierexperimentelle Abteilung des Universitätsklinikums Münster/ Westf.

Zielsetzung

Ziel unserer jetzigen Arbeiten ist die Entwicklung einer totalen Kniegelenksendoprothese unter Verbesserung der bisher bekannten Kinematik und Verankerung (1, 2, 3, 4, 5). Dabei soll besonders auf lange Schäfte und auf eine Zementfixation verzichtet werden können.

Material und Methodik

Nachdem in Simulatorversuchen das Fehlen von tibialer Rotation sowie einer physiologischen Roll-Gleitbewegung als mögliche Lockerungsursache bewiesen worden war, wurde in einer Pilotuntersuchung zunächst an 15 Schafen ein Prothesengrundmodell in 2 Funktionsvarianten mit verschiedenen Materialpaarungen getestet. Danach erwies sich ein Funktionsprinzip als sinnvoll, wie es in Abb. 1 wiedergegeben ist. Als Gleitpartner bewährten sich Endocast (Krupp) und HDPE. Das Schaf hat sich dabei wegen seiner Bewegungsarmut und seiner Neigung zu periarticulären Kniegelenksverkalkungen als Versuchstier als ungeeignet erwiesen. Als Versuchstiere dienten nunmehr ausgewachsene Schäferhunde. Implantiert wurde am rechten Hinterlauf vom lateralen Zugang. Dabei wurden Kreuz- und Seitenbänder durchtrennt und die Sehne des m. tib. ant. an die Lateralwand des äußeren Condylus transponiert. Ein spezielles Zielinstrument hält das Kniegelenk dabei ohne wesentliche Gewebstraumatisierung in physiologischer Beugestellung von 40°. Aufsetzbare Schablonen ermöglichen die winkelgerechte Ausarbeitung der Implantatlager. Es wurden 2 Versuchsgruppen zu je 10 Tieren gebildet. Die erste Gruppe erhielt als Implantat eine Prothese wie in Abb. 1 mit einem Spreizdübelsystem zur Primärfixation (Abb. 2a). Der zweiten Gruppe wurde eine Prothese implantiert, bei der die Hubstangenführung durch ein schräges Gleitloch ersetzt wurde. Die tragenden Teile wurden mit CFK (Kohlenfaserverbundwerkstoff) ummantelt, wobei die tibiale Dübelfixierung

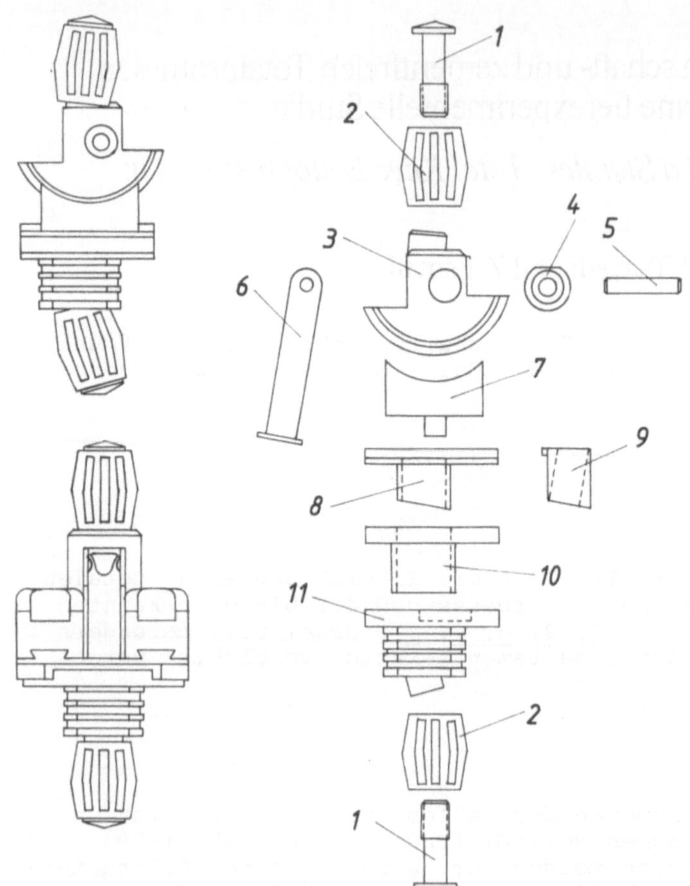

*Abb. 1. "Physiologische" Kniegelenksendoprothese für den Tierversuch (Hund),
Typ A. Völliger Verzicht auf Bandführung. Kreuzbandfunktion durch Hubstange.
Roll-Gleitbewegung durch Zwischenkufen. Spreizdübelfixierung ohne Zement.
1 = Spannschraube; 2 = Dübel; 3 = Oberschlitten; 4 = Lagerbuchse f. Hubstange;
5 = Lagerstift; 6 = Hubstange; 7 = Kufe; 8 = Unterschlitten; 9 = Führungs-
buchse; 10 = Tibiateil (Lagerschale); 11 = Tibiateil*

durch ein Gewinde unterstützt wurde (Abb. 2b). Nach Abschluß der
Laufzeit erfolgte eine prämortale Mikroangiographie der Gelenk-
knochen nach einer modifizierten Rhinelander-Methode sowie die
postmortale Histologie der Implantatlager und der Gelenkkapsel.
Die Implantate wurden auf Korrosion, Fehlbelastungen und tribo-
logisches Verhalten untersucht. Vorgesehen sind noch spannopti-
sche, Druck-Biege-, Dauerschwing- und Ausstoßuntersuchungen.

Ergebnisse

Die klinischen und röntgenologischen Ergebnisse der Gruppen I
und II geben Tabelle 1 und 2 wieder. Man beachte das Fehlen von
Komplikationen, insbesondere von Lockerungen in der Gruppe II.

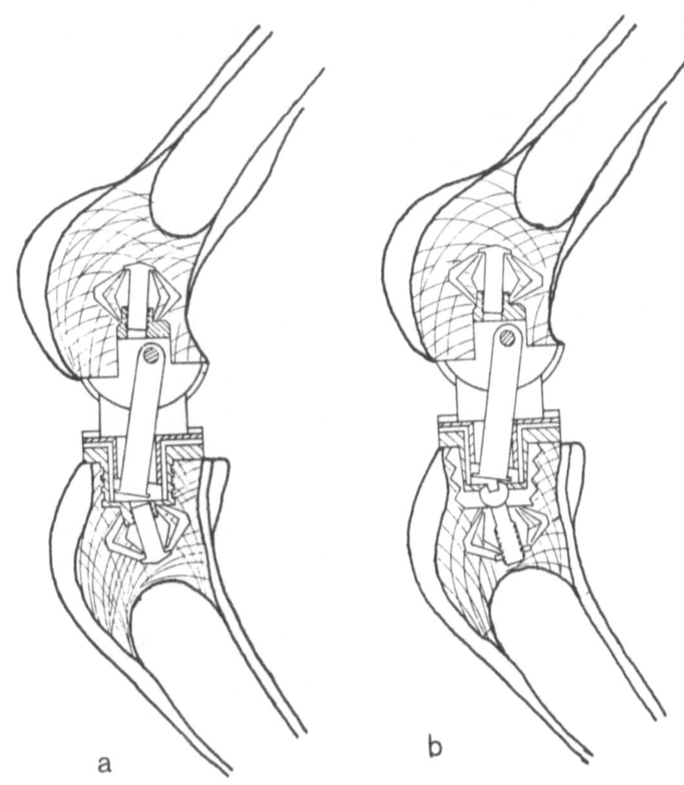

*Abb. 2. (a) Implantierte "physiologische" Knieprothese im Schnitt am Hunde-
knie. Deutlich erkennbar die schräg gelagerte Hubstange und die Primärfixation
durch Spreizdübel; (b) zusätzliche Gewindefixierung des Tibiateiles und CFK
(Kohlefaserverbundwerkstoff)-Ummantelung. Führung der Beugeachse im Gleitloch,
Typ B*

Die Beweglichkeit der operierten Gelenke entsprach in allen Fällen den mechanisch möglichen Werten von 40-0-45 (Streckung-Beu-
gung). Ein Schonen der operierten Extremität nach der Vollbe-
lastung wurde weder im Langlauf noch im Hindernislauf beobachtet.

Die Oberflächenuntersuchung der Gleitpartner der Implantate aus
Gruppe I zeigt einen mit der Zeit zunehmenden Abrieb (Rautiefe)
im lateralen Gelenkbereich, den wir im Gangsimulator nicht beobachten konnten. Weiterhin war eine Aufweitung der Hubstangenlager-
buchse zu beobachten. Erneute Achsvermessungen der hinteren Hun-
deextremität ergaben als Ursache ein Nichtbeachten einer Valgus-
stellung der gelenkbildenden Condylenanteile. Nach entsprechender
Änderung des Zielinstrumentes trat ein einseitiger Abrieb nicht
mehr auf.

Die Histologie zeigte bes. in Gruppe II entsprechend dem Rö-Bild
bei fehlendem Lysesaum einen festen bis an das Implantat heran-
reichenden Kompaktmantel ohne wesentliche sonst zu beobachtende
Bindegewebsmembran. Deutlich nachzuweisen ist das Kompaktarelief,
welches sich den Gewinderippen anmodelliert und selbst zwischen

Tabelle 1. Aufschlüsselung der Tiergruppe I mit Prothesentyp A nach Laufzeiten, Röntgenbefunden, Gangbild und Komplikationen. Die Tiere ohne † -Zeichen laufen weiter

Hund	Prothesentyp A	Laufzeit in Wochen	Rö-Kontrollen	Komplikationen	Gangbild
111	ohne Dübel	28 †	Lockerungssaum ab 6. Wo fem. + tibial	komplette Lockerung	leichtes Lahmen
112	fem.: Dübel tibial: ohne Dübel	40 †	fragl. tibialer Lockerungssaum ab 25. Wo	-	unauffällig
113	mit Dübel	32	fest	-	unauffällig
114	"	36 †	fest	-	unauffällig
115	"	11 †	Lockerung ab 8. Wo	tiefer Infekt kompl. Lockerung	Dreibeingang
116	"	28	fest	-	unauffällig
117	"	13 †	fest, aber fragl. Infekt ab 8. Wo	fragl. Infekt	Lahmen
118	"	24 †	fest	-	unauffällig
119	"	7 †	fest	Kachexie Blasen-Ca	unauffällig
120	"	24 †	fest	-	unauffällig

die Dübellamellen einsproßt. Die Qualität des kompakten Implantatlagers entspricht in etwa der natürlichen Corticalis. Daraufhin nimmt die Knochendichte in Richtung Spongiosa wieder ab, um sich in Corticalisnähe wieder zu verstärken. Wir sehen darin einen Beweis der funktionellen Anpassung an das Implantat bzw. den Aufbau eines biologischen Puffersystems.

Die Mikroangiographie zeigt ebenfalls schon nach 7 Wochen bei fester Fixation des Implantates ein ausgerichtetes Gefäßsystem im Implantatlager ohne vermehrte Proliferation. Es fand sich ein direkter Zusammenhang zwischen röntgenologischen Lockerungszeichen, Stärke der histologisch nachweisbaren Bindegewebsmembran und dem reaktiv proliferativen Gefäßverhalten.

Zusammenfassung

Eine schaftfreie totale Kniegelenksendoprothese mit physiologischer Kinematik (Roll-Gleitbewegung, tibiale Rotation) und zementfreier, funktionsstabiler Primärfixation (Spreizdübel-Gewinde-System) befindet sich derzeit im Tierversuch. Erste Ergebnisse

Tabelle 2. Wiedergabe der Tiergruppe II mit Prothesentyp B. Beachtenswert ist das komplikationsfreie Einwachsverhalten. Die Tiere ohne ⊞ laufen weiter

Hund	Prothesentyp B	Laufzeit in Wochen	Rö-Kontrollen	Komplikationen	Gangbild
121	fem.: Dübel tib.: Gew. + Dübel	16	fest	–	unauffällig
122	"	8 ⊞	fest	–	unauffällig
123	"	16 ⊞	fest	–	unauffällig
124	"	16	fest	–	unauffällig
125	"	16	fest	–	unauffällig
126	"	16	fest	–	unauffällig
127	"	12	fest	–	unauffällig
128	"	12 ⊞	fest	–	unauffällig
129	"	8	fest	–	unauffällig
130	"	16	fest	–	unauffällig

nach bis zu 40 Wochen Laufzeit rechtfertigen die Hoffnung, daß auch im Langzeitversuch eine dauerhafte, knöcherne Inkorporation nachzuweisen sein wird.

Summary

A stemless total knee endoprosthesis with physiological kinematics (slip and rolling motion, tibial rotation) and cement-free primary fixation (straddling dowel and thread system) was tested in animal experiments. The fixation allows total functioning of the operated extremity from the first day after operation. Primary results and follow-up for 40 weeks after operation reveal satisfactory results, especially with regard to durable bony incorporation of the prosthesis as shown by histologic and microangiographic studies.

Literatur

1. FREEMAN, M.A. et al.: Total replacement of the knee, design considerations and early clinical results. Acta Orthopaedica Belgica 28, 181 (1973)
2. GSCHWEND, N., et al.: The GSB knee prosthesis. In: The knee joint. Int. Congress Rotterdam 1973, p. 261. Amsterdam: Excerpta Medica 1974
3. HEIMEL, R.: Klinische Erfahrungen mit der totalen Kniegelenksrotationsprothese, Typ "Orthoplant". Unfallheilkunde 83 (1980) im Druck

4. MENSCHIK, A.: Mechanik des Kniegelenkes. Zeitschrift für
   Orthopädie 112, 481 (1974)
5. SHEEHAN, J.M.: Arthroplasty of the knee. In: Conference on
   total knee replacement, Sept. 1974, London, p. 80

Dr. med. R. Heimel, Chirurgische Abteilung des Knappschaftskrankenhauses, Wieckesweg 27, D-4600 Dortmund 12 (Brackel)

10. In vivo Knorpelsynthese durch Chondrocytentransplantate im Tiermodell

In Vivo Synthesis of Cartilage After Transplantation of Chondrocytes in Animal Experiments

G. Helbing[1], C. Burri[1], W. Heit[1], R. Neugebauer[2] und A. Rüter[1]

[1] Abteilung für Unfallchirurgie, Plastische und Rekonstruktive Chirurgie (Leiter: Prof. Dr. C. Burri)
[2] Abteilung für Innere Medizin und Hämatologie der Universität Ulm (Leiter: Prof. Dr. H. Heimpel)

Unbefriedigende Langzeitergebnisse nach Gelenkknorpeltransplantationen werden auf eine ungenügende funktionelle Anpassung dieses bradytrophen Gewebes zurückgeführt (1, 3). Ein Kausalzusammenhang zwischen mangelhafter Chondrocytenviabilität und prospektiver Transplantatqualität muß angenommen werden. In vitro-Versuche an isolierten Knorpelzellen (2) hatten ergeben, daß Chondrocyten fetalen Ursprungs wesentlich proliferations- und auch differenzierungsfähiger sind als Zellen aus dem Gelenkknorpel adulter Individuen (Abb. 1).

In Knorpeltransplantaten ist die Incidenz viabler Chondrocyten nach Kryokonservierung drastisch reduziert. Im Gegensatz dazu können Viabilitätsverluste durch Kryokonservierung von Chondrocyten in Form von Einzelzellsuspensionen nahezu ganz vermieden werden (2). In Tierversuchen am Kaninchenknie wurden isolierte Kaninchenchondrocyten von sehr jungen Spendertieren als Transplantationsmaterial getestet.

Methodik

<u>Zellpräparation</u>: Chondrocyten aus dem Epiphysenknorpel fetaler und neonataler Kaninchen wurden durch mechanische Zerkleinerung und enzymatische Aufspaltung freigesetzt (4) und in vitro über 10 Tage kultiviert (HAM's F 10 Kulturmedium mit 10 % FCS, 37°C, 5% CO_2, mehr als 95 % relative Luftfeuchtigkeit) oder als frisch präparierte Einzelzellsuspension in HAM's F 10 mit 10 % FCS und 10 % DMSO kryokonserviert (Abb. 2).

<u>Transplantation</u>: Die verwendeten Chondrocytensuspensionen wurden in standardisierte (3 mm Breite, 1 mm Tiefe) Knorpeldefekte an den Femurcondylen geschlechtsreifer Kaninchen transplantiert, die Transplantate nach 3 Monaten beurteilt. Die Zellsuspension

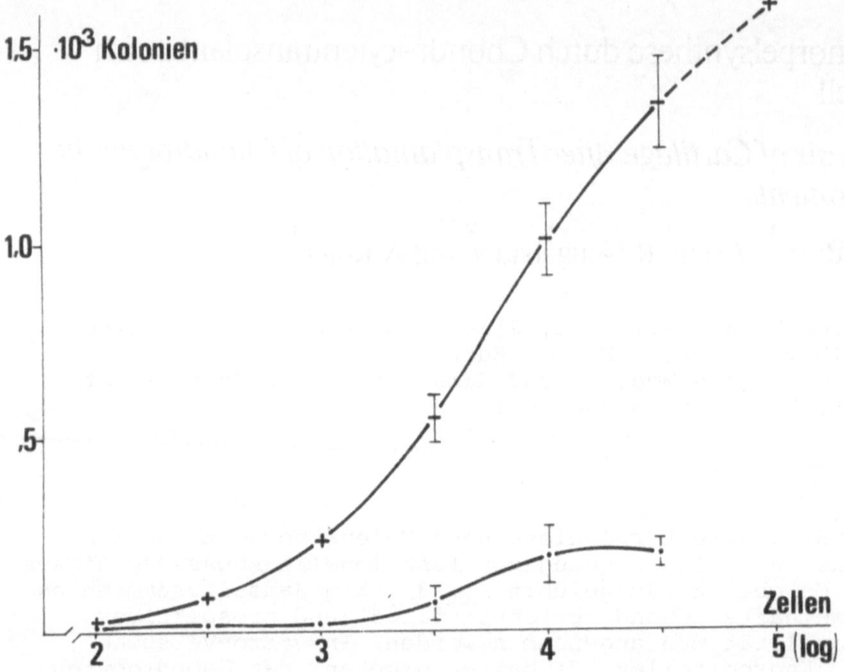

Abb. 1. *Proliferationsfähigkeit fetaler (+ —— +) und adulter (. —— .) menschlicher Chondrocyten, gemessen an der Incidenz in vitro gewachsener Zellkolonien bei verschiedenen Einzelzellkonzentrationen*

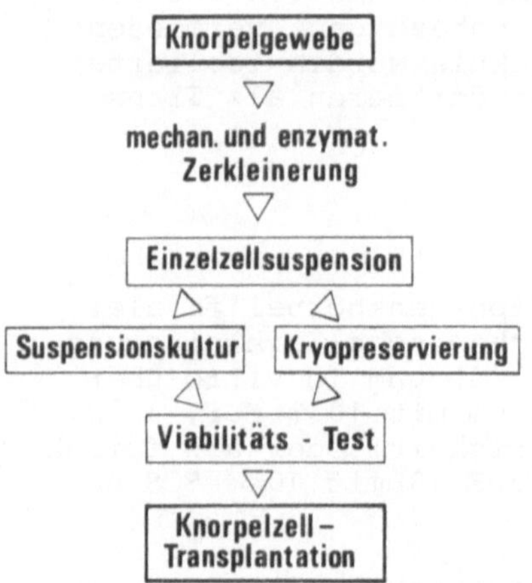

Abb. 2. *Aufarbeitung von Knorpelgewebe für die Einzelzelltransplantation*

wurde in die Defekte injiziert, ein Auslaufen durch Hinzufügen von Fibrinogenlösung zur Suspension und durch Benetzen des Transplantatlagers mit Thrombinlösung, wodurch ein "clot" entsteht, verhindert. Auf diese Weise wurden an Gruppen von je 6 Kniegelen-

ken sowohl kryokonservierte als auch nach 10 Tagen Kulturdauer
frisch resuspendierte neonatale und fetale Chondrocyten getestet
(Tabelle 1). Als Kontrollen dienten röntgenbestrahlte Zellen
(2000 R) sowie ein zellfreier Mediumansatz.

Tabelle 1. In vivo-Vergleich verschiedener Zellqualitäten

Transplantate:	Kontrollen:
Neonatale Zellen, kultiviert	Fetale Zellen, bestrahlt
Neonatale Zellen, kryokonserv.	Zellfreie Suspension
Fetale Zellen, kryokonserv.	

Je 6 Kaninchen-Femurcondylen über 12 Wochen

Ergebnisse

Bei der makroskopischen und mikroskopischen Beurteilung der Präparate war ein wesentlicher Unterschied zwischen den Transplantaten aus kultivierten und aus kryokonservierten neonatalen sowie aus fetalen Chondrocyten nach 3 Monaten nicht festzustellen.

Makroskopisch waren die Defekte nach Chondrocytentransplantation
fast sämtlich voll mit weißlich opalescierendem Material, welches
das Niveau des umgebenden Gelenkknorpels pilzartig überragte und
eine spiegelnd glatte Oberfläche hatte. Das Gewebe war gegen den
benachbarten Gelenkknorpel nicht scharf abgesetzt.

Im Gegensatz dazu waren bei den zellfreien Kontrollen die Defekte
relativ scharf abgegrenzt und mit gefäßreichem Bindegewebe ange-
füllt. Eine Proliferation über das Niveau des Defektrandes hinaus
war nicht erfolgt.

Die mit bestrahlten Chondrocyten gefüllten Defekte entsprachen
hinsichtlich des makroskopischen Aspekts mehr den zellfreien Kontrollen.

Histologisch waren die Kontrolldefekte ohne transplantierte Chon-
drocyten von faser- und zellreichem Bindegewebe ausgekleidet. Un-
regelmäßige Verteilung und Zellpolymorphie waren vorherrschend.
Die Intercellularsubstanz war nicht oder ausschließlich an der
Basis mit Safranin, einem für Proteoglykane charakteristischem
Farbstoff (5), anfärbbar.

Die Transplantate aus viablen Chondrocyten ließen ein faserarmes
Gewebe mit geringerem Zellgehalt, aber homogener, manchmal ange-
deutet säulenartiger Zellverteilung erkennen. Die Grundsubstanz
war bis dicht unter die Oberfläche der Transplantate safraninposi-
tiv, in den Randbereichen des Wirbelknorpels negativ, wahrscheinlich infolge einer Knorpelschädigung beim Bohren. Die mit bestrahlten Chondrocyten auftransplantierten Kontrolldefekte zeigten auch histologisch Befunde, die teils den zellfreien, teil den
viablen Transplantaten zuzuordnen sind. Zentral fanden sich meist
Areale mit safraninpositiver chondroider Matrix, die jedoch von
ausgedehnten, mehr bindegewebigen Bezirken umgeben waren.

Die Resultate sind ein Indiz dafür, daß mit viablen Chondrocyten
Regenerationspotenz transplantiert werden kann. Die Voraussetzungen dafür sind aber nur bei Verwendung neonataler oder fetaler
Chondrocyten mit großer Proliferabilität gegeben. Wird die Proliferationsfähigkeit durch Bestrahlung zunichte gemacht, sind
im Transplantat zwar initial Zeichen für eine reparative Aktivität vorhanden, die jedoch gleichzeitig mit regressiven Vorgängen
einherzugehen scheint.

Zusammenfassung

Unbefriedigende Langzeitergebnisse nach Gelenkknorpeltransplan-
tation werden auf eine ungenügende funktionelle Anpassung aufgrund mangelhafter Chondrocytenviabilität zurückgeführt. In
vitro-Experimente ergaben, verglichen mit Zellen aus adultem
Gelenkknorpel, eine gesteigerte Proliferationsfähigkeit für neonatale oder fetale Chondrocyten. Nach Kryokonservierung in Form
von Einzelzellsuspensionen ist die Proliferationsfähigkeit nicht
wesentlich verringert. In Transplantationsversuchen wurden kulti-
vierte neonatale und fetale sowie kryokonservierte Kaninchenchondrocyten als Transplantate getestet und mit zellfreien Kontrollen bzw. bestrahlten Chondrocyten verglichen. Viable Chondrocyten scheinen eine hyaline Matrix bilden zu können, die mit Safranin anfärbbar ist. In den Kontrolldefekten fand sich hingegen
zell- und faserreiches Bindegewebe.

Summary

Long-term results after cartilage transplantation are not satisfactory owing to poor viability of the chondrocytes. In vitro
experiments with isolated fetal and neonatal rabbit chondrocytes
revealed a much better proliferative ability compared with adult
cartilage derived cells. Cryopreservation of cell suspensions
did not decrease the proliferative ability. In in vivo experiments, cultured neonatal, fetal, and cryopreserved rabbit chondrocytes were tested in transplants and compared with cell-free
controls or radiated chondrocytes. These chondrocytic transplants
showed good viability and seemed to synthesize cartilage matrix,
which could be stained with safranin, whereas only fibrous tissue
was found in controls.

Literatur

1. FREEMAN, M.A.R.: Adult Articular Cartilage. London: Pitman
   1973
2. HELBING, G. et al.: In vitro-Untersuchungen an isolierten
   Chondrocyten zur Prognose von Knorpeltransplantaten. Helv.
   chir. Acta 46, 21-24 (1979)
3. MORSCHER, E.: Transplantation von Gelenkknorpel. Zbl. Chir.
   102, 935-944 (1977)

4. MÜLLER, P.K. et al.: Immunochemical and biochemical study of
   collagen synthesis by chondrocytes in culture. Exper. Cell
   Research <u>108</u>, 47-55 (1977)
5. ROSENBERG, L.: Chemical basis for the histological use of
   Safranin O in the study of articular cartilage. J. Bone Jt.
   Surg. <u>53</u> A, 69-82 (1971)

Dr. G. Helbing, Abteilung für Unfallchirurgie, Universität Ulm,
Steinhövelstraße 9, D-7900 Ulm

11. Adaptation des Herz-Kreislaufsystems an Streß-Situationen im Neugeborenenalter – Untersuchungen anhand der Hypoxie bei neugeborenen und 14 tägigen Ferkeln

Cardiovascular Adaptation of the Newborn to Stress Situations: Effects of Hypoxia on Newborn and 14-Day-Old Piglets

Th. Angerpointner, O. Linderkamp, H. Stallinger und K. Riegel

Aus der Kinderchirurgischen Klinik (Dir.: Prof.Dr.W.Ch. Hecker) und der Neonatalogischen Abteilung (Leiter: Prof. Dr. K. Riegel) der Universitäts-Kinderklinik München (Dir.: Prof. Dr. K. Betke) im Dr.v.Haunerschen Kinderspital

Zielsetzung

Ziel dieser Arbeit war es, die Reaktionen des Herz-Kreislaufsystems auf Hypoxie im Neugeborenenalter unter Narkose-, Beatmungs- und operativen Bedingungen zu untersuchen. Um eine evtl. Änderung in der Reaktionslage festzustellen, wurden die Untersuchungen auch auf 14 Tage alte Ferkel ausgedehnt.

Methodik

Die Versuche wurden an narkotisierten (N_2O-O_2-Halothan-Gemisch) und künstlich beatmeten Ferkeln am offenen Thorax durchgeführt. Zur Messung des Herz-Zeit-Volumens und des Aortenflows kam die elektromagnetische Methode zur Anwendung. Der Aorten- und Cavadruck wurden blutig gemessen. Folgende Parameter wurden bestimmt: Rectaltemperatur (^oC), Herzfrequenz (min^{-1}), Herz-Zeit-Volumen (ml/min x kg), Aorten-Peak-Flow (ml/min x kg), Schlagvolumen (ml/kg), Aortendruck (systolisch, diastolisch, mittel; mm Hg und KPa), Herzleistung (Watt/kg), peripherer Gesamtwiderstand (SIU x 10^6) und Systolendauer (sec).

Standardbedingungen für alle Ferkel waren: arterieller pO_2 70-100 mm Hg, arterieller pCO_2, pH und Rectaltemperatur im Normbereich. Es wurden 2 Gruppen von neugeborenen Ferkeln im Alter von 8-42 Std (Hypoxie = Gruppe I, Kontrollen = Gruppe II) und 2 Gruppen von 2 Wochen alten Ferkeln im Alter von 12-16 Tagen (Hypoxie = Gruppe III, Kontrollen = Gruppe IV) untersucht (n = jeweils 8).

Hypoxie-Versuche: Nach stabiler Vorbeachtungszeit wurde der pO_2art durch Reduzierung der FiO_2 auf Werte zwischen 30 und 40 mm Hg gesenkt. Die Rectaltemperatur wurde konstant gehalten. Versuchsende bei Herzversagen.

Kontroll-Versuche: Es galten die gleichen Ausgangsbedingungen wie
bei den Hypoxie-Tieren, der arterielle pO_2 wurde jedoch im
normoxischen Bereich gehalten. Versuchsende bei Herzversagen.

Ergebnisse

Die Überlebenszeiten waren bei der Neugeborenen-Hypoxie-Gruppe
(= Gruppe I) 188 + 98 min, bei der 14tägigen-Hypoxie-Gruppe
(= Gruppe III) 172 + 128 min und bei der 14tägigen Kontroll-Gruppe
(= Gruppe IV) 209 + 86 min und somit statistisch nicht signifi-
kant verschieden. Dagegen überlebten die neugeborenen Kontroll-
Tiere (= Gruppe II) mit 461 + 167 min signifikant länger (p <
0,001) als die Tiere der anderen drei Gruppen.

Die Veränderung der Parameter verlief in allen 4 Gruppen qualitativ gleich. Die Maxima und Minima erfolgten in den Gruppen I, III
und IV ähnlich den Überlebenszeiten auch zeitlich gleich, während
sie bei der Gruppe II später auftraten.

1. Herzfrequenz.
Bei allen Gruppen erfolgte eine gegenüber dem Ausgangswert signifikante Steigerung (p < 0,001) von +38% bis +84%. Die Maxima traten in Gruppe I, III und IV durchschnittlich 100-110 min nach
Versuchsbeginn auf, in Gruppe II erst nach 328 min. Anschließend
fielen die Werte auf das Ausgangsniveau zurück, in Gruppe III
signifikant darunter (p < 0,05).

2. mittlerer Aortendruck.
Bei den 14 Tage alten Hypoxie-Tieren wurde kein Maximum erreicht.
In Gruppe I und IV erfolgte ein statistisch signifikantes Maximum
von +10% (p < 0,05) bzw. +17% (p < 0,01) über dem Ausgangsniveau
30 bzw. 78 min nach Versuchsbeginn, in Gruppe II nach 160 min ein
Maximum von +67% (p < 0,001). Bei Versuchsende waren in allen
Gruppen die Werte signifikant unter das Ausgangsniveau gefallen
(-30% bis -64%, p < 0,001).

3. Herzzeitvolumen.
Alle Ferkel steigerten ihr Herzzeitvolumen signifikant (von +26%
bis +65%, p < 0,02). Diese Maxima traten in den Gruppen I, III
und IV 20 bis 45 min und in Gruppe II 131 min nach Versuchsbeginn
auf. Danach erfolgte ein stetiger Abfall unter den Ausgangswert.
Bei Versuchsende lag das Herzzeitvolumen -45% bis -80% (p < 0,001)
darunter.

4. Schlagvolumen.
Nur in Gruppe I und IV trat 20 min bzw. 30 min nach Beginn ein
Maximum auf (+12%, p < 0,001 und +24%, p < 0,05). Die Endwerte
lagen -55% bis -80% (p < 0,001) unter dem Ausgangsniveau.

5. Herzleistung.
In Gruppe I, II und IV signifikantes Maximum von +32% bis +105%
über dem Ausgangswert (p < 0,01), das in Gruppe I 14 min, Gruppe
II 136 min und Gruppe IV 54 min nach Versuchsbeginn auftrat. Anschließend signifikanter Abfall unter den Ausgangswert von -55
bis -90% (p < 0,001).

6. Peripherer Gesamtwiderstand.

Entsprechend der kompensatorischen Steigerung der Herzleistung kam es zunächst zu einem Abfall des peripheren Widerstandes von durchschnittlich -35% (p < 0,005) kurz nach Versuchsbeginn, dem rasch ein steiler Anstieg auf +80% bis +300% (p < 0,01) über den Ausgangswert folgte. Bei Versuchsende lag der Widerstand etwas unterhalb des Maximums, deutlich über dem Ausgangswert (p < 0,05). Auch hier unterscheidet sich Gruppe II durch das spätere Auftreten der Minima und Maxima von den anderen drei Gruppen.

7. Systolendauer.

Die Dauer der Systole nahm bei allen 4 Gruppen von Anfang an kontinuierlich ab.

8. arterieller pH.

Bei allen Tieren trat im Verlauf des Versuchs eine ausgeprägte metabolische Acidose auf. Der durchschnittliche pH-Abfall pro Stunde in den einzelnen Gruppen korreliert eng mit der Überlebenszeit (r = 0,97), d.h. je größer die pH-Änderung, umso kürzer die Überlebenszeit. Der durchschnittliche pH-Abfall lag in den Gruppen I, III und IV zwischen 0,16 und 0,2 Einheiten pro Stunde, in Gruppe IV dagegen bei 0,006 Einheiten

Zusammenfassung

- Neugeborene und 14 Tage alte Ferkel (entsprechend dem Entwicklungsstand eines 3-monatigen Kindes) reagieren auf profunde Hypoxie mit einer kompensatorischen Steigerung der Herzleistung.
- Diese Kompensation kann nur ca. 30 min aufrecht erhalten werden.
- Neugeborene Ferkel ertragen den Streß von Narkose, Beatmung und Operation ohne Hypoxie signifikant länger als mit Hypoxie.
- 14 Tage alte Ferkel ertragen den Streß von Narkose, Beatmung und Operation ohne Hypoxie nicht länger als mit zusätzlicher Hypoxie.
- Die Reaktionen des Herz-Kreislaufsystems auf den Streß von Narkose, Beatmung und Operation sind mit oder ohne den zusätzlichen Stressor Hypoxie bei allen Gruppen qualitativ gleich, bei den neugeborenen Ferkeln unter Hypoxie, den 14 Tage alten Tieren mit und ohne Hypoxie auch zeitlich identisch. Bei den neugeborenen Kontroll-Tieren treten sie signifikant später ein.

Summary

- Newborn and 14-day-old piglets (in a developmental stage equivalent to that of a 3-month-old infant) compensate sustained hypoxemia by increasing cardiac performance.
- This compensation can be maintained for only roughly 30 min.
- Newborn piglets free from hypoxemia are able to tolerate the stress of anesthesia, artificial respiration,and operation significantly longer than those with additional hypoxemia.
- 14 day-old piglets without hypoxemia are not able to tolerate the stress of anesthesia, artificial respiration, and operation longer than those with additional hypoxemia.
- The reactions of the cardiovascular system to anesthesia, arti-

ficial respiration, and operation in present or absent additional hypoxemia are qualitatively identical and are also identical in time in the newborn hypoxic, the 14-day-old hypoxic, and normoxic animals, whereas they appear significantly later in newborn control piglets.

Dr. med. Th. Angerpointner, Kinderchirurgische Klinik der Universitäts-Kinderklinik München im Dr.v.Haunerschen Kinderspital, Lindwurmstraße 4, D-8000 München 2

12. Verlaufsbeobachtungen akuter Streßläsionen – Wirkung von Pirenzepin

Effects of Pirenzepin on the Course of Acute Gastric Stress Lesions

P. Mattes[1], G. Peros[1], D. Belohlavek[2], N. Merkle[1] und J. Kilian[3]

[1] Abteilung Allgemeine Chirurgie des Department für Chirurgie (Leiter: Prof. Dr. Ch. Herfarth),
[2] Sektion Gastroenterologie des Departments für Innere Medizin (Leiter: Prof. Dr. H. Ditschuneit),
[3] Department für Anästhesiologie der Universität Ulm (Leiter: Prof. Dr. F.W. Ahnefeld)

Streß-Läsionen im Bereich des Magens und Duodenums treten in einem allgemein chirurgischen Krankengut gehäuft bei polytraumatisierten und septischen Patienten auf (3, 5). Ihre Häufigkeit wird in retrospektiven Untersuchungen widersprüchlich beurteilt.

Fragestellung der kontrollierten Doppelblindstudie war:

1. Zu überprüfen, wie häufig Streß-Läsionen bei polytraumatisierten und septischen Patienten auftreten.
2. Kann durch Säuresekretionshemmung mit Pirenzepin (2) die Incidenzrate der Streß-Läsionen und ihr Schweregrad beeinflußt werden?
3. Kommt der prophylaktischen Anwendung von Pirenzepin ein protektiver Effekt im Hinblick auf die Komplikation Blutung zu?

Material und Methode

22 polytraumatisierte und septische Patienten einer Intensivpflegestation wurden im Rahmen einer Doppelblindstudie mit Pirenzepin bzw. Placebo behandelt. Die Behandlung wurde mit einer Initialdosis von 20 mg Pirenzepin bzw. Placebo i.v. begonnen, als Erhaltungsdosis wurde 8-stündig 10 mg Pirenzepin bzw. Placebo injiziert. Als Prüfkriterien dienten neben der Registrierung von Puls, Blutdruck, Hämoglobin und Hämatokrit die makroskopische Beurteilung des Magensaftes und der Stuhlfarbe; wichtigstes Kriterium war die Endoskopie, die erstmals am 2. bis 3. Tag nach Aufnahme in die Studie erfolgte, danach im Abstand von 3 - 4 Tagen wiederholt wurde, so daß jeder Patient während des Beobachtungszeitraumes von 14 Tagen mindestens dreimal endoskopiert wurde. Bei Auftreten einer massiven Blutung wurde der Code gebrochen und gezielt mit Pirenzepin behandelt.

Die Streß-Läsionen wurden endoskopisch in 4 Gruppen unterteilt:
Ulcerationen, multiple Erosionen, vereinzelte Erosionen, inkomplette Erosionen.

Ergebnisse

Von 22 Patienten wiesen 18, das entspricht 82%, zu irgendeinem
Zeitpunkt während der 14tägigen Verabreichung mit Pirenzepin
bzw. Placebo endoskopisch Streß-Läsionen auf. Alle Patienten in
der Placebo-Gruppe hatten Streß-Läsionen, entweder multiple
Erosionen oder Ulcera. Von den Pirenzepin-behandelten Patienten
zeigten 7 von 11 (64%) Streß-Läsionen (Abb. 1).

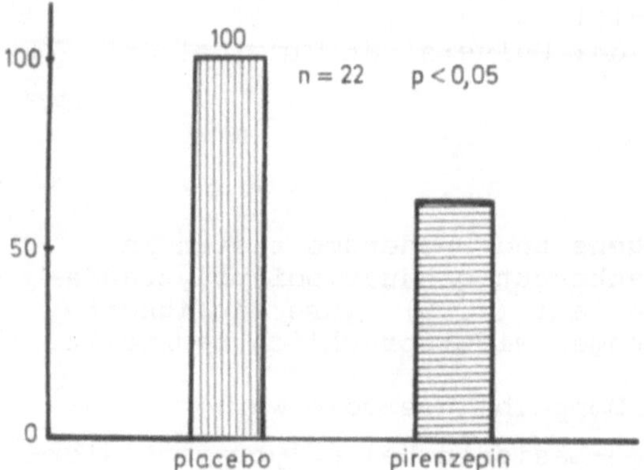

Abb. 1. Anzahl der Streßläsionen in der Placebo- und Pirenzepin-Gruppe

Bei Differenzierung nach dem Schweregrad der Streß-Läsionen fanden sich Ulcera nur in der Placebo-Gruppe. 4 von 11 Patienten
hatten endoskopisch nachgewiesene Ulcerationen. Bei den Streß-
Läsionen in der Pirenzepin-Gruppe handelte es sich um einzelne
oder multiple Erosionen (Tabelle 1).

Tabelle 1. Anzahl der Streßulcera in der Placebo- und Pirenzepin-
Gruppe

	n	Ulcus
Pirenzepin	11	0
Placebo	11	4

χ^2-Test: $p < 0,05$.

Eine manifeste Blutung war bei 7 Patienten zu beobachten, sie
gehörten ausschließlich der Placebo-Gruppe an; in der Pirenzepin-
Gruppe trat keine Blutung auf (Tabelle 2).

Bei den Patienten mit manifester Blutung bestand bei insgesamt
6 Patienten eine Blutung im Stadium II. Bei diesen Patienten

Tabelle 2. Häufigkeit einer manifesten Blutung in der Placebo- und Pirenzepin-Gruppe

	n	Blutung
Pirenzepin	11	0
Placebo	11	7

χ^2-Test: p < 0,05.

wurde der Code sofort gebrochen und Pirenzepin gezielt verabreicht. Die Blutung sistierte bei allen 6 Patienten. Bei einem Patienten mit multiplen Erosionen wurde wegen einer massiven Blutung - Blutungsstadium IV - ohne konservativen Therapieversuch sofort operiert.

Das zeitliche Auftreten der Streß-Läsionen innerhalb des Beobachtungszeitraumes war in beiden Gruppen signifikant unterschiedlich (Tabelle 3). Bleiben geringfügige Streß-Läsionen wie inkomplette Erosionen oder vereinzelte Erosionen unberücksichtigt, differieren die Placebo- und Pirenzepin-Gruppe während der ersten vier Tage nicht. Zwischen dem 5. und 7. Tag nehmen die Streß-Läsionen in der Placebo-Gruppe zu und zeigen ab 8. - 14. Tag einen eindeutigen Gipfel, während in der Pirenzepin-Gruppe in diesem Zeitintervall keine wesentlichen Streß-Läsionen zu beobachten sind.

Tabelle 3. Zeitliches Auftreten der Streß-Läsionen in der Placebo- und Pirenzepin-Gruppe

	1. - 4. Tag	5. - 7. Tag	8. - 14. Tag
Pirenzepin	2	2	0
Placebo	2	4	10

χ^2-Test: p < 0,1.

Diskussion

Die Untersuchungen zeigen, daß bei polytraumatisierten und septischen Patienten in 100 % mit Streß-Läsionen zu rechnen ist. Eine Häufung der Streß-Läsionen tritt zwischen dem 8. - 14. Tag auf. In der Pathogenese der Streß-Läsionen wird vor allem die Magensäure und eine Schädigung der Mucosabarriere diskutiert (1).

Die medikamentöse Prophylaxe der Streß-Magenblutung wird durch eine Reduktion der Magensäure, durch Neutralisation oder durch Sekretionshemmung erreicht (3, 4).

Eine prophylaktische Säurereduktion mit intravenöser Gabe von Pirenzepin über 14 Tage hat einen eindeutig protektiven Effekt im Hinblick auf Streßblutung, Anzahl und Schweregrad der Streß-Läsionen.

Zusammenfassung

22 polytraumatisierte und septische Patienten einer Intensivstation wurden im Rahmen einer Doppelblindstudie mit Pirenzepin
bzw. Placebo behandelt. Alle Patienten wurden während des Beobachtungszeitraumes in 14 Tagen dreimal endoskopiert. Ohne Prophylaxe waren 100% Streß-Läsionen zu beobachten, 60% wiesen Blutungen auf. Eine prophylaktische, intravenöse Pirenzepin-Gabe
hatte einen eindeutig protektiven Effekt im Hinblick auf die
Streß-Blutung, Anzahl und Schweregrad der Streß-Läsionen.

Summary

Twenty-two severely ill patients with multiple injuries and
sepsis were treated with IV pirenzepin or placebo 3 x 10 mg per
day in the frame of the double-blind study. All the patients
were examined three times with endoscopy during the 14-day observation period. In 100% of cases without prophylactic treatment, stress lesions were observed, 60% of these cases had
bleeding. A prophylactic IV pirenzepin application had an un-
mistakable protective effect regarding the stress bleeding,
number and degree of stress lesions.

Literatur

1. BRODIE, D.A.: Experimental peptic ulcer. Gastroenterology 55,
   125-134 (1968)
2. EINIG, D.: Ein neuer Sekretionshemmer. Ergebnisse einer Wir-
   kungs- und Verträglichkeitsprüfung mit Gastrozepin. Therapie-
   woche 27, 1630-1638 (1977)
3. HASTINGS, P.R., SKILLMAN, J.J., BUSHNELL, L.J. et al.: Antacid
   titration in the prevention of acute gastrointestinal bleeding:
   a controlled randomized trial in 100 critically ill patients.
   New Engl. J. Med. 298, 1041-1045 (1978)
4. LAUTERBACH, H.H., MATTES, P.: Effect of Cimetidine, Histamine
   H_2-Receptor Antagonist in the Prevention of Experimental Ulcer
   in the Rat. Eur. Surg. Res. 10, 105-108 (1978)
5. LUCAS, C.E., SUGAWA, C., BINDDLE, J.: Natural history and
   surgical dilemma of "stress" gastric bleeding. Arch. Surg.
   102, 266 (1971)

Dr. med. G. Peros, Abteilung Allgemeine Chirurgie, Department für
Chirurgie der Universität Ulm, Steinhövelstraße 9, D-7900 Ulm

13. Wirkt i.v. Gammaglobulin (GG) gegen bakterielle Infektionen nach operativen Eingriffen?

Does i.v. Gamma Globulin Counteract Postoperative Bacterial Infections?

K.H.Duswald, K.Müller, J.Seifert und J.Ring

Chirurgische Klinik (Direktor: Prof. Dr. G. Heberer), Institut
für Chirurgische Forschung (Vorstand: Prof. Dr. W. Brendel) und
Dermatologische Klinik der Universität München (Direktor: Prof.
Dr. O. Braun-Falco)

Postoperative Infektionen sind trotz Verwendung von Antibiotica
und verbesserter Maßnahmen der Krankenhaushygiene nach wie vor
häufig (2). Da die Wirksamkeit von i.v. GG gegen bakterielle Infektionen noch immer umstritten ist (1), wurde die Effektivität
eines heute gebräuchlichen Präparates in einer kontrollierten,
randomisierten klinischen Studie geprüft. Dabei stellten sich
folgende Fragen:

1. Wie hoch sind die Immunglobulin (IG)-Verluste nach langdauernden Operationen?
2. Wie verhalten sich die Ig-Spiegel bei Auftreten einer postoperativen (p.op.) Infektion?
3. Ist hochdosierter GG-Ersatz in der Lage, den p.op. Verlust
   von IgG rasch auszugleichen?
4. Führt der hochdosierte GG-Ersatz zu einer Verminderung der
   p.op. Infektionshäufigkeit?

Material und Methodik

Als Auswahlkriterien für die zur statistischen Sicherung notwendige Anzahl von 150 Patienten (Pat.) galten elektive abdominal-
oder thoraxchirurgische Eingriffe mit einer Mindestoperations-
dauer von 120 min. Durch Randomisierung wurden je 50 Pat. der
Kontrollgruppe A (ohne GG), der Gruppe B (2,5g GG am 1. p.op.
Tag) oder der Gruppe C (10 g GG am 1. und 10 g GG am 2. p.op.
Tag) zugeteilt. Als Immunglobulin wurde das Präparat Intraglobin
(Fa. Biotest, Frankfurt) verwendet, da es wegen der langen intra-
vasalen Halbwertszeit und des fast intakten Fc-Teiles zur Prophylaxe und Therapie empfohlen wird (1).

Folgende Untersuchungsparameter wurden prospektiv festgelegt:

Alter, Geschlecht, Normalgewicht (Broca-Index), maximale tgl.
Körpertemperatur, Diabetes, Leberfunktionsstörungen, lokale In-

fektionszeichen (nach Kriterien des Center for Disease Control
(6)), Zeichen allgemeiner Infektion (klassifiziert in 4 Schwere-
grade), Art und Dauer von Narkose und Operation, Menge des intraoperativen (i.op.) Blutverlustes, Menge des i.op. und p.op.
Blut-, Albumin-, Kohlenhydrat-, Antibiotica-, Cortison- und He-
parinersatzes. Dauer der maschinellen Beatmung. Laborparameter:
Hb, Hkt, Leukocyten/mm^3, Albumin (mg %), IgG, IgA, IgM (mg %),
Thrombocyten/mm^3, PTT, PTZ, TPZ, Fibrinogen, Fibrinmonomere
qualitativ, Bakteriennachweis aus lokalen Infektionsherden und
Blutkultur, Antikörpertiter (passive Hämagglutination) gegen 3
gramnegative und 4 grampositive Erreger. Statistik: Kontinuierliche Daten wurden mittels einfacher Varianzanalyse unter Zuhilfenahme des Dialogsystems SAVOD-Q (5) geprüft. Gepaarte Mit-
telwertsvergleiche wurden mit dem t-Test nach Student vorgenommen, klassifizierte Merkmale wurden mit dem χ^2-Test auf Unabhän-
gigkeit geprüft.

Ergebnisse

Vergleich des Infektionsrisikos vor Anwendung des GG-Präparates.
Bei Prüfung aller o.g. Untersuchungsparameter ergaben sich ledig-
lich bei folgenden Werten Unterschiede zwischen den Therapiegruppen: Anästhesie- und Operationsdauer: Gruppe A > Gruppe B. Hb,
Hkt vor Op. und i.op. Blutverlust: Gruppe B < Gruppe A und Gruppe
C. Nach i.op. Blutersatz waren Hb, Hkt am 1. p.op. Tag vor GG-
Ersatz, wie alle übrigen Werte, in den Gruppen rechnerisch gleich.
Als wichtigste Ursache für die Häufigkeit p.op. Infektionen gilt
der Grad der i.op. Kontamination (3). Deshalb wurden die Operationsarten nach den Kriterien des National Research Council klassifiziert (4). Obwohl die Operationsarten in den Gruppen rechnerisch gleich verteilt waren, bestand für die Gruppe C ein Übergewicht bei Dickdarmeingriffen ("contaminated operations") mit
hohem Infektionsrisiko.

Intraoperative Immunglobulinverluste.
Wie Abb. 1 zeigt, betrug der mittlere Verlust an IgG pro Pat.
in Gr. A 30 % (mittl. Op.-Dauer 219 min), in Gr. B 26 % (mittl.
Op.-Dauer 184 min) und in Gr. C 30 % (mittl. Op.-Dauer 207 min).
Es ergab sich eine Korrelation zwischen IgG-Verlust und Op.-
Dauer, nicht aber zwischen IgG-Verlust und Blut- bzw. Albuminver-
lust oder -ersatz. Für IgM und IgA wurden gleich große i.op. Ver-
luste gemessen.

Immunglobulinkonzentrationen bei i.op. Infektionen.
Abb. 2 zeigt, daß infizierte Pat. einen signifikant höheren i.op.
Verlust und die geringeren IgM-Konzentrationen im i.op. Verlauf
aufwiesen. Unterschiede in Volumenverlust oder therapeutischem
Ersatz waren nicht gegeben. Für IgG ergab sich ein ähnliches Bild.
Allerdings waren hier nach dem 8. p.op. Tag keine Unterschiede
mehr nachweisbar.

Immunglobulinkonzentrationen nach GG-Ersatz.
Nach Applikation von 20 g GG i.v. (Gr. C in Abb. 1) stieg die
IgG-Konzentration gegenüber der niedrigen Dosierung von 2,5 g GG
(Gr. B in Abb. 1) und natürlich gegenüber der Kontrollgruppe A
an. Am 3. p.op. Tag waren die Mittelwerte signifikant unterschied-
lich, in Gr. C waren die präoperativen Ausgangswerte erreicht.

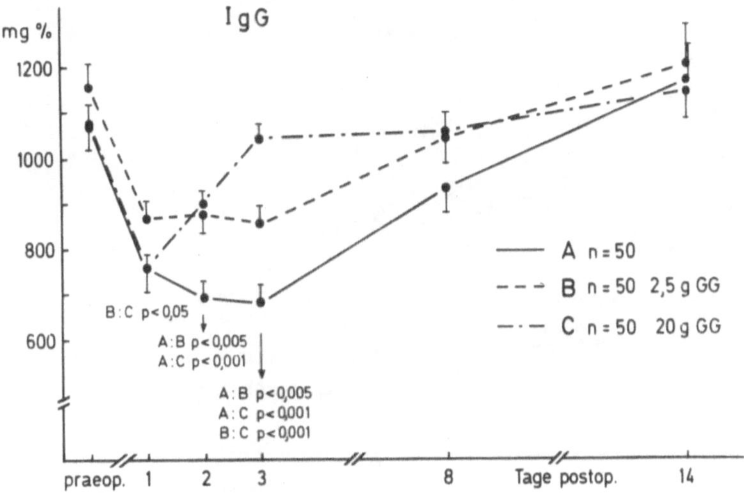

Abb. 1. Mittelwertkurven der IgG-Konzentrationen in den Therapiegruppen B und C sowie der Kontrollgruppe A

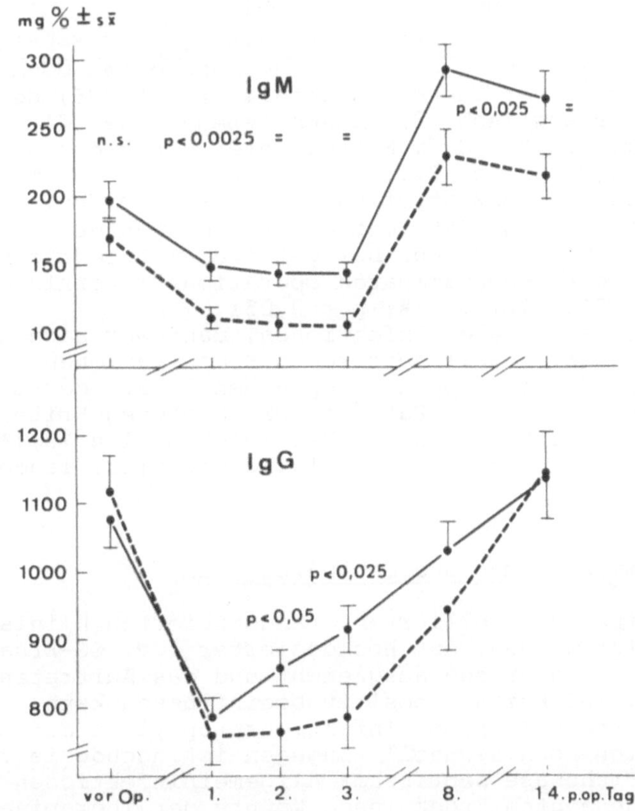

Abb. 2. Mittelwerte von IgM und IgG bei Patienten ohne postoperative Infektionszeichen (———), mit lokaler Infektion über 14 Tage (---)

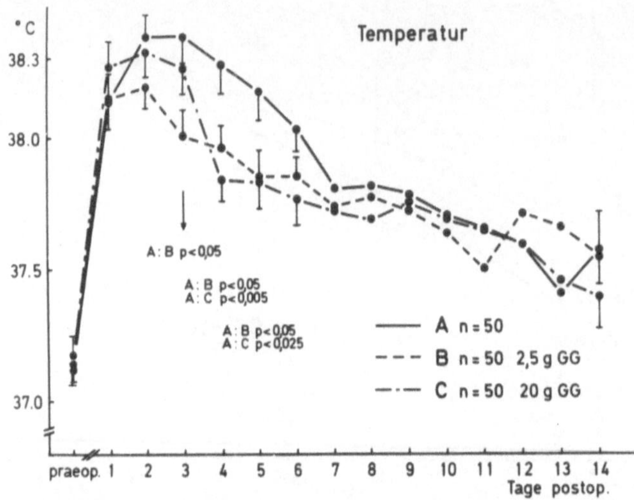

Abb. 3. Mittelwerte der täglichen Temperaturmaxima in den Therapiegruppen B und C, sowie der Kontrollgruppe A

Einfluß des GG-Ersatzes auf die p.op. Infektionshäufigkeit.
Als unmittelbare Folge der hochdosierten GG-Applikation fiel ein
signifikanter Temperaturabfall (p < 0,025) gegenüber den Gruppen
A und B auf (Abb. 3). Anschließend lagen die tgl. Temperaturmaxima der Gr. C im Mittel unter denen der unbehandelten Pat.
und zwar für den Zeitraum (3. bis 6. p.op. Tag), in dem auch
höhere IgG-Konzentrationen gemessen wurden.
Der Anteil von Pat. mit einer oder mehreren lokalen Infektionen
war nach 20 g GG nur bei geringerem Infektionsrisiko ("clean"
bzw. "clean-contaminated operations") verringert (Gr. A 45%,
Gr. B 51%, Gr. C 21%, p < 0,05).
Kam es zu lokalen Infektionen, dann war nach hochdosiertem GG-
Ersatz der Anteil septischer Komplikationen geringer (Abb. 4).
In den Gesamtgruppen entsprachen 9 Pat. der Gr. A, 11 Pat. der
Gr. B, aber nur 4 Pat. der Gr. C diesen Kriterien, Bei geringe-
rem Risiko betrugen die Vergleichszahlen 12,1%, 17,2% und 3,5%
(p < 0,05). Bei höherem Risiko war diese Tendenz ebenfalls sicht-
bar.

Zusammenfassung und Schlußfolgerung

In einer kontrollierten, randomisierten klinischen Studie konnte
gezeigt werden, daß hochdosierter i.v. GG-Ersatz den i.op. Verlust an IgG rasch ausgleicht und das Auftreten und den Verlauf
p.op. Infektionen positiv beeinflussen kann.
Die generelle p.op. Infektionsprophylaxe mit GG erscheint weder
möglich noch sinnvoll. Dagegen ist hochdosierter GG-Ersatz in
der Frühphase septischer Allgemeininfektionen indiziert. Nach
den genannten Ergebnissen könnte der Therapieerfolg durch Zugabe
von IgM verbessert werden.

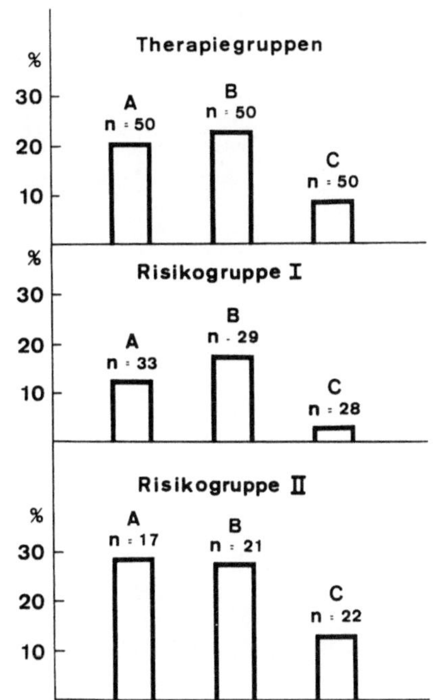

Abb. 4. Prozentualer Anteil der Patienten mit langdauernden lokalen und allgemeinen Infektionszeichen in den Therapiegruppen (> 14 Tage). Oben: gesamte Therapiegruppen; Mitte: geringeres Infektionsrisiko; Unten: hohes Infektionsrisiko

Summary

A prospective, randomized clinical study investigated the effectiveness of IV gamma-globulin (GG) against bacterial infections after surgical procedures. As a result of 20 g GG IV, given postoperatively, the average concentration decrease for IgG (25% - 30%) could be balanced as soon as the third postoperative day, the local infection rate was decreased in the low-risk group, and, with the occurrence of long-lasting local infections, the number of patients with simultaneous septic complications was lowered.

Literatur

1. BARANDUN, S., SKVARIL, F., MORELL, A.: Schweiz. Med. Wschr. 106, 533 (1976)
2. DASCHNER, F.: Helv. chir. Acta 45, 475 (1978)
3. DAVIDSON, A.I.G., CLARK, C., SMITH, G.: Brit. J. Surg. 58, 333 (1971)
4. Nat. Acad. Science, Nat. Research Council, Div, Med. Science: Ann. Surg. Suppl. 160, 1 (1964)
5. RAAB, A., SELBMANN, H.K.: ISB Mitteilungen, Univ. München, Nr. 3, 1976
6. U.S. Dept. of Health, Center for Disease Control: Outline for surveillance and control of nosocomial infections. Atlanta, Georgia, June 1972

Dr. med. K.H. Duswald, Chirurgische Klinik der Universität München, Nußbaumstraße 20, D-8000 München 2

14. Die antibakterielle Behandlung der eitrigen Peritonitis: Prospektiver randomisierter Vergleich von Antibiotica mit dem neuen Chemotherapeuticum und Antiendotoxin Taurolin

Antibacterial Therapy of Purulent Peritonitis: a Prospective Randomized Study on the Effects of Antibiotics and Taurolin, a New Chemotherapeutic and Antiendotoxic Agent

M. M. Linder, W. Ott und G. Wesch

Chirurgische Universitäts-Klinik Mannheim (Direktor: Prof. Dr. med. M. Trede)

Einleitung

Die bakterielle eitrige Peritonitis hat auch heute eine hohe Letalität. Sie erfordert zunächst die chirurgische Sanierung der ursächlichen Erkrankung. Meist wird dann die Bauchhöhle ausgetupft, gewaschen oder gespült, drainiert, und prophylaktisch ohne Ergebnis der Resistenztestung ein Breitbandantibioticum gegeben. Die Wertigkeit jeder einzelnen dieser Zusatzmaßnahmen ist nicht gesichert. Taurolin ist ein neues Chemotherapeuticum, das in vitro und in vivo bactericid und antiendotoxisch wirkt (1, 4). Erste Erfahrungen aus drei chirurgischen Kliniken zeigen die Wirkung einer kombinierten intraperitonealen und parenteralen Applikation (2). In dieser Arbeit soll die Wirksamkeit der konventionellen Zusatztherapie der Peritonitis mit der Applikation von Taurolin verglichen werden.

Methodik

Von Januar 1978 bis Juli 1979 wurden 69 Kranke mit waschungsbedürftiger eitriger Peritonitis intraoperativ randomisiert und einer der beiden folgenden Zusatzbehandlungen zugeteilt: Antibioticumgruppe (A): intraoperative Waschung mit 1000 ml Ringer-Lösung, Drainage, intravenöse Antibioticum-Gabe nach Wahl des Operateurs; Taurolin-Gruppe (B): intraoperative Waschung mit 1000 ml Taurolin 0,5 % (Drainasept, Fa. Geistlich, Wolhusen/ Schweiz), Instillation in die Bauchhöhle von 200 ml Taurolin 2 % am Ende der Operation durch die Drainage, intravenöse Applikation von Taurolin 1 % (2,5 - 10 g/Tag) für mehrere Tage.

Präoperative Daten, intraoperative Befunde und der postoperative Verlauf wurden festgehalten.

Ergebnisse

Zahl, Lebensalter, Geschlecht der Patienten und die Grundkrank-
heiten nach Ursprungsort der Peritonitis geordnet gehen für beide
Gruppen getrennt aus Tabelle 1 hervor. 41 Kranke werden einzeitig
kurativ operiert (A: 22, B: 19). In Tabelle 2 sind aufgeführt die
Häufigkeit des Alters über 24 Std, des Grades und Ausmaßes der
Peritonitis und eines positiven Keimnachweises, der mittlere
Peritonitisindex (4) und die verschiedenen Parameter des postoperativen Verlaufs in ihrer Frequenz bzw. ihren Mittelwerten.
Bei den 47 positiven Peritonealabstrichen ist in beiden Gruppen
E. coli am häufigsten vertreten, gefolgt von den Anaerobiern
insgesamt und Streptococcus, Proteus, Klebsiella, Pseudomonas
und Enterococcus. In Gruppe (A) ist der Antibioticumwechsel bei
7 Patienten notwendig wegen persistierender Temperaturen oder
bei chirurgischen Komplikationen, bei 8 Kranken der Taurolin-
Gruppe (B) wird ein Antibioticum angewandt, vorwiegend wegen beginnender Bronchopneumonie. Zwei Patienten sterben bei nicht be-
herrschter Peritonitis: in der Gruppe (A) ein 47jähriger Patient

Tabelle 1. Präoperative Daten und Grunderkrankungen (Häufigkeit
geordnet nach Ursprungsort der Peritonitis) getrennt für die
Antibioticum- (A) und die Taurolin-Gruppe (B)

		Antibioticum (A)	Taurolin (B)	Gesamt
Kranke	(Zahl)	35	34	69
Alter	($\bar{x}$ in Jahren)	47,2	48,2	47,7
Männer	(Zahl)	20	17	37
Grunderkrankung:				
Magen und Duodenum		$\underline{10}$	$\underline{11}$	$\underline{21}$
Ulcus pepticum		10	10	20
Magencarcinom		–	1	1
Appendix		$\underline{9}$	$\underline{12}$	$\underline{21}$
Dünndarm, Colon und Rectum		$\underline{8}$	$\underline{9}$	$\underline{17}$
Perforation		5	7	12
Bridenileus		2	–	2
Infarzierung		–	1	1
Carcinom		1	1	2
Gallenwege und Pankreas		$\underline{5}$	$\underline{1}$	$\underline{6}$
Akute Cholecystitis		3	1	4
Pankreatitis		1	–	1
Pankreascyste		1	–	1
Andere		$\underline{3}$	$\underline{1}$	$\underline{4}$
Pyosalpinx		2	1	3
Nach Laparotomie (Appendicitis)		1	–	1
		35	34	69

Tabelle 2. Häufigkeit verschiedener Eigenschaften der Peritonitis und einiger Parameter des postoperativen Verlaufs in der Antibioticum- (A) und der Taurolin-Gruppe (B)

	Antibioti- cum (A)	Tauro- lin (B)	Ge- samt
Peritonitis, > 24 Std (Zahl)	17	18	35
Peritonitis, perforiert (Zahl)	25	30	55
Peritonitis, diffus (Zahl)	27	23	50
Keimnachweis (Zahl)	27/31	20/29	47/60
postoperatives Fieber (Patiententage)	96	99	195
Sekundäre Wundheilung (Zahl)	10	16	26
Komplikationen (Patientenzahl)	8	15	23
Antibioticumwechsel (Zahl)	7	8	15
Letalität (Zahl)	2	6	8
Letalität, peritonitis-bedingt	1	1	2
Entlassung postop. ($\bar{x}$ in Tagen)	18,5	23,6	21,05

mit ascendierender Pankreatitis: nach zwei operativen Eingriffen an einer intraperitonealen Phlegmone am 60. Tag. In Gruppe (B) verstarb eine 78jährige Frau nach idiopathischer Sigmaperforation 17 Std nach Übernähung und Anlage eines anus praeter-naturalis unter einem septischen Bild. Bei 23 (33 %) der 69 Kranken stellen sich 30 Komplikationen ein: 8 letztlich als Todesursache: die Tabelle 3 erklärt sich selbst.

Tabelle 3. 30 Komplikationen (Frequenz und Letalität) bei 23 Kranken unterteilt in Antibioticum- (A) und Taurolin-Gruppe (B)

KOMPLIKATIONEN (Zahl)	Antibioticum- Gruppe (A)		Taurolin- Gruppe (B)		Gesamt	
bei Patienten (Zahl)	8		15		23	
		letal		letal		letal
LOKAL:						
Wunddehiscenz	1	–	2	–	3	–
Abscess (Douglas, Retroperitoneum)	1	1	1	–	1	1
Fistel (nach Appendektomie)	–	–	1	–	1	–
Ileus	1	–	1	–	2	–
Perforation (Dünndarm)	–	–	1	–	1	–
Melena (Colon bei Morbus Crohn)	–	–	1	–	1	–
Mesenterialinfarkt - Rezidiv	–	–	1	1	1	1
Zwischensumme	3	1	8	1	11	2
ALLGEMEIN:						
Pneumonie	2	–	8	1	10	1
Sepsis	–	–	1	1	1	1
Kachexie (Tumor)	–	–	1	1	1	1
Multiple Organ- und Herz-Insuffizienz	2	1	–	–	2	1
Subdurales Haematom	–	–	1	1	1	1
Allergie	2	–	–	–	2	–
Diarrhoe	1	–	–	–	1	–
Zwischensumme	7	1	12	5	19	5
GESAMT	10	2	20	6	30	7

Zusammenfassung

1. Praeoperative Daten, intraoperative Befunde und chirurgische Therapie sind in der Antibioticum- und Taurolin-Gruppe vergleichbar (s. auch Tabelle 1 und 2).
2. Frequenz und Dauer von postoperativem Fieber gleichen sich in beiden Gruppen.
3. Die Wunden heilten in der Taurolingruppe vermehrt sekundär, Wunddehiscenzen sind häufiger.
4. Ein "Antibioticum-Wechsel" ist in beiden Gruppen ähnlich häufig, in der Taurolingruppe vorwiegend wegen beginnender Bronchopneumonie.
5. Gravierende Komplikationen treten in der Taurolingruppe häufiger und zahlreicher auf. Die typischen lokalen Peritonitiskomplikationen aber sind in beiden Gruppen ähnlich häufig (s. auch Tabelle 3). Eine Pneumonie tritt in der Taurolingruppe deutlich gehäuft besonders nach Oberbaucheingriffen auf. Hier muß die Wirkungsweise der Substanz am Bronchialbaum abgeklärt werden (s. auch Punkt 4).
6. Durch allgemeine Komplikationen ist die Letalität in der Taurolingruppe höher, die peritonitisbedingte Letalität ist in beiden Gruppen gleich.
7. Der postoperative stationäre Aufenthalt ist für beide Gruppen ähnlich.

Schlußfolgerung

Bei dem randomisierten Vergleich mit einer konventionellen antibakteriellen Zusatztherapie schneidet die Taurolin-Therapie insgesamt schlechter ab. Trotzdem erscheint Taurolin für die Behandlung der eitrigen Peritonitis bedeutsam: vom Wirkungsmechanismus ist eine Resistenzentwicklung nicht zu erwarten, es besitzt <u>antiendotoxische</u> Wirkung, eine Dosissteigerung und eventuelle Kombination mit Antibiotica ist möglich.

Summary

A prospective randomized study on the value of additional antibacterial therapy in surgically treated, purulent peritonitis (69 patients) is presented. A new chemotherapeutic agent Taurolin with antiendotoxin activity is tested against conventional antibiotic therapy. There was an increased rate of secondary wound healing and overall complications in the Taurolin group (especially bronchopneumonia). Local complications and lethality due to peritonitis occur similarly frequently in both groups. The bactericidal and antiendotoxic effects of Taurolin, its lacking toxicity (possibility of higher dosage), and the choice of combination with antibiotics make it a most interesting substance for additional antibacterial therapy for purulent peritonitis following surgical treatment.

Literatur

1. BROWNE, M.K., LESLIE, G.B., PFIRRMANN, R.W.: Taurolin, a new chemotherapeutic agent. J. Appl. Bacteriol. <u>41</u>, 363-368 (1976)

2. PFIRRMANN, R.W., LESLIE, G.B.: The anti-endotoxin activity
   of taurolin in experimental animals. J. Appl. Bacteriol. $\underline{46}$,
   97-102 (1979)
3. LINDER, M.M., GÖTZ, J., OTT, W., BÜHLER, H.U., WICKI, O.,
   MARTI, M.C., MOSER, G.: Therapie der eitrigen Peritonitis
   mit dem neuen Chemotherapeutikum und Antiendotoxin Taurolin.
   In: Peritonitis, Hrsg. R. Häring, S. 79-82. Bad Oeynhausen:
   TM-Verlag 1979
4. LINDER, M.M., GÖTZ, J., OTT, W., WESCH, G.: Ein Peritonitis-
   Index bei der von den Gallenwegen ausgehenden Bauchfellent-
   zündung: Korrelation mit dem postoperativen Verlauf. Langenbecks Arch. Chir. (im Druck), 1980

Priv. Doz. Dr. M.M. Linder, Chirurgische Universitäts-Klinik Mannheim, Theodor-Kutzer-Ufer, D-6800 Mannheim

15. Wirksamkeit einer oral applizierten Bakterienvaccine zur Infektionsprophylaxe

Oral Application of Bacterial Vaccine for Infection Prophylaxis

J. Seifert[1], G. Urbach[1] und G. Lob[2]

[1] Institut für Chirurgische Forschung der Universität München im Klinikum Großhadern (Direktor: Prof.Dr.Dr.h.c. W. Brendel)
[2] Chirurgische Universitätsklinik im Klinikum Großhadern (Direktor: Prof. Dr. G. Heberer)

Zielsetzung

Die postoperative Infektion gehört immer noch zu einer der gefürchtetesten Komplikationen in der Chirurgie. Weder gegen die akut, oft letal verlaufende Sepsis, noch gegen die chronisch verlaufende Knocheninfektion hat man eine zuverlässige therapeutische Möglichkeit. Die Ursache für einen septischen oder auch chronischen Verlauf einer Infektion liegt dabei in den meisten Fällen nicht an den Therapiemaßnahmen, sondern an der mangelnden Infektionsabwehrkraft der betroffenen Patienten. Eine prophylaktische Verbesserung der Immunitätslage gegen bakterielle Infektionen könnte das Infektionsrisiko und den Infektionsverlauf entscheidend beeinflussen. Um zu prüfen, ob die Abwehrkraft gegen bakterielle Infektionen durch orale Applikation einer Vaccine verbessert werden kann, wurden folgende Tierexperimente durchgeführt.

Methodik

Meerschweinchen mit einem mittleren Körpergewicht von 350 g wurden mit pathogenen Pseudomonas aeruginosa oral oder subcutan vacciniert (s. Abb. 1). Vor und nach der 10 Tage dauernden Vaccination wurden einige immunologische Serumparameter wie IgG, IgM und C 3-Komplementfraktion (Mancinitechnik) und darüber hinaus der Bakterienagglutinationstiter gegen Pseudomonas aeruginosa bestimmt. 14 Tage nach der letzten Vaccination wurde bei allen Tieren eine intraperitoneale Keimexposition mit 10^9 lebenden pathogenen Pseudomonas aeruginosa durchgeführt und die Mortalitätsrate über 14 Tage beobachtet. In 6 verschiedenen Versuchsgruppen (s. Tabelle 1) wurde sowohl die Art der Applikation (oral, subcutan) als auch die Präparation der Bakterienvaccine, aber auch die Anzahl der applizierten Keime variiert und einer völlig unbehandelten Kontrollgruppe gegenübergestellt. Die Pseu-

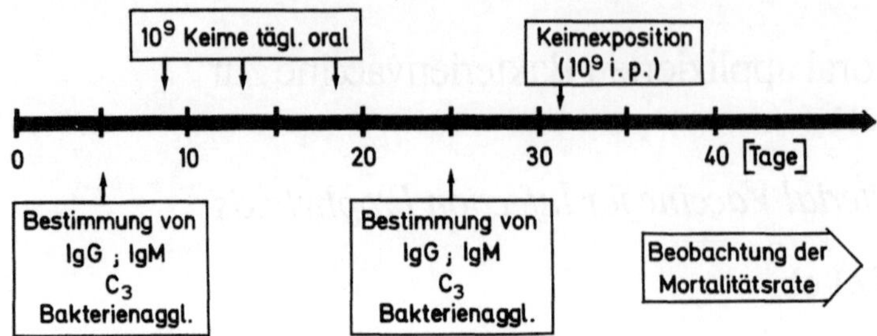

Abb. 1. Versuchsprotokoll der oralen Vaccinierung, der Laborbestimmungen und der i.p. Keimexposition mit Beobachtung der Mortalitätsrate bei Meerschweinchen

Tabelle 1. Versuchsgruppen und Art der Vaccination mit Ps. aeruginosa

	N	Applikationsart	Art d. Vaccine	Anzahl d. Keime
Gruppe 1	23	oral	lebend + Nährmed.	10×10^9
Gruppe 2	25	oral	lebend; gewaschen	10×10^9
Gruppe 3	22	oral	abgetötet, gewaschen	10×10^9
Gruppe 4	25	oral	Nährm. ohne Keime	---
Gruppe 5	12	oral	lebend; gewaschen	1×10^9
Gruppe 6	30	s.c.	abgetötet; gewaschen	2×10^9
Gruppe 7	26	---	----	---

domonas aeruginosa-Vaccine wurde aus einem von einem Wundabstrich stammenden Keim hergestellt, der nach der Differenzierung auf Dextrose - Bouillon gezüchtet und je nach Bedarf bei 60°C hitzeinaktiviert bzw. mit Hankscher Lösung 3 x gewaschen wurde.

Ergebnisse

Bei allen vaccinierten Tieren findet man 17 Tage nach Beginn der Vorbehandlung mit Bakterien einen signifikanten Anstieg der Immunglobuline IgG und IgM im Vergleich zu den Werten vor Beginn der Vaccination (s. Tabelle 2). Während die Zunahme der IgM-Konzentration durchschnittlich 50% beträgt und zwischen den einzelnen Gruppen keine Unterschiede aufweist, schwanken die IgG-Konzentrationen durch die Art der Vorbehandlung ganz beträchtlich. Der höchste Anstieg der IgG-Konzentration von 94% im Serum wurde bei den Tieren beobachtet, die mit hitzeinaktivierten Keimen oral vorbehandelt worden sind (Gruppe 3). Der niedrigste Anstieg von 33% konnte bei den Tieren festgestellt werden, die mit abgetöteten Keimen subcutan immunisiert worden sind. Einen Anstieg der C 3-Komplementfraktion von durchschnittlich 20% wurde zwar auch bei allen vorbehandelten Versuchsgruppen beobachtet, jedoch ist diese Zunahme von C 3-Komplement nicht signifikant. Der Bakterienagglu-

Tabelle 2. Änderungen im Bakterienagglutinationstiter und den Immunglobulinen (IgG-, IgM-Hemmhöfe) sowie der Komplementfraktion C_3 (C_3-Hemmhof) durch die Vaccination gegen Ps. aeruginosa

	Titer vorher nachher	IgG- Anstieg (%)	IgM- Anstieg (%)	C_3- Anstieg (%)
Gruppe 1	0 $2,5\pm0,46$	70	43	19
Gruppe 2	0 $2,7\pm0,43$	63	47	23
Gruppe 3	0 $1,5\pm0,47$	94	59	19
Gruppe 4	0 $2,5\pm0,49$	75	75	36
Gruppe 5	0 $1,4\pm0,41$	60	54	14
Gruppe 6	0 $5,1\pm0,12$	33	60	19
Gruppe 7	0 0	0	0	0

tinationstiter gegen Pseudomonas aeruginosa war bei allen Tieren vor Versuchsbeginn 0. Deswegen ist der relativ geringe und durchschnittlich nur 2 Titerstufen betragende Anstieg bei allen vaccinierten Versuchsgruppen signifikant. Am deutlichsten ist der Bakterienagglutinationstiter in der subcutan vorbehandelten Versuchsgruppe erhöht. Der beste Beweis für einen Infektionsschutz durch die Vorbehandlung ist jedoch die Exposition der Tiere mit einer letalen Dosis des pathogenen Keimes. Unbehandelte Kontrolltiere überleben eine solche intraperitoneale Keimexposition mit 10^9 Pseudomonas aeruginosa Keimen innerhalb von 7 Tagen nur in 7%, d.h. 93% der Tiere haben keinen Infektionsschutz (s. Abb. 2).

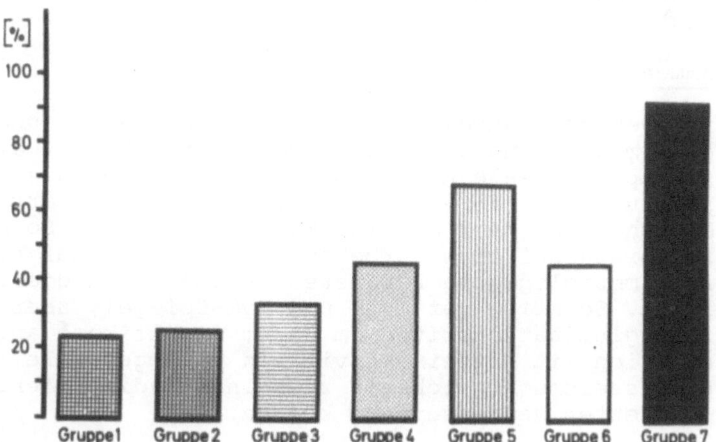

Abb. 2. Die Mortalitätsrate am Tag 7 nach der i.p. Keimexposition bei Kontrolltieren (Gruppe 7) und vaccinierten Tieren (Gruppe 1 - 6)

Die zehnmalige orale Vaccination sowohl mit lebenden (Gruppe
1, 2, 5) als auch mit abgetöteten Keimen (Gruppe 3) bewirkt eine
eindrucksvolle und signifikante Erniedrigung der Mortalitätsrate
von 93% auf 23% bzw. 33%. Somit konnte durch die Vaccination
nicht nur eine Verbesserung der immunologischen Laborparameter,
sondern auch ein echter Infektionsschutz erzielt werden. Auch
die subcutane Applikationsart der Bakterienvaccine (Gruppe 6)
reduziert die Mortalitätsrate um durchschnittlich 50%. Durch die
gewählte orale Applikationsart in den Versuchsgruppen 1-3 ist der
Schutz jedoch eindeutig höher. Nebenwirkungen durch die orale
Vaccination wurden nicht beobachtet.

Diskussion

Für die Situation beim Patienten sind nicht alle geprüften Versuchsgruppen relevant. So wurde schon in früheren Jahren die subcutane Applikationsart von Bakterienvaccinen erprobt und beschrieben, daß sie mit erheblichen Nebenwirkungen behaftet ist. Das
mindestens gleich gute, wenn nicht sogar bessere Ergebnis der
oralen Vaccination zeigt, daß eine Immunisierung auf enteralem
Wege möglich ist, ohne Nebenwirkungen in Kauf nehmen zu müssen.
Eine Vaccination mit lebenden Keimen beim Patienten wäre nur dann
möglich, wenn ein apathogener Bakterienstamm mit gleichem Anti-
genitätsmuster wie der pathogene Stamm verfügbar wäre. Auch die
Vaccination mit Nährmedium, in dem sich Bakterienmembranbestand-
teile, bzw. Geißeln etc. befinden, erbringt einen Infektionsschutz, der jedoch geringer ist, als nach Vaccination mit dem
kompletten Bakterium. Für die prophylaktische Verbesserung der
Infektionsabwehr bei Patienten erscheint die orale Applikation
von hitzeinaktivierten pathogenen Keimen vor einer geplanten Operation eine aussichtsreiche Möglichkeit zur Verbesserung der
Immunitätslage, ohne das Risiko von klinischen Nebenwirkungen
in Kauf nehmen zu müssen.

Zusammenfassung

Meerschweinchen wurden mit einem pathogenen Pseudomonas aerugi-
nosa-Keim oral und subcutan vacciniert. Während eine anschließende intraperitoneale Keimexposition bei unbehandelten Kontrolltieren zu 93% letal verlief, waren die vaccinierten Tiere in
einem hohen Maße vor der Infektion geschützt. So betrug die Mortalitätsrate bei oral vorbehandelten Tieren nur noch 20-30%. Auch
einige immunologische Parameter wurden durch die Vaccination beeinflußt. So stieg der IgG- und IgM-Spiegel, aber auch der Bakterienagglutinationstiter im Serum signifikant an. Die orale
Vaccination mit hitzeinaktivierten pathogenen Keimen scheint eine
aussichtsreiche Möglichkeit zu sein, um die Infektabwehrlage auch
bei Patienten verbessern zu können.

Summary

Guinea pigs were orally and subcutaneously immunized against
Pseudomonas aeruginosa. Whereas 93% of untreated control animals
died after a subsequent IP infection, vaccinated animals developed

an efficient protection. The mortality rate in orally pretreated
animals was only 20% - 30%. Some immunological parameters were
also improved by vaccination. IgG and IgM concentrations in serum
increased, as did the agglutination titer against bacteria. Oral
vaccination with heat inactivated pathogenic bacteria seems to
be a promising procedure to improve the resistance of patients
to bacterial infections.

Prof. Dr. J. Seifert, Institut für Chirurgische Forschung der
Universität München im Klinikum Großhadern, Marchioninistraße
15, D-8000 München 70

16. Harnstoffsyntheserate und celluläre Immunkompetenz als Maßstab für den praeoperativen Katabolismus

Urea Production and Cell-mediated Immunity as Indicators of Preoperative Catabolism

F. Schulz, Maja Winter, J. Funovics und E. Roth

Aus der I. Chirurgischen Universitätsklinik Wien (Vorstand: Prof. Dr. A. Fritsch)

Einleitung

Der schlechte praeoperative Ernährungszustand eines Patienten, ausgelöst durch den krankheitsbedingten Katabolismus, muß durch geeignete ernährungstherapeutische Maßnahmen gebessert werden. Die Dauer und Menge der Kalorienzufuhr vor der Operation richtet sich nach dem bestehenden Defizit. Die Zielsetzung war daher, einen geeigneten Parameter für die Definition des Katabolismus zu finden. Wir haben dazu die Harnstoffproduktionsrate (1, 5) herangezogen. Durch Korrelation mit der cellulären Immunkompetenz (2, 3, 4) wurde versucht, die Aussagekraft zu erweitern.

Methodik

1. Harnstoffproduktionsrate (PU = production of urea).
Berechnungsformel:

$$PU = UUN \cdot 2{,}143 \cdot V + \frac{BUN}{2{,}8} \cdot 0{,}06 \cdot KG \cdot F$$

PU = Urea-Produktion (g Harnstoff/24 Std)
UUN = g Harnstoff - N/l im Harn
V   = ausgeschiedene Harnmenge in 24 Std in l
BUN = mg Harnstoff - N/100 ml im Blut (Serum)
BUN = Differenz des BUN bei Beginn der Harnsammelperiode
          und des BUN bei Ende der Harnsammelperiode
KG = Körpergewicht des Patienten in kg
F   = Multiplikationsfaktor zur Ermittlung des Gesamtkörperwassers
      bei Frauen   0,55
      bei Männern 0,60.

Die Patienten wurden einheitlich drei Tage lang mit einer standardisierten Diät ernährt. Sie erhielten 1800 Kalorien in Form einer chemisch definierten Diät mit einem Gesamtstickstoffgehalt von 12 g. Während dieser drei Tage wurde der Harn exakt gesammelt und der Harnstoff im Harn und Blut täglich bestimmt und die PU täglich berechnet. Als endgültiger Wert wurde der Mittelwert des zweiten und dritten Tages genommen.

Eine Harnstoffproduktionsrate von mehr als 15 g pro Tag wurde als
Katabolie gewertet.

2. Hauttests (IKO = Immunkompetenz)
5 oder 6 Antigene (PPD = purified protein derivative, Strepto-
kinase - Streptodornase, Mumps, Candidin, Toxoplasmin und Tricho-
phytin) wurden intracutan (0,1 ml) am Rücken appliziert. Abgele-
sen wurde nach 24, 48 und 72 Std. Positiv wurde der Hauttest bei
Induration eines Hautbezirkes von mehr als 5 mm im Durchmesser
bewertet. Als negativ wurde die Hautreaktion bei einem Patienten
nur dann bezeichnet, wenn kein einziger Test zu den Ablesungszeit-
punkten positiv war.

Patientenauswahl

Es wurden 38 Patienten in die Studie aufgenommen (14 Männer und
24 Frauen, Durchschnittsalter 59,3 Jahre). Die Aufnahme erfolgte
nur mit der Diagnose Carcinom oder bei hochgradigem Verdacht auf
maligne Erkrankung.

Ergebnisse

25 Patienten wurden als katabol gewertet, 13 Patienten hatten
keine erhöhte Harnstoffproduktionsrate (Tabelle 1), 10 Patienten
waren zusätzlich Hauttest-negativ. In keinem dieser Fälle war ein
kurativer Eingriff möglich. Es handelte sich dabei um zwei Patienten mit Oesophaguscarcinom, einen mit generalisierter Metastasierung, der andere war lokal inoperabel; um fünf Patienten mit
Magencarcinom, nur in einem Fall konnte ein palliativer B I durchgeführt werden. Bei vier dieser Patienten lag eine diffuse Leber-
metastasierung vor, bei einem Patienten mit Totalcarcinom des
Magens bestand eine absolute interne Kontraindikation gegen einen
Eingriff. Bei einem Patienten mit Rectumcarcinom bei Lebermetasta-
sen konnte eine palliative Rectumexstirpation durchgeführt werden. Eine Patientin mit metastasierendem Mammacarcinom wurde
ovarektomiert und adrenalektomiert. Bei einem Patienten mit lokal inoperablem Pankreascarcinom wurde eine galleableitende Operation durchgeführt. 15 katabole Patienten waren Hauttest-positiv, der Gewichtsverlust betrug ebenso wie in der ersten Gruppe
0,8 kg pro Woche. Andere Laborparameter, wie z.B. Albumin, zeig-

Tabelle 1. Ergebnisse

n=38	IKO	PU/24 h	Gewichts- verlust/Woche	Albumin	Alter
10	neg.	23,3 g $\pm$ 3,0[a]	0,8 kg	2,8 $\pm$ 0,19[a]	66,5
15	pos.	23,5 g $\pm$ 2,4[a]	0,8 kg	3,1 $\pm$ 0,17[a]	59,4
12	pos.	7,5 g $\pm$ 1,0[a]	0	3,2 $\pm$ 0,23[a]	59,7
1	neg.	8,4 g	0	3,1	71

[a] SEM $\pm$

signifikanten Unterschiede. Fünf Patienten waren in-
vier davon aus lokalen Gründen. Sechs Patienten hatten
rkrankungen (chronische Pankreatitis, Pankreascysten, M.
ie operativ saniert werden konnten. Bei vier Patienten
n Carcinom radikal entfernt werden.

icht katabolen Patienten hatten 12 eine positive Immun-
ät, eine Patientin war Hauttest-negativ - sie hatte ein
perables Magenstumpfcarcinom. Zwei Patienten waren in-
wegen Carcinosis peritonei (Ovarialcarcinom, Magenstumpf-
. Ein Patient hatte einen Morbus Hodgkin. Sechs Patienten
erable Carcinome, fünf davon waren Dickdarmcarcinome,
 Oesophaguscarcinom. Drei Patienten hatten benigne Er-
n (zwei Ulcera ventriculi, ein Malabsorptionssyndrom
Dickdarmfistel).

gerungen und Diskussion

toffproduktionsrate und die celluläre Immunreaktivität
einsam einen ausgezeichneten Indikator in bezug auf die
als auch auf die einzuschlagende Ernährungstherapie.
rgebnissen schließen wir, daß
rhöhte Harnstoffproduktionsrate und eine fehlende zellu-
eaktivität ein prognostisch äußerst ungünstiges Zeichen
htlich der Operabilität darstellen.
ten mit Katabolie und positivem Hauttest einer praeope-
n Ernährungstherapie zugeführt werden sollten;
katabole Hauttest-positive Patienten keiner parenteralen
erativen Ernährung bedürfen, auch wenn es sich um Car-
atienten handelt.

rer Ansicht ist daher eine praeoperative Ernährungsthe-
 Carcinompatienten nur dann notwendig, wenn eine klar
e Katabolie vorliegt. Bei Patienten, die zusätzlich eine
 Immunlage aufweisen, ist die Prognose sehr ungünstig,
meinzustand des Patienten kann aber durch eine entspre-
nährungstherapie so weit gebessert werden, so daß die
 und Chemotherapie effizienter eingesetzt werden kann.
olie und fehlender Immunreaktion auf einen operativen
überhaupt zu verzichten, scheint uns bei den erst ge-
fahrungen noch verfrüht zu sein. Die nicht katabole
 mit negativem Hauttest paßt nicht ganz in das Gesamt-
Untersuchungsergebnisse, möglicherweise ist ihre fehlen-
ntwort auf einen besonderen individuellen Immunstatus
ühren. Durch die genaue Definition des Katabolismus und
lation mit der cellulären Immunkompetenz werden wesent-
gnostische Hinweise erlangt und die praeoperative Er-
herapie kann danach ausgerichtet werden.

assung

tienten wurden praeoperativ die Harnstoffproduktionsrate
und Hauttests durchgeführt. 10 Patienten waren katabol
est-negativ, alle waren inoperabel. 15 Patienten waren
nd Hauttest-positiv, hier waren 5 inoperabel. 12 Patien-
 nicht katabol und Hauttest-positiv, 2 Patienten waren

el. Eine Patientin war nicht katabol, Hauttest-negativ,
rabel. Durch die Harnstoffproduktionsrate kann der Kata-
 definiert werden. Korreliert mit der cellulären Immunkom-
rgeben sich prognostische und ernährungstherapeutische

eoperative patients the production of urea was estimated
-mediated immunity was measured. Ten patients were cata-
d had negative skin tests, all of them were inoperable.
patients were catabolic and had positive skin tests, five
 were inoperable. Twelve patients were not catabolic and
tive skin tests, two were inoperable. One female patient
catabolic and had negative skin tests, but was operable.
bolic state can be assessed by the urea production rate
can give prognostic and trophotherapeutical indications
lation with the degree of cellular immunity.

r

., JOHANNSEN, R.: Testmethoden zellvermittelter Immun-
ionen. Laboratoriumsblätter 27, 8 (1977)
AND, E.M., MacFAYDEN, B.V., DUDRICK, St.J.: Effect of
venous Hyperalimentation on Established Delayed Hyper-
tivity in the Cancer Patient. Ann. Surg. 184, 60-64
)
H.A., HARTLEY, T.F.: A method of determining daily
gen requirements. Postgrad. Med. J. 51, 441-445 (1975)
SMANN, E.: Zur Bedeutung des Immunstatus. Laboratoriums-
er 28, 2 (1978)
SON, A.M.J., HEATLEY, R.V., ALLISON, S.P.: Insulin to
it protein catabolism after injury. N. Engl. J. Med.
14-17 (1979)

chulz, I. Chirurgische Universitätsklinik in Wien,
aße 4, A-1090 Wien

körperkalium und Ganzkörperwasser als Parameter zur
ıpiekontrolle bei Maldigestionssyndromen

nt of Total Body Potassium and Water for Therapeutic Control
ęestion Syndromes

.Schober[2] und R. Pichlmayr[1]

ung für Abdominal- und Transplantationschirurgie (Lei-
rof. Dr. R. Pichlmayr) und
ung für Nuklearmedizin und Spezielle Biophysik (Leiter:
Dr. H. Hundeshagen) der Medizinischen Hochschule Hannover

nen sind für die Aufrechterhaltung aller Membranpotentia-
tiell.
gewichte des Kaliumhaushaltes werden durch eine ungenügen-
maufnahme oder durch einen erhöhten Kaliumverlust her-
en. Die Kaliumaufnahme kann durch eine ungenügende Zufuhr
rale Ernährung), möglicherweise auch durch noch nicht
kannte Resorptionsstörungen, vermindert sein; der Verlust
al oder enteral erfolgen.

-Syndrom stellt eine klassische Form für den renalen Ver-
. Bei dieser Erkrankung entsteht nicht nur eine Hypokali-
dern auch ein intracelluläres Kaliumdefizit.
 Verluste sind etwa bei Verkürzung der Dünndarmpassage
igestion infolge entzündlicher Darmerkrankungen anzu-

nd der hier vorgelegten Untersuchungen ist die Klärung
e, ob auch bei zum Kaliumverlust disponierenden, chirur-
gastrointestinalen Erkrankungen eine Hypokaliämie und/
 intracellulärer Kaliummangel auftritt und ob sich hier-
equenzen für eine Beurteilung des präoperativen Zustandes
r Durchführung einer speziellen Operationsvorbereitung

 <u>und Krankengut</u>

ung des intracellulären Kaliumgehaltes in vivo beruht auf
n Grundlagen: 98% des Kaliums sind intracellulär akkumu-
aher kann die intracelluläre Kaliummenge dem Ganzkörper-
TBK) gleichgesetzt werden (<u>1</u>); die Bestimmung des TBK ist
durch Messung der beim Zerfall von ^{40}K freiwerdenden en-
gamma-Strahlung. Diese wurde in einem Ganzkörperzähler
bilen NaJ-Szintillationsdetektoren im Scanbetrieb (<u>3</u>)

ihrt. Da der Anteil an radioaktivem ^{40}K an dem im Orga-
atürlicherweise vorkommenden Kalium-Isotopengemisch
‹, ^{41}K) konstant 0,00118% beträgt, läßt sich aus der
2 das TBK errechnen.

n TBK (in g oder % eines errechneten Soll-Wertes) inter-
- besonders bei Erkrankungen, die zusätzlich mit einer
les Wasserhaushaltes einhergehen können - die intracel-
aliumkonzentration. Ein Maß dafür ist das Verhältnis von
Ganzkörperwasser (TBW) (TBK/TBW mmol/l) (4). Das TBW
3 Plasma-Zeit-Aktivitätskurven 4 und 24 Std nach der in-
en Injektion von 100 µCi Tritium-markierten Wassers be-
Die Bestimmung von Serumkalium (S-K), -natrium (S-Na)
umin (S-Alb) erfolgte mit klin.-chem. Standardmethoden
otometrisch bzw. elektrophoretisch. Zur Charakterisierung
arungszustandes diente die Differenz (Δkg) des aktuellen
igewichtes vom statistischen Durchschnittsgewicht (2).
statistische Auswertung wurden Mittelwert (x̄) und Stan-
.chung (s) berechnet, Students's t und der Korrelations-
ent r auf Signifikanz geprüft.

aten mit verschiedenen gastrointestinalen Grunderkran-
Tabelle 1) wurden untersucht. Davon bestanden bei 17 Mal-

. Krankengut (n=36) - klinische Klassifizierung und
ı

| | PATIENTENGRUPPE | | |
	I	II	III
Maldigestion	+	+	-
AZ	schlecht	gut	gut
EZ	schlecht	gut oder reduziert	gut oder reduziert
ı:	n	n	n
)wel"	2	1	0
ılcerosa	1	3	0
	1	5	0
Fistel	0	3	0
.ische Fistel	0	1	0
	0	0	6
ı	0	0	5
ı	0	0	1
rpose	0	0	2
Fistel	0	0	2
:rektomie Syndrom"	0	0	1
)deni	0	0	2
Summe	4	13	19
ıt:			
	2	7	11
	2	6	8
	38 ± 11	38 ± 18	49 ± 20

digestionssymptome (> als 5 Stühle oder > als 1000 ml Verlust
über eine Darmfistel pro Tag), bei 19 fehlte eine diesbezügliche
Symptomatik. Letztere stellen das Vergleichskollektiv (Gruppe
III) dar. Bei den Patienten mit Maldigestion wurde aufgrund des
klinischen Schweregrades der Maldigestionsfolgen eine Untertei-
lung vorgenommen (Gruppe I: AZ und EZ schlecht, Gruppe II: AZ
gut, EZ gut oder reduziert (Tabelle 1).

Bei 10 Patienten mit Maldigestion wurde 2 - 4 Wochen lang eine
Operationsvorbereitung mit einer hyperkalorischen Infusionstherapie von 3500 kcal und 100 - 150 mVal Kalium pro Tag durchgeführt.

Die Messungen wurden mindestens 1x prä- und postoperativ, bei
längerem stationären Aufenthalt wöchentlich vorgenommen, insgesamt
liegen 121 Untersuchungen vor.

Ergebnisse und Diskussion

Patienten mit Maldigestion zeigen signifikant niedrige Werte für
Δ kg, TBK und TBK/TBW, das TBW ist signifikant erhöht; nur bei
schwersten Formen (Gruppe I) ist auch der Routineparameter des
S-K vermindert (Tabelle 2). Keine Beziehung fand sich zwischen
Δ kg und TBK (r=0,23), ebenso nicht zwischen TBK und S-K (r=
0,16); dagegen besteht eine signifikante Korrelation zwischen
-Δ kg und TBW %-Soll (r=0,72, p < 0,001). Durch parenterale Ka-
liumzufuhr unter hyperkalorischer Ernährung ist eine Besserung
des intracellulären Kaliumdefizits zu erreichen (Tabelle 3, Abb.
1). Der beobachtete Effekt war individuell unterschiedlich.

Tabelle 2. Parameter ($\bar{X} \pm 1s$) des Kalium- und Wasserhaushaltes
bei Patienten mit und ohne Maldigestion

Meßwert	Gruppe			t-Test II vs III 2p
	I	II	III	
Δ kg	- 25 $\pm$ 4	- 10 $\pm$ 11	- 4 $\pm$ 9	< 0,01
TBK [% Soll]	50 $\pm$ 9	68 $\pm$ 17	95 $\pm$ 16	< 0,001
TBW [% Soll]	134 $\pm$ 16	125 $\pm$ 21	104 $\pm$ 11	< 0,01
$\frac{TBK}{TBW}$ [mmol/l]	36 $\pm$ 11	49 $\pm$ 14	62 $\pm$ 9	< 0,02
S-K [mVal/l]	3,6 $\pm$ 0,6	4,5 $\pm$ 0,6	4,3 $\pm$ 0,4	> 0,05
S-Na [mVal/l]	143,0 $\pm$ 3,4	141,0 $\pm$ 8,4	141,7 $\pm$ 3,4	> 0,05
S-Alb [g/l]	36 $\pm$ 5	38 $\pm$ 9	35 $\pm$ 1	> 0,05

Tabelle 3. Änderung von TBK [%-Soll] und TBK/TBW [mmol/l] unter Infusionstherapie

Pat.	Diagnose	Gruppe	TBK			TBK/TBW			* n Wo-chen
			vor	nach*	= Δ	vor	nach*	= Δ	
K.B. 24a	M. Crohn	II	80	82	+2	62	63	+1	1
D.R. 48a	Colitis ulc.	II	67	71	+4	50	53	+3	1
B.B. 57a	Dünndarm-fistel	II	57	79	+22	30	40	+10	1
E.H. 27a	M. Crohn	II	86	79	−7	36	73	+37	1
T.R. 43a	"short bowel"	II	82	98	+16	54	62	+8	2
L.H. 21a	M. Crohn	II	46	63	+17	42	54	+12	2
J.K. 20a	Dünndarm-fistel	II	66	81	+15	42	65	+23	3
M.U. 55a	"short bowel"	I	62	77	+15	40	51	+11	4
M.I. 32a	M. Crohn	I	40	67	+27	23	36	+13	4
K.C. 28a	Dünndarm-fistel	II	55	63	+8	30	46	+16	4

$2p < 0,01$ $2p < 0,01$
(t-Test für verbundene Stichproben)

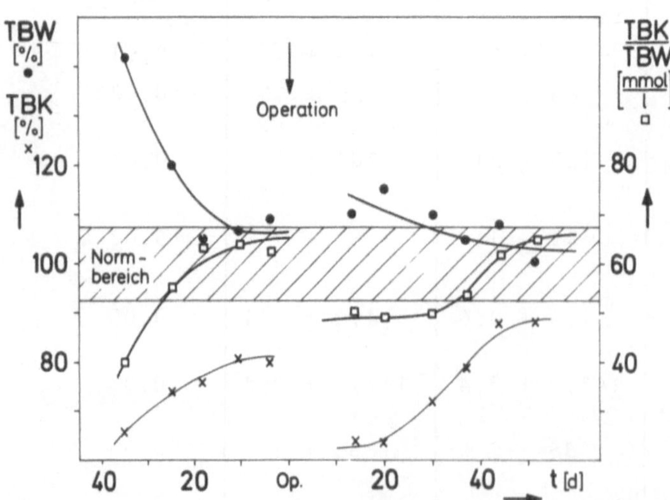

Abb. 1. Pat. J.K. 20a, Dünndarmfistel. TBK und TBK/TBW: Präoperativer Anstieg unter Infusionstherapie – operationsbedingter Abfall – postoperative Normalisierung. TBW: Abfall = Normalisierung unter Korrektur des Kaliumdefizits

An einem größeren abdominalchirurgischen Krankengut liegen Untersuchungen des Ganzkörperkaliums und des Ganzkörperwassers bisher nicht vor. An anderen Krankheitsbildern wurde bisher vor allem die Leberzirrhose eingehender untersucht. Dabei ist das TBK auf 65 - 75 % vermindert (3), unter 50 % ist der Krankheitsverlauf letal (1). In unserem Krankengut kamen von 6 Patienten mit einem TBK unter 60 % zwei noch präoperativ an einem Herz-Kreislaufversagen ad exitum, dagegen keiner von 30 Patienten, bei denen das TBK über 60 % lag. Regelmäßig im kritischen Bereich unter 60 % lag das TBK bei schwerer Maldigestion mit Störung des AZ.

Weder ein guter AZ und EZ noch ein normales S-K schließen eine Störung des Kaliumhaushaltes, selbst beträchtlichen Ausmaßes, aus. Nur die Messung von TBK und TBW deckte auch bei klinischen leichten Maldigestionsbildern ein signifikantes Kaliumdefizit auf.

Da bei der Zunahme des relativen TBW mit gleichzeitiger Abnahme des Körpergewichtes S-Na und S-Alb normal blieben und auch Ödeme nicht beobachtet wurden, muß eine intracelluläre Überwässerung vorgelegen haben. Diese erheblichen Wassermengen von bis zu 200 ml/kg KG müssen unter der Therapie in den Extracellulärraum transferiert und ausgeschieden werden; entsteht dabei eine Hypervolämie, drohen Herzversagen und Lungenödem.

Durch die Operationsvorbereitung soll ein präoperatives TBK von über 70 % angestrebt werden, andernfalls kann durch den operationsbedingten TBK-Abfall von 10 - 20 % (Abb. 1) (4) das TBK in den gefährlichen Bereich um 50 % geraten. Vor allem bei Patienten mit M. Crohn und Colitis ulcerose war praktisch immer eine intensive prä- und postoperative Infusionstherapie dringend indiziert.

Zusammenfassung

Die vorgelegten Ergebnisse zeigen, daß Maldigestionssyndrome selbst bei diskretem klinischen Bild mit einer signifikanten intracellulären Kaliumverarmung einhergehen. Der Serumkaliumspiegel war diesbezüglich nicht aussagefähig bzw. sogar irreführend. Die Messung des Ganzkörperkaliums und Ganzkörperwassers liefert wertvolle Informationen für die Beurteilung des präoperativen Zustandes des Patienten sowie für die Überwachung einer zur Operationsvorbereitung indizierten Infusionstherapie. Damit ist eine bisher nicht faßbare aber prinzipiell korrigierbare Entgleisung im Kaliumstoffwechsel gezielt zu behandeln und als ein das Operationsrisiko erhöhender Faktor ausschaltbar.

Summary

Severe intracellular potassium depletion was found with maldigestion (short bowel, high output fistula, M. Crohn, colitis ulcerativa) when total body potassium and water measurements were taken. Serum potassium levels were misleading. These methods are of particular value in planning and conducting a preoperative infusion therapy to correct the documented deficit.

Literatur

1. DELWAIDE, P.A.: Body potassium measurements by whole body
   counting: screening of patients populations. J. Nucl. Med. $\underline{14}$,
   40 (1973)
2. DOCUMENTA GEIGY: Wissenschaftliche Tabellen, 7. Ausgabe, S.
   701, Georg Thieme Verlag, Stuttgart (1975)
3. SCHOBER, O., MARISS, P., SCHMIDT, F.W., HUNDESHAGEN, H.: Total
   Body Water, Extracellular Water, Plasma Volume and Total Body
   Potassium in Cirrhosis of the Liver. Klin. Wschr. $\underline{57}$, 757
   (1979)
4. SCHOBER, O., LEHR, L., HUNDESHAGEN, H.: Über Kompartmentanaly-
   sen bei Störungen des Wasser- und Elektrolythaushaltes. Radio-
   aktive Isotope. Klinik und Forschung - Internationales Sympo-
   sion in Bad Gastein, 1980. Kongreßband (im Druck)

Dr.Dr. L. Lehr, Abteilung für Abdominal- und Transplantationschirurgie der Medizinischen Hochschule Hannover, Karl-Wiechert-
Allee 9, D-3000 Hannover 61

18. Quantifizierung und Verlaufsbeobachtung der respiratorischen Insuffizienz bei polytraumatisierten Patienten mit Lungenkontusion

Monitoring of Respiratory Failure in Polytraumatized Patients with Pulmonary Contusion

W.D.Maier, H.J.Buhr, G.Diezel, W.Hissen, U.Mittmann und W.Ruf

Abteilung für Experimentelle Chirurgie, Abteilung für Allgemeinchirurgie und Abteilung für Anaesthesiologie der Chirurgischen
Universitätsklinik Heidelberg

Die Kombination von intra- und extrathorakaler Mehrfachverletzung
wirkt sich besonders ungünstig auf die respiratorische Funktion
nach dem Trauma aus (4) und ist gegenwärtig noch mit einer Letalität von 40% verbunden (3). Für die Entstehung der posttrauma-
tischen respiratorischen Insuffizienz kommt dabei der Lungenkontusion, im Gegensatz zu der Thoraxinstabilität, eine entscheidende Bedeutung zu (3).

Das Ziel der Studie war es, anhand von hämodynamischen und respiratorischen Parametern bei mehrfachverletzten Patienten mit Lungenkontusion während der ersten 5 Tage nach Trauma die Lungenfunktion zu messen, um frühzeitig mögliche Hinweise auf den späteren Krankheitsverlauf zu erhalten.

Methodik

Die Untersuchung umfaßte 10 Patienten im Alter von 18 bis 65 Jahren (32 $\pm$ 16 Jahre), bei denen neben mindestens einer schwerwie-
genden extrathorakalen Körperverletzung aufgrund von Unfallanam-
nese und Thorax-Röntgenaufnahmen eine Lungenkontusion diagnostiziert werden konnte. Patienten mit einem schweren Schädel-Hirn-
Trauma wurden nicht berücksichtigt.

Neben den in einer Intensivstation üblichen Parametern wurden in
8-stündigem Abstand mit Hilfe eines Swan-Ganz-Katheters das Herzzeitvolumen, der Druck in der A. pulmonalis und der pulmonale
Verschlußdruck registriert. Mit den Messungen wurde nach der
chirurgischen Erstversorgung, d.h. im Mittel 3 Std nach Einliefe-
rung des Patienten in die Klinik, begonnen. Bei allen intubierten
Patienten bestimmten wir einmal täglich den arteriellen Sauerstoffpartialdruck nach 20-minütiger Zufuhr von reinem Sauerstoff
und errechneten das pulmonale Shuntvolumen unter Zuhilfenahme der
gemischt-venösen Blutgasanalyse.

Ergebnisse und Schlußfolgerungen

1. 90% der Patienten mußten innerhalb der ersten 12 Std nach
Trauma intubiert und anschließend volumenkontrolliert beatmet
werden, und bei ebenfalls 90% der Patienten wurde als Folge des
Thoraxtraumas eine Rippenserienfraktur (im Mittel 4 Rippen fraktu-
riert) und ein Hämato- bzw. Pneumothorax diagnostiziert. Bei 4 der
10 Patienten entwickelte sich während der ersten 5 Tage eine
schwere Bronchopneumonie, die mit einem Anstieg der Körpertemperatur, im Mittel am 4. Tag, um $1,8^{\circ}$C verbunden war. Da diese 4
Patienten alle an den Folgen eines hypoxischen bzw. septisch-
toxischen Herzkreislaufversagens im Mittel nach 9,5 Tagen verstarben, während alle anderen Patienten überlebten, kommt der pulmonalen Infektion für das Schicksal dieser Patienten offensichtlich eine entscheidende Bedeutung zu.

2. Wegen der zu erwartenden Auswirkung der PEEP-Beatmung auf die
Hämodynamik des Lungenkreislaufs ($\underline{2}$) und aufgrund der bei unseren
Patienten unterschiedlichen Anwendung dieser Beatmungstechnik
(PEEP 0 - 16 cm H_2O, im Mittel 6,4 $\pm$ 0,9 cm H_2O) verglichen wir
bei einem Patienten zu 5 verschiedenen Zeitpunkten während 3 Tagen den Effekt von PEEP = 0 bzw. PEEP = 10 cm H_2O auf verschiedene pulmonale Druckparameter (Abb. 1). Während der Mitteldruck in
der A. pulmonalis (PAP_m) und der pulmonale Verschlußdruck (PCWP)
eine deutliche Abhängigkeit von der PEEP-Höhe aufwiesen, konnten
wir nur eine geringe Auswirkung des PEEP auf den Gradienten zwi-

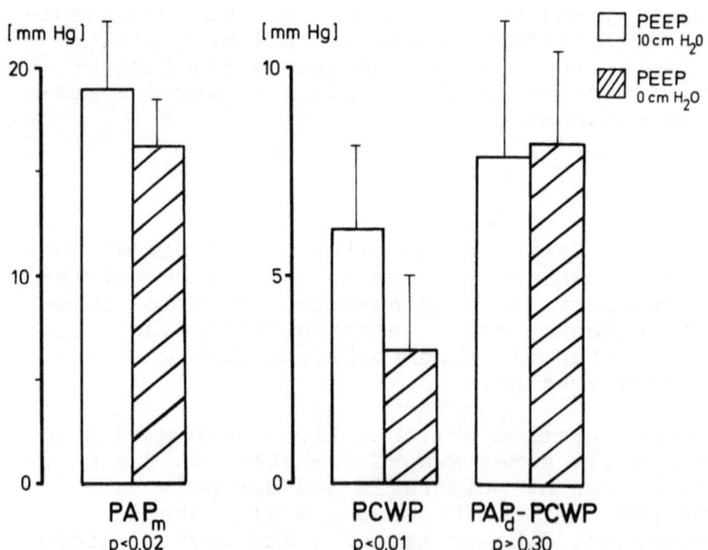

Abb. 1. *Auswirkung von PEEP = 10 cm H_2O und von PEEP = 0 cm H_2O auf den Mitteldruck in der A. pulmonalis (PAP_m), den pulmonalen Verschlußdruck (PCWP) und
den Gradienten zwischen diastolischem Pulmonalarteriendruck und PCWP (PAP_d-
PCWP) bei einem Patienten; 5 Vergleichsmessungen an 3 Tagen. Statistik: ge-
paarter t-Test*

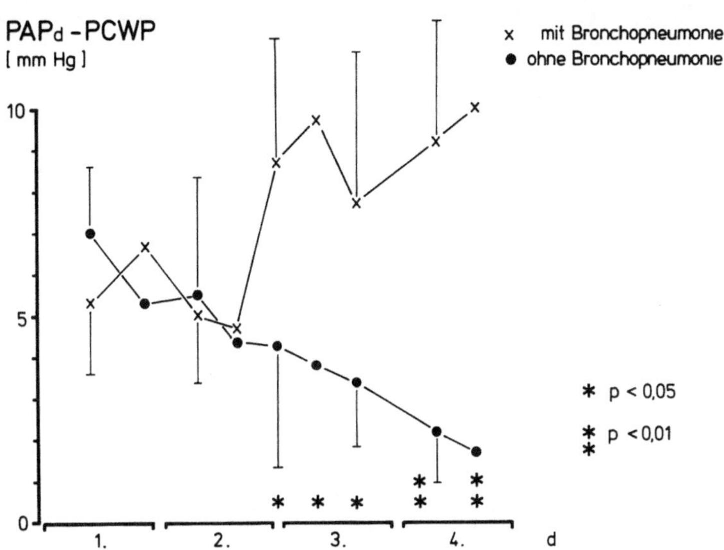

Abb. 2. Verlauf des Gradienten PAP$_d$-PCWP bei den Patienten mit und ohne Bronchopneumonie während der ersten 4 Tage nach Trauma

schen dem diastolischen Pulmonalarteriendruck und dem pulmonalen Verschlußdruck (PAP$_d$-PCWP) feststellen. Es erscheint daher sinnvoll, diesen Gradienten, der einen Parameter für den pulmonalen Gefäßwiderstand darstellt (1), gerade bei unterschiedlicher PEEP-Anwendung zur Erfassung von pathologischen Widerstandsänderungen heranzuziehen.

3. Bei einem Vergleich der Patienten mit und ohne Bronchopneumonie wird deutlich, daß der Gradient PAP$_d$-PCWP (Abb. 2), der in beiden Gruppen infolge der Lungenkontusion schon initial erhöht ist (5 - 7 mm Hg), ab dem 3. Tag eine deutliche Zunahme des pulmonalen Gefäßwiderstandes in der Pneumoniegruppe anzeigt, während er bei den übrigen Patienten stetig abnimmt. Ein Vergleich der Patienten anhand respiratorischer Parameter läßt eine ähnliche Unterscheidung zu: Das pulmonale Shuntvolumen (Abb. 3), das in beiden Gruppen am 1. Tag schon pathologisch erhöht ist (27% d. HZV), läßt bereits am 2. Tag eine divergente Entwicklung mit einer sig. Zunahme in der Infektionsgruppe erkennen. Der arterielle Sauerstoffpartialdruck nach 20-minütiger Zufuhr von reinem Sauerstoff (max P$_a$O$_2$, Abb. 4) zeigt ebenfalls einen Unterschied zwischen beiden Gruppen, der ab dem 3. Tag signifikant wird.

Es ist somit möglich, anhand der gezeigten Parameterverläufe die Auswirkung sowohl der Kontusion als auch der bakteriellen Infektion auf die Lungenfunktion zu erfassen und die pneumoniegefährdeten Patienten schon vor einem deutlichen Anstieg der Körpertemperatur am 4. Tag zu erkennen.

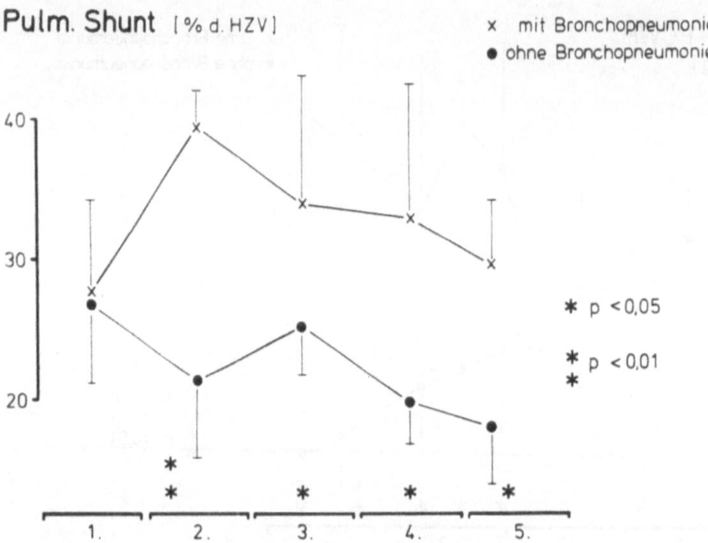

Abb. 3. *Verlauf des pulmonalen Shuntvolumens bei den Patienten mit und ohne Bronchopneumonie während der ersten 5 Tage nach Trauma*

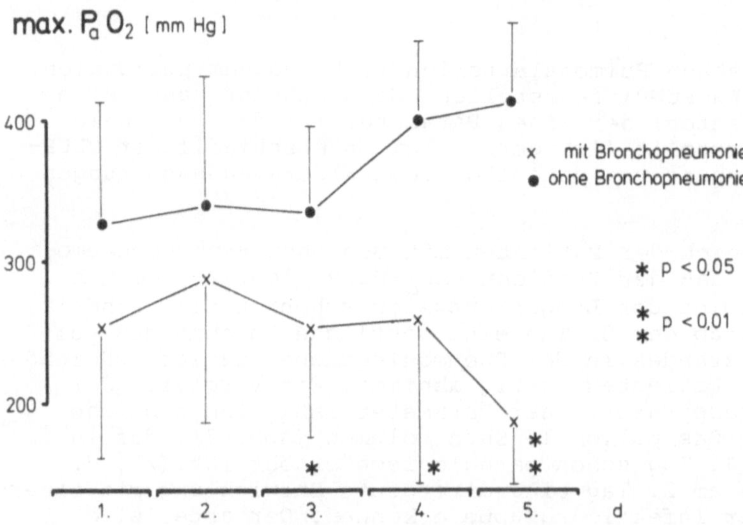

Abb. 4. *Verlauf des maximalen P_aO_2 nach $F_iO_2 = 1,0$ für 20 min (max P_aO_2) bei den Patienten mit und ohne Bronchopneumonie während der ersten 5 Tage nach Trauma*

Zusammenfassung

Die Bronchopneumonie als Komplikation bei polytraumatisierten Patienten mit Lungenkontusion verschlechtert die Überlebenschance dieser Patienten erheblich. Anhand der Parameterverläufe des Gradienten PAP_d-PCWP, des pulmonalen Shuntvolumens und des maximalen P_aO_2 nach F_iO_2 = 1,0 für 20 Minuten läßt sich die Auswirkung sowohl der Kontusion als auch der bakteriellen Infektion auf die Lungenfunktion frühzeitig erfassen.

Summary

In polytraumatized patients, pulmonary contusion complicated by pneumonia is associated with a high risk of fatality. The effects of both contusion and bacterial infection on pulmonary function can be estimated early by measuring the parameters PAP_d-PCWP, pulmonary shunt volume and maximal P_aO_2 following F_iO_2 = 1.0 for 20 min.

Literatur

1. HARVEY, R.M., ENSON, Y.: Pulmonary vascular resistance. Adv. Intern. Med. 15, 73-93 (1969)
2. LOZMAN, J., POWERS, S.R., OLDER, T. et al.: Correlation of pulmonary wedge and left atrial pressures. Arch. Surg. 109, 270-277 (1974)
3. SCHAAL, M.A., FISCHER, R.P., PERRY, J.F.: The unchanged mortality of flail chest injuries. J. Trauma 19, 492-496 (1979)
4. WILSON, R.F., GIBSON, D.B., ANTONENKO, D.: Shock and acute respiratory failure after chest trauma. J. Trauma 17, 697-704 (1977)

Dr. W.D. Maier, Abteilung für Experimentelle Chirurgie der Chirurgischen Universitätsklinik Heidelberg, Im Neuenheimer Feld 347, D-6900 Heidelberg

19. Das extravasculäre Lungenwasser im traumatischen Schock beim Hund

Extravascular Lung Water in Traumatic Shock of the Dog

J. A. Sturm[1], H.-J. Oestern[1], O. Trentz[1], M. Neubauer[1], O. A. Trentz[2] und F. R. Lewis[3]

[1] Unfallchirurgische Klinik, Medizinische Hochschule Hannover
[2] Institut für Anästhesiologie, Medizinische Hochschule Hannover
[3] Department of Surgery, University of California, San Francisco General Hospital

Einleitung

Das Respiratorische-Distress-Syndrom (RDS) nach Schock und Trauma ist allgemein als Folge einer Permeabilitätsschädigung der Lungenkapillaren anerkannt. Es ist in der Literatur jedoch umstritten, ob der Permeabilitätsschaden während der Schockphase oder erst unter der Behandlung auftritt (1, 3). Aufgrund von eigenen elektronenoptischen Studien im Verlauf nach traumatisch-hämorrhagischem Schock ordnen wir den Beginn der Schädigung der frühen Schockphase zu, beginnend am Ende der ersten Stunde nach dem Trauma (4).

Ziel der vorliegenden Untersuchung war es, die Auswirkungen dieser morphologischen Veränderungen im Ausmaß und Zeitverlauf mit Hilfe der Bestimmung des extravasculären Lungenwassers (EVLW) zu erfassen.

Material und Methodik

Die Messungen erfolgten an 14 Bastardhunden (KG im Mittel 29 kg). Die Tiere wurden mit Polamivet narkotisiert, mit 15 ml/kg KG Raumluft und einer Atemfrequenz von 15/min beatmet.

Nach einer Stabilisierungsphase von 2 Std (Zeitpunkt:B) wurde ein standardisiertes Knochen-Muskeltrauma am Unterschenkel gesetzt. Gleichzeitig wurde mit Blutentzug in ACD-Beutel begonnen, schrittweise über 60 min bis zu einem arteriellen Druck von 40 mm Hg. Zusätzlich wurde eine Laparotomie durch rechtsseitigen Rippenbogenrandschnitt vorgenommen.

Die Schockphase nach Erreichen von $\bar{P}$-art 40 mm Hg (S-O) erstreckte sich über 3 Std (S-3), anschließend wurden die Tiere getötet.

Folgende Parameter wurden gemessen oder errechnet: P-art, Pulmonalarteriendruck (PAP), Pulmonalcapillardruck (PCP), rechter Vorhofdruck (PRA), mikrovasculärer Druck (MVP) nach der Formel von Staub: MVP = LA + 0,4 (PAP-LA), Lungenstrombahnwiderstand (PVR), peripherer Gefäßwiderstand (SVR) und Herzminutenvolumen (CO). Das EVLW wurde mit der Thermo-Green-Dye-Doppelindikatormethode mit Hilfe eines Mikrocomputers nach Lewis und Elings bestimmt.

Die Proteinbestimmungen wurden mit der Biuret-Methode durchgeführt. Während der Entblutungsphase entzogen wir im Mittel 795 ml Blut, etwa 33% des kalkulierten Blutvolumens. Während der Schockzeit wurden zur Druckstabilisierung im Mittel 145 ml Blut unter Benutzung eines Mikropore-Filters zurückgegeben. Nach Prüfung auf Normal-Verteilung führten wir den gepaarten t-Test durch. Als Signifikanzgrenze wählten wir P < 0,05.

Ergebnisse

Als Folge von Trauma und Blutentzug traten sehr rasch die folgenden hämodynamischen Veränderungen auf. Der cardiac output sank um 55% auf etwa 45 ml/kg KG. Der PAP fiel um 39%, der PCP um 73%. Daraus resultierte ein anhaltender Anstieg des PVR auf etwa 190%. Der SVR stieg nur vorübergehend an. Auffallend war der rasche und in der Größenordnung miteinander korrespondierende Abfall des Hämatokritwertes und der Gesamt-Protein-Konzentration auf 76 bzw. 78% des Ausgangswertes. Dies war begleitet von einem signifikanten Absinken des EVLW-Wertes schon zum Zeitpunkt S-O (P < 0,005) bei stark erniedrigtem MVP (Abb. 1).

Das wichtigste Ergebnis unserer Untersuchungen sehen wir in dem signifikanten Wiederanstieg um 11% des EVLW gegen S-O (P < 0,01) bei anhaltend niedrigem intracapillärem Druck (MVP) noch während

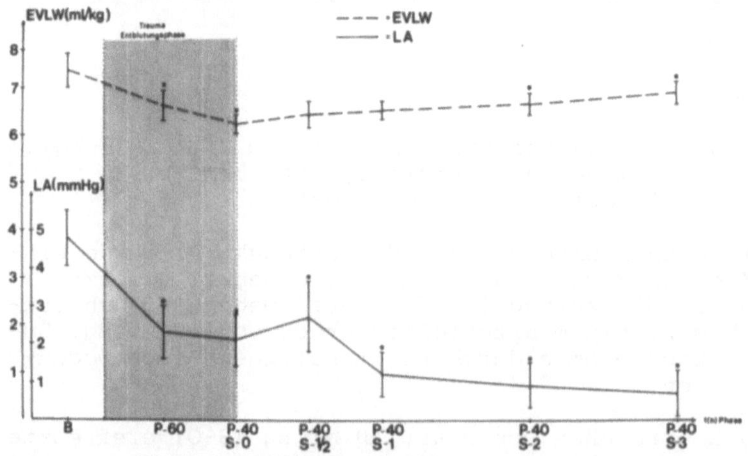

Abb.1. Verlauf des extravasculären Lungenwassers (EVLW) und des linken Vorhofdruckes (PCP gleichgesetzt). Sterne kennzeichnen Signifikanz. Eingezeichnet ist $s_{\overline{x}}$

der Schockphase. Der Hämatokrit- und Proteinwert änderte sich
nach dem initialen Abfall im weiteren Schockverlauf nicht signifikant (Tabelle 1).

Tabelle 1. Tabelle der wichtigsten Ergebnisse mit Standardabweichungen von der Basismessung (B) bis zum Ende der dritten Stunde
nach Schock (S-3). EVLW = extravasculäres Lungenwasser

	B	p – 60	S – 0	S – 1/2	S – 1	S – 2	S – 3
CO ml/kg	110±28	55±18	43±13	46±18	46±12	44± 0	44±10
EVLW ml/kg KG	7.34±1.3	6.6±1.0	6.19±0.7	6.37±0.9	6.47±0.7	6.6±0.8	6.84±0.8
PAP mm Hg	14.4±3.9	8.8±3.7	9.2±3.1	10±1.7	8±4.1	8.3±3.4	8.8±3.5
PCP mm Hg	4.8±2.7	2.3±2.5	2.1±2.5	2.7±2.3	1.2±2.1	0.92±2.2	0.7±2.0
PVR dyn sec $\overline{cm}^5$	261±69	373±173	510±295	533±287	459±267	491±268	504±225
Hk %	39.1±4.0		32.6±3.6		31.3±3.6	31.6±3.8	29.9±2.9
Protein g/Ltr.	50.8±9.5	52.6±4.7	40±9.5	46±8.1	40±8.2	36±9.6	40±5.5

Diskussion

Die zentrale Meßgröße zur Untersuchung der Permeabilitätsverän-
derungen nach Schock und Trauma war die Bestimmung des extravasculären Lungenwassers. Die Anwendung der Thermo-Green-Dye-Dilutionsmethode mit Hilfe eines Computers erlaubte uns häufige Messungen mit einer mittleren Standardabweichung von nur 4,5%, so
daß wir selbst bei sehr niedrigem cardiac output feine Veränderungen im Lungenwassergehalt erfassen konnten.

Der Abfall des EVLW in der hypovolämischen Phase ist bereits von
anderen Autoren beschrieben (2) und wird von uns als Folge des
starken Abfalls im mikrovasculären Druck interpretiert. Der Ein-
strom von Flüssigkeit in das Gefäßbett zur Kompensation der Hy-
povolämie führt folgerichtig zu dem parallelen Abfall des Hämato-
krits und der Proteinkonzentration. Da wir durch die direkte
Proteinbestimmung, ohne Zugabe von markierten Proteinen, keine
Äquilibriervorgänge berücksichtigen mußten, ist dieser frühe,
rasche Abfall von Hk und Protein nur durch eine Verdünnung erklär-
bar. Der gleich starke Abfall beider Größen um 22 bzw. 24% unter-
streicht dies deutlich.

Der Zusammenhang zwischen intravasalem hydrostatischem Druck und der EVLW-Menge wird durch die Regressionsgleichung für diese beiden Größen vom Basiswert bis zum Meßpunkt S-1/2 unterstrichen (Y = 6,365 + 1,37x; r = 0,621; p < 0,001). Danach steigt das extravasculäre Wasser in der Lunge trotz anhaltend erniedrigtem MVP wieder an und ist zum Zeitpunkt S-2 und S-3 signifikant höher als zur Zeit S-0. Das Lungenwasser steigt also unabhängig von dem mikrovasculären Druck an, und auch mathematisch-statistisch besteht für die Zeitspanne S-1/2 bis S-3 keinerlei Beziehung zwischen diesen beiden Größen mehr. Dies erklären wir mit einem Permeabilitätsschaden. Einen erhöhten Durchtritt von Eiweiß in das Interstitium, der von einigen Autoren nach hämorrhagischem Schock beschrieben wird (2, 3) und den wir prinzipiell auch bei anderen Versuchsmodellen für den Anstieg des EVLW verantwortlich machen (5), haben wir bei diesen Untersuchungen nicht nachzuweisen versucht. Die Bestimmungen des Proteingehaltes im Serum erlauben wegen der Fehlerbreite der Messungen keine Aussage zu solch feinen Veränderungen.

Um den Eiweißfluß durch die Capillarmembran quantitativ zu erfassen, ist das Staubsche Schafmodell am geeignetsten (1). DEMLING hat jedoch mit eben diesem Modell beim Schaf keinen Permeabilitätsschaden nach hämorrhagischem Schock gefunden (1). Allerdings müssen seine Ergebnisse überdacht werden, da er zur Beurteilung der Schädigung die Beziehung "mikrovasculärer Druck zu transmembranösem Proteinfluß" heranzieht, ohne die veränderte Plasma-Proteinkonzentration und damit die Protein-Conductance (5) zu berücksichtigen.

Zusammenfassung

14 Hunde wurden einem traumatisch-hämorrhagischen Schock unterworfen. Im Schockverlauf wurde das extravasculäre Lungenwasser (EVLW) mit der Thermo-Green-Dye-Dilutionsmethode bestimmt. Nach signifikantem Abfall stieg das EVLW bei anhaltend niedrigem pulmonalen mikrovasculären Druck während der Schockphase signifikant an. Diese Ergebnisse werden als Manifestierung eines Permeabilitätsschadens während der Schockphase aufgefaßt.

Summary

Fourteen dogs underwent standardized traumatic hemorrhagic shock. Periodically, measurement of extravascular lung water (EVLW) was taken by thermo-green-dye dilution technique and related to microvascular pressure (MVP) values. An initial drop in EVLW, corresponding to MVP was seen. During shock time the EVLW rose again, while the MVP remained at low levels. This shows a permeability leak during shock time.

Literatur

1. DEMLING, R.H., NIEHAUS, G., WILL, J.A.: Pulmonary microvascular response to hemorrhagic shock, resuscitation, and recovery. J. Appl. Physiol. 46, 498-503 (1979)

2. METZKER, M., BRÜCKNER, U.B., BUHR, H.J., LÖFFLER, W., MITT-
   MANN, U., VICTOR, H.: Extravasaler Albumin- und Wassergehalt
   der Lunge im traumatisch-hämorrhagischen Schock, S. 67-71.
   Langenbecks Arch. Chir. Suppl. Chir. Forum 1979
3. NORTHRUP, W.F., HUMPHREY, E.W.: The effect of hemorrhagic shock
   on pulmonary vascular permeability to plasma proteins. Surgery
   83, 264-273 (1978)
4. OESTERN, H.-J., BARTELS, H., HEMPELMANN, G., TRENTZ, O.: Hämodynamische und elektronenmikroskopische Lungenfrühverände-
   rungen im traumatischen Schock. H. z. Unfallheilkunde, 138,
   269-272 (1979)
5. STURM, J.A., CARPENTER, M.A., LEWIS, F.R., GRAZIANO, C.,
   TRUNKEY, D.D.: Water and Protein Movement in the Sheep Lung
   after Septic Shock: Effect of Colloid versus Crystalloid Resuscitation. J. Surg. Res. 26, 233-248 (1979)

Dr. J.A. Sturm, Unfallchirurgische Klinik, Medizinische Hochschule
Hannover, Karl-Wiechert-Allee 9, D-3000 Hannover 61

20. Verlauf des pulmonalen Wasser- und Eiweißaustritts im protrahierten traumatisch-hämorrhagischen Schock

Long-term Observation of Pulmonary Water and Protein Extravasation in Traumatic-Hemorrhagic Shock

H.J.Buhr, U.B.Brückner, W.-D.Maier, M.Metzker, U.Mittmann und U.Reichert

Abteilung für Experimentelle Chirurgie (Komm. Leiter: Prof. Dr.
U. Mittmann) und Chirurgische Klinik der Universität Heidelberg
(Direktor: Prof.Dr.Dr.h.c. F. Linder)

In der Klinik wird die respiratorische Insuffizienz nach schwerem
Polytrauma häufig nach einer Latenz von 2-3 Tagen beobachtet.
Als Pathomechanismus wird dabei ein zunehmender Austritt von Was-
ser und Eiweiß in das Lungeninterstitium diskutiert.

In der vorliegenden Studie soll tierexperimentell die Frage des
pulmonalen Wasser- und Eiweißaustritts während 72 Std nach traumatisch-hämorrhagischem Schock untersucht werden.

Methodik

11 narkotisierte (15 mg/kg KG Pentobarbital) Bastardhunde (22,4
$\pm$ 3,5 kg) werden einem standardisierten traumatisch-hämorrhagischen Schock unterworfen (1) und danach 72 Std weiter beobachtet.
Während dieser Zeit wird der Säure-Basen-Haushalt mit $NaHCO_3$ und
der Wasserhaushalt mit 1 ml/kg·h einer 1/3 Elektrolytlösung korrigiert. Ein- und Ausfuhr werden ausgeglichen bilanziert. Die Tiere erhalten kein Narkoticum mehr. Bei einer Urinausscheidung unter
1 ml/kg·h wird die Diurese mit Furosemid angeregt.

Gemessen und fortlaufend registriert werden u.a. die Drücke in
der Aorta (MAP) und in der A. pulmonalis (MPP), außerdem das Herzzeitvolumen (HZV). Die Serumeiweiße werden zu Versuchsbeginn,
nach Trauma, in der Hypotonie und während der Beobachtungszeit
alle 12 Std untersucht. Gleichzeitig wird der kolloid-osmotische
Druck (KOD) im Plasma mit einem Membranosmometer (Fa. Knauer,
Berlin) gemessen.Die Gefäßpermeabilität wird mit 25 µCi ^{125}J-
Albumin, das zu Versuchsbeginn injiziert wird, untersucht. Die
Radioaktivität in art. Blutproben wird 3-stündlich in einem Szintillationszähler gemessen. Nach Versuchsende werden Gewebsproben
der Lungen auf ihren extravasalen J-Albumingehalt (EVLA) untersucht (1).

Das extravasale Lungenwasser (extravasales Thermovolumen, EVTV)
wird in vivo mit einer Doppelindikatormethode (Farbstoff-Thermo)
(3) und postmortal nach PEARCE (2) bestimmt.

Ergebnisse

6 Hunde (mittlere Hypotoniedauer 5,5 Std) überleben die Beobachtungszeit von 72 Std, während 5 Tiere (Hypotoniedauer 6,2 Std)
im Mittel nach 43 Std sterben. Die Mittelwerte der genannten Parameter der überlebenden Tiere sind in Tabelle 1 zusammengefaßt.

Tabelle 1. Mittelwerte und Standardabweichung (überlebende Tiere,
n=6) von Herzzeitvolumen (HZV, ml/min·kg), mittlerem Pulmonalarteriendruck (MPP, mm Hg), Serumalbumin (Alb., g/100 ml), Blut-
125-J-Albumin-Aktivität (J-Alb., %), extravasalem Lungenwasser
in vivo (EVTV, ml/kg KG). A = Ausgang, H = Ende Hypotonie, N0 =
nach Reinfusion, N6, N12 usw = weitere Beobachtungsstunden

	A	H	NO	N6	N12	N24	N48	N72
HZV	112±24	47±13	131±33	60±14	64±12	71±23	92±32	94±13
MPP	12±1	11±3	23±7	15±2	15±4	16±5	14±4	16±2
Alb	2,4±0,5	1,7±0,5	1,8±0,4	---	1,9±0,3	1,8±0,2	1,6±0,1	1,5±0,2
J-Alb	100	53±9	56±9	40±9	35±8	29±9	19±10	16±6
EVTV	6,3±2,7	8,7±2,9	11±3	8,4±3,3	6,7±1,9	7,3±2,7	6,8±3,1	6,6±1,1

Die Gegenüberstellung von ·HZV und MPP zeigt eine deutliche Zunahme des Strömungswiderstandes im kleinen Kreislauf: Während der
Hypotonie und in der Beobachtungszeit sind Werte von MPP im Vergleich zu den HZV-Werten erhöht. Der drastische Anstieg von MPP
nach Reinfusion (p < 0,01) korreliert mit einer Zunahme des EVTV
(r = 0,77).

Die Albuminkonzentration im Serum sinkt bis zum Ende der Hypotonie
bei allen Hunden (p < 0,05). Trotz Reinfusion und Hämokonzentration (Hämatokrit 33 → 46%) bleiben die Werte konstant erniedrigt.
Entsprechend ist auch der onkotische Druck im Plasma vermindert
(24 → 16 cm H_2O).

Die intravasale ^{125}J-Albumin-Aktivität ist nach Trauma auf 78%
des Ausgangswertes vermindert und fällt bis zum Ende der Hypotonie auf 53% ab (Abb. 1). Bis zum Ende der Beobachtungszeit nimmt
die Aktivität weiter bis auf 19% bei den Nichtüberlebern (43 Std)
und bis auf 16% bei den Überlebern (72 Std) ab.

Entsprechend dem Abfall von intravasalem J-Albumin wird postmortal im Lungeninterstitium eine erhöhte Aktivität gemessen. Der
extravasale J-Albumingehalt (EVLA), ausgedrückt in % der aktuellen Plasma-Aktivität, beträgt bei den überlebenden Tieren 53%
und bei frühzeitig sterbenden Hunden 60%, gegenüber 28% bei einer
Kontrollgruppe (Abb. 1).

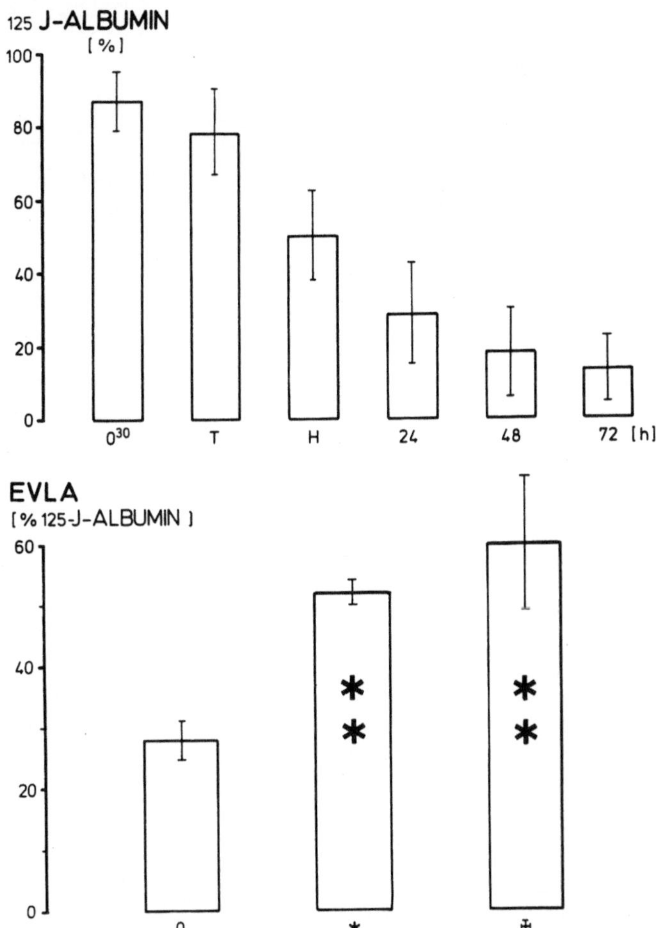

Abb. 1. Verlauf von ^{125}*J-Albuminaktivität im Blut (% des Ausgangswertes) und postmortaler extravasaler Lungen-Albumingehalt (EVLA) in % der aktuellen Blut-aktivität. EVLA ist sowohl bei den überlebenden Hunden (*) als auch bei den frühzeitig sterbenden Tieren (‡) signifikant (**) höher als bei einer Kontrollgruppe (o)*

Nach der Reinfusion ist das extravasale Lungenwasser (EVTV) gegenüber dem Ausgangswert bei allen Hunden erhöht (p < 0,01, Tabelle 1, Abb. 2). Während der Beobachtungszeit nimmt EVTV wieder
auf Normwerte ab. Im Gegensatz dazu wird bei der postmortalen Bestimmung des extravasalen Lungenwassers (EVLW) eine Zunahme gegenüber Kontrollwerten gemessen: Kontrollen 6,1; Überleber 7,0;
Nichtüberleber 7,3 ml/kg (Abb. 2).

Schlußfolgerungen

1. Auf Grund der konstant erniedrigten Serumalbuminkonzentration
   und der fortlaufenden Abnahme des ^{125}J-Albumins im Blut ist
   eine capilläre Permeabilitätsstörung denkbar. Ausdruck dafür
   ist eine Zunahme der J-Albumin-Aktivität im Lungeninterstitium.

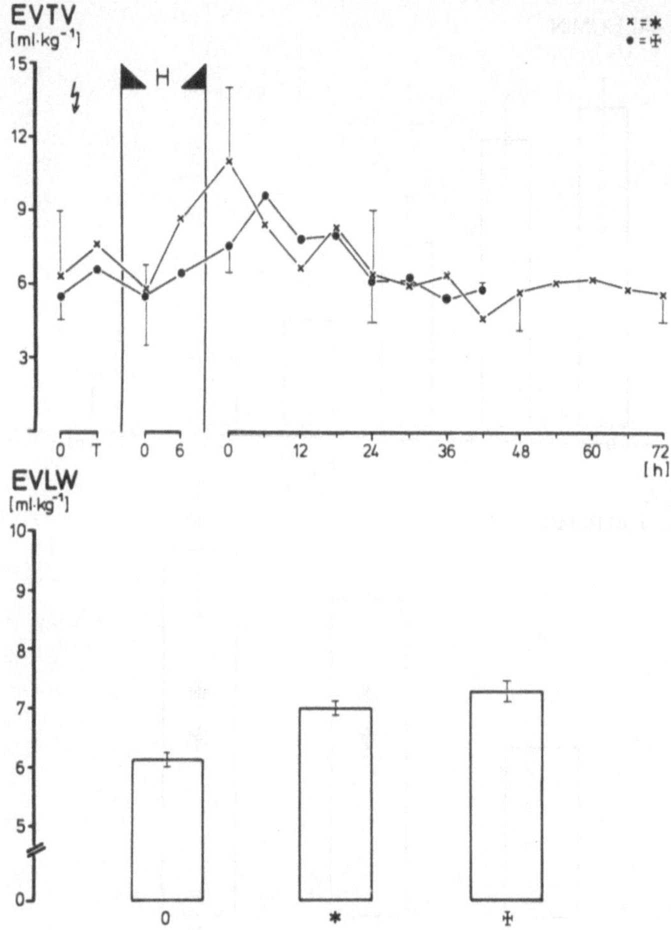

Abb. 2. Extravasaler Lungenwassergehalt in vivo (EVTV, ml/kg KG) und postmortaler extravasaler Lungenwassergehalt (EVLW, ml/kg KG). Symbole siehe Abb. 1

2. Mit der Doppel-Indikatormethode zur Bestimmung des extravasalen Lungenwassers (EVTV) können nichtperfundierte Lungenbezirke nicht erfaßt werden. Dies ist eine mögliche Erklärung für die Diskrepanz zwischen den niedrigen Meßwerten von EVTV und der gravimetrischen Methode (EVLW), mit der postmortal eine Zunahme des extravasalen Lungenwassers gemessen wurde.

Zusammenfassung

Bei 11 Bastardhunden wird ein standardisierter traumatisch-hämorrhagischer Schock durchgeführt und die Tiere danach 72 Std beobachtet. Ein Abfall der Albuminkonzentration im Serum und der 125J-Albuminaktivität im Blut deuten auf eine capilläre Schädigung hin. Es wird eine Zunahme des J-Albumingehalts im Lungeninterstitium nachgewiesen. Die mittels einer Doppelindikatormethode gemessenen Werte des extravasalen Lungenwassers, 43 bzw. 72 Std nach Trauma und Hypotonie, können gravimetrisch nicht bestätigt werden.

Summary

Eleven mongrel dogs were observed for 72 h following a standardized traumatic hemorrhagic shock. The decrease of plasma albumin concentration and blood 125-I-albumin activity with a concomitant increase in lung I-albumin content is possibly caused by capillary leakage. A rise in the extravascular lung water content was measured by a gravimetric postmortem method. An in vivo double indicator technique, however, failed to document these findings.

Literatur

1. METZKER, M., BRÜCKNER, U.B., BUHR, H.J., LÖFFLER, W., MITT-MANN, U., VICTOR, H.: Extravasaler Albumin- und Wassergehalt der Lunge im traumatisch-hämorrhagischen Schock. S. 67-71, Langenbecks Arch. Chir., Suppl. Chir. Forum 1979
2. PEARCE, M.L., YAMASHITA, J., BEAZELL, J.: Measurement of Pulmonary Edema. Circ. Res. 16, 482-488 (1965)
3. GEE, M.H., MILLER, P.D., STAGE, A.F., BANCHERO, N.: Estimation of Pulmonary Extravascular Fluid Volume by Use of Thermodilution. Fed. Proc. 30, 1040 (1971)

Dr. H.J. Buhr, Abteilung für Experimentelle Chirurgie der Chirurgischen Universitätsklinik Heidelberg, Im Neuenheimer Feld 347, D-6900 Heidelberg

21. Phagocytenfunktion bei immunsupprimierten Transplantatträgern

Phagocyte Function in Immunosuppressed Allograft Recipients

I. Wagenbreth und E. Guthy

Klinik für Abdominal- und Transplantationschirurgie (Leiter: Prof. Dr. R. Pichlmayr) der Medizinischen Hochschule Hannover

Immunsupprimierte Transplantatträger sind durch die unvermeidliche Beeinträchtigung der körpereigenen Abwehr gefährdet. Einziger Anhaltspunkt zu ihrer Beurteilung sind bislang die Leukocytenzahlen oder die klinisch manifeste Infektion. Die Phagocyten spielen bei der körpereigenen Abwehr eine wichtige Rolle; mit Hilfe eines neuen quantitativen Farbstofftestes kann ihre Funktion routinemäßig bestimmt werden. Bei den vorliegenden Untersuchungen stellten wir folgende Fragen:

1. Wie verhält sich die Phagocytenfunktion unter immunsuppressiver Therapie bei Transplantatträgern?
2. Korreliert die Phagocytenfunktion mit den Leukocytenzahlen im peripheren Blut?
3. Gibt die Phagocytenfunktion zusätzliche Hinweise auf die Abwehrlage der Patienten?

Material und Methoden

Das Krankengut bestand aus 36 Patienten, denen in der üblichen Technik 34 Leichennieren und 2 Verwandtennieren transplantiert wurden. Die Immunsuppression bestand aus Azathioprin, initial 200 - 250 mg, dann 75 - 150 mg/die, je nach Leukocytenzahlen; Prednison, initial 2 g, dann 100 mg/die und schrittweise Reduktion auf 35 mg. 32 Patienten erhielten zusätzlich ALG (Pressimmun, bzw. HT-ALG, Behring Werke) und 4 Patienten ATG (ATG, Fresenius) in einer Dosierung von 30 bzw. 10 mg/kg. Die Abstoßungsbehandlung bestand aus 1 g Prednisolon/die iv bis maximal 9 g.

Die Phagocytenfunktion wurde anhand der Reduktion von Nitroblau-Tetrazolium in einem modifizierten Säulentest nach SEGAL (2) in Ruhe und nach Stimulation mit Endotoxin quantitativ bestimmt. Dazu wurde peripheres Venenblut jeden 2. Tag vom 2. - 30. Tag nach Transplantation entnommen.

Ergebnisse

Abb. 1 zeigt die über 30 Tage gemittelte Phagocytenfunktion nach Transplantation bei unkompliziertem Verlauf sowie bei septi-

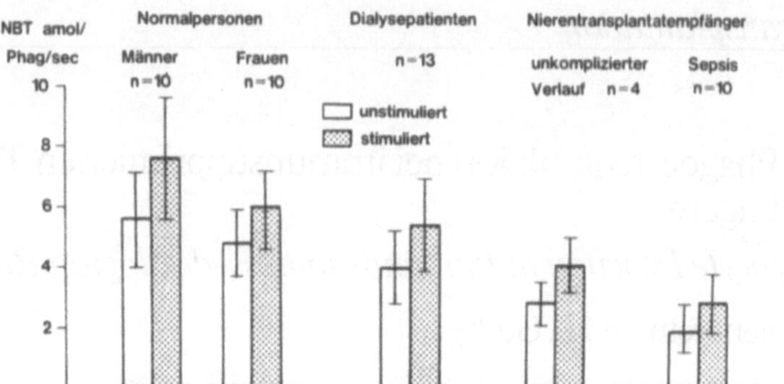

*Abb. 1. Phagocytenfunktion vor und nach Stimulation mit Endotoxin bei Gesun-
den, Dialysepatienten und Nierentransplantierten mit unkompliziertem und
septischem Verlauf*

schem Verlauf im Vergleich zu gesunden Versuchspersonen und einer
Gruppe von Dialysepatienten. Auffallend ist insbesondere die verminderte Stimulierbarkeit durch Endotoxin. Bei einer Hälfte der
Fälle verlief die Phagocytenfunktion parallel zu den Leukocytenzahlen, in der anderen Hälfte war der Verlauf discordant. Hohe
Leukocytenzahlen mit niedriger Funktion wurden ebenso beobachtet
wie normale oder erhöhte Funktion bei Leukopenie. Von 22 Patienten mit dauernd oder vorübergehend niedriger Phagocytenfunktion
($\leq$ 2 amol/sec/Phag bzw. $\leq$ 4 amol/sec/Phag nach Stimulation) entwickelten 10 septische Komplikationen. Diese 10 Patienten zeigten unmittelbar vor der klinisch manifesten Sepsis Funktionswerte
von 1,85 $\pm$ 0,67 bzw. 2,80 $\pm$ 1,01 nach Stimulation. Alle diese Patienten zeigten einen discordanten Verlauf von Leukocytenzahlen
und Phagocytenfunktion, keiner hatte konstant normale Leukocyten-
funktion aufzuweisen. 11 Patienten mit niedriger Phagocytenfunktion wiesen keine septischen Komplikationen auf; sie hatten alle
koncordanten Verlauf von Leukocytenzahlen und Phagocytenfunktion
mit gleichermaßen niedrigen Leukocytenzahlen und niedriger Funktion.

Abb. 2 zeigt den Verlauf einer 37jährigen Patientin, die bei mar-
ginalen Leukocytenzahlen am 8. und 10. Tag eine aufgehobene Stimulierbarkeit der Phagocyten aufwies. Unter Abstoßungsbehandlung
nur vorübergehende Erholung der Phagocyten, danach abfallende
Werte bei leicht zunehmenden Leukocytenzahlen; am 20. Tag Tod
durch fulminant verlaufende Pneumonie und Sepsis.

Diskussion

Nach Nierentransplantation kommt es unter immunsuppressiver Therapie neben quantitativen zu qualitativen Mängeln der neutrophi-
len Granulocyten. Die Funktionswerte liegen unter denen von Dialysepatienten und deutlich unter denen von gesunden oder frisch-
operierten Patienten, die eher einen Anstieg der Phagocytenfunktion zeigen (1). Transplantierte Patienten mit deutlich erniedrig-
ter Phagocytenfunktion entwickeln zu 50% septische Komplikationen. Besonders betroffen sind die Fälle mit discordantem Verlauf

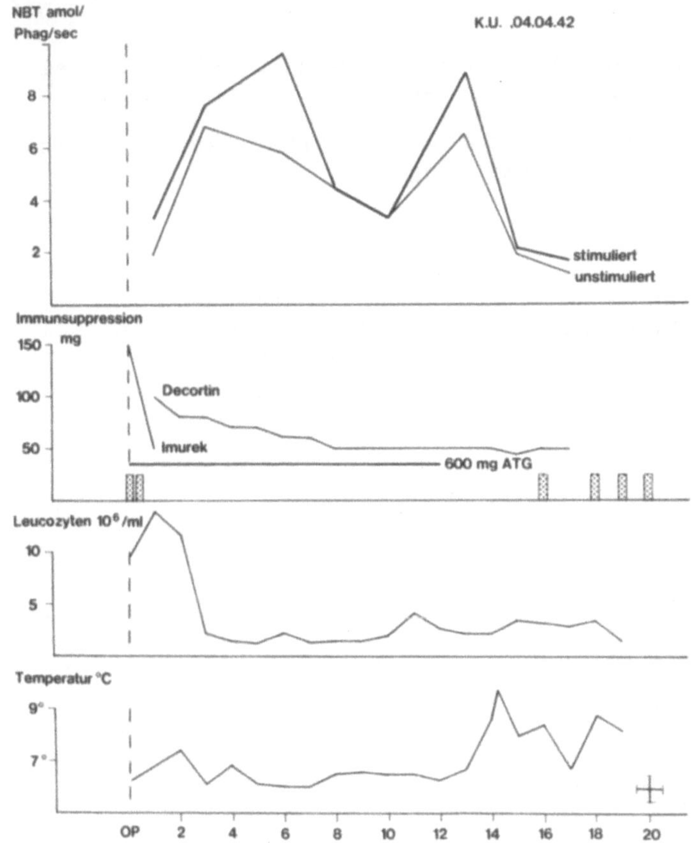

Abb. 2. Letaler Verlauf mit fulminanter Pneumonie unter Abstoßungsbehandlung bei niedriger Phagocytenfunktion und aufgehobener Stimulierbarkeit

von Leukocytenzahlen und Phagocytenfunktion. Die Bestimmung der Phagocytenfunktion kann wesentliche Aufschlüsse über die körpereigene Abwehr dieser Patienten geben und im Zweifelsfall bei der Entscheidung über ein Fortsetzen der Immunsuppression helfen.

Zusammenfassung

Immunsupprimierte Transplantatträger weisen konstant eine verminderte Phagocytenfunktion auf, die nur in 50% mit den Leukocytenzahlen korreliert. Eine deutlich verminderte Phagocytenfunktion führt in 50% zu septischen Komplikationen. Die Phagocytenfunktion kann zur Beurteilung der körpereigenen Abwehr herangezogen werden.

Summary

Phagocyte function in immunosuppressed allograft recipients is regularly diminished and correlates to leucopenia in only 50% of cases. Significantly reduced phagocyte function carries a 50% risk of septic complications. Monitoring of phagocyte function can be helpful in assessing defense reserves in the compromised host.

<u>Literatur</u>

1. EMMINGHAUS, D., GUTHY, E.: Perioperative Ascorbinsäurespiegel
   und celluläre Abwehr. S. 167-171, Langenbecks Arch. Chir.,
   Suppl. Chir. Forum 1978
2. GUTHY, E., O'BRIAN, D.: Ein einfacher quantitativer Funktions-
   test für Phagocyten. (in Vorbereitung)

Prof. Dr. E. Guthy, Department Chirurgie, Medizinische Hochschule
Hannover, Karl-Wiechert-Allee 9, D-3000 Hannover 61

22. Der Einfluß der HLA-DR Antigene auf die Überlebenszeit allogener humaner Nierentransplantate

Influence of HLA-DR Antigens on Survival of Allogeneic Human Kidney Transplants

H. J. Kolb[1], H. Bockhorn[1], G. A. Müller[3], F. Schunter[2] und P. Wernet[3]

[1] Chirurgische Klinik (Prof. Dr. L. Koslowski),
[2] Abteilung für Transfusionswesen (Prof. Dr. W. Schneider) und
[3] Medizinische Klinik II (Prof. Dr. H.D. Waller) der Universität
    Tübingen

Die Gewebetypisierung ist eine wichtige Voraussetzung für eine
erfolgreiche Nierentransplantation. Die HLA-ABC Typisierung kann
seit neuem durch die HLA-DR Typisierung erweitert werden, deren
Durchführung z.Zt. noch aufwendig und methodisch schwierig ist.
Bei Übereinstimmung der DR-Antigene kann jedoch eine deutliche
Verbesserung der Transplantatüberlebensrate erzielt werden (1,
2). In der vorliegenden Arbeit wird die Anwendung dieser Typisierung für die Cadaver-Nierentransplantation dargestellt und
der Einfluß der HLA-DR Antigene auf die Transplantatüberlebenszeit beurteilt.

Patientengut

Ausgewertet wurden 31 Cadavernierentransplantationen bei insgesamt 29 Patienten. Zwei Patienten starben postoperativ; bei zwei
Patienten mußten die Nieren wegen eines Perfusionsschadens explantiert werden. Bei 20 Patienten wurde die Transplantation auf
der Basis der HLA-ABC und DR-Antigene vorgenommen. Alle Patienten
erhielten vor der Transplantation mindestens 3 Bluttransfusionen.

HLA-DR Typisierung

Die HLA-DR Typisierung erfolgte in einem modifizierten cytotoxischen Test (3) mit einer B-Lymphocyten angereicherten Zellsuspension, wobei die Trennung der B- und T-Lymphocyten über eine Nylon-
Wattesäule durchgeführt wurde. Die Empfängerzellen wurden aus ca.
40 ml heparinisiertem Blut gewonnen, die Spenderzellen im allgemeinen aus der Milz. Für die Spezifitäten HLA-DWR 1 - 7 wurden
5-10 spezifische HLA-DR Antisera pro Spender verwendet. Die Typisierung dauerte etwa 5-6 Stunden.

Ergebnisse

Die Einjahresüberlebensrate der Patienten betrug 93%, die Einjahresüberlebensrate aller Nierentransplantate 80%; bei Ausschluß
von zwei Transplantatverlusten durch Perfusionsschaden ist die
Transplantatüberlebensquote nach einem Jahr 86%. Die 20 HLA-DR
typisierten Patienten hatten mindestens 1 HLA-DR Antigen gemein-
sam, bei 3 Patienten fanden sich 2 gemeinsame HLA-DR Antigene.
Dieser Transplantatüberlebensrate werden die Ergebnisse von 60
Spender-Empfängerpaaren einer retrospektiven HLA-DR Studie anderer Transplantationszentren gegenübergestellt (4), die entweder
HLA-DR typisierte Nieren aus Tübingen erhielten oder deren Spender-Empfängerpaare im hiesigen Labor typisiert wurden. Die Transplantatüberlebenszeit betrug in dieser Studie nach 6 Monaten bei
1 gemeinsamen HLA-DR Antigen der Spender-Empfängerpaare 80%, bei
einem zweifachen HLA-DR Mismatch 52% (Abb. 1).

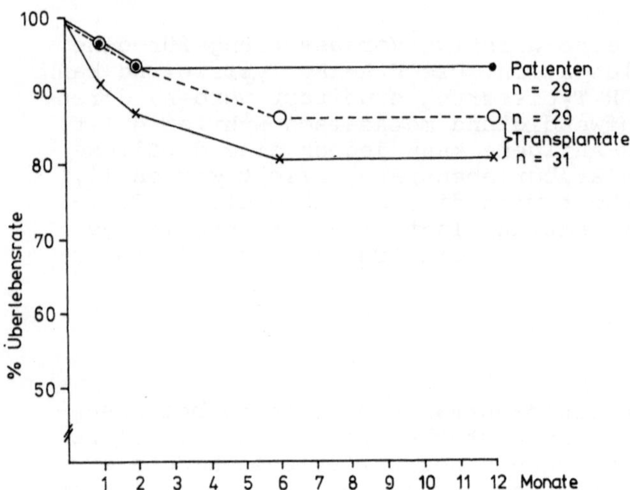

*Abb. 1. Überlebensrate von 29 Patienten und 31 Cadaver-Nierentransplantaten
ungeachtet der HLA-ABC und DR Typisierung. ●——● Patientenüberlebensrate;
x——x Gesamt-Transplantatüberlebensrate; o——o Transplantatüberlebensrate
nach Ausschluß von zwei perfusionsbedingten Versagern*

Wurden die eigenen HLA-DR typisierten Patienten nach Anzahl der
Abstoßungsreaktionen untersucht, so zeigte sich, daß nur diejeni-
gen Patienten (12 von 20), die bei 1 gemeinsamen HLA-DR Antigen
mehr als 2 HLA-AB Antigene aufwiesen, weniger als 5 g Prednisolon
erhielten. Patienten mit 1 gemeinsamen HLA-DR Antigen und 2 und
weniger HLA-AB Antigenen erhielten bis zu 14 g Prednisolon (7 von
20 Patienten). In diese Kategorie gehört auch 1 Patient mit 2
HLA-DR Identitäten, doch vollständigem HLA-AB Mismatch, der an
einer chronischen Abstoßungsreaktion leidet (Tabelle 1).

Tabelle 1. HLA-ABC und DR Identitäten und Abstoßungstherapie (Gramm-Prednisolonstoß) bei 40 Cadaver-Nierentransplantaten

Lfd.Nr.der Patienten	Anzahl der Übereinstimmungen HLA A		B	DR - Antigen	Abstoßungstherapie: Prednisolon Menge in g
1		1	1	1	14[a]
2		1	1	1	12[a]
3		1	1	1	9
4		1	1	1	9
5		1	1	1	14
6		1	1	1	7
7		1	1	1	7
8		–	–	2	12
9		2	1	1	2
10		1	1	1	Ø
11		1	2	1	5
12		2	1	1	3
13		1	1	2	Ø
14		1	1	1	3
15		2	2	1	3
16		1	2	1	Ø
17		2	2	2	3
18		1	2	2	Ø
19		2	2	1	3
20		2	2	1	3

[a] Transplantatverlust durch Abstoßung.

Diskussion

Die Bestimmung der HLA-DR Antigene des Spenders mit Milzzellen hat
sich bisher am besten bewährt. Die HLA-DR Typisierung mit periphe-
rem Blut ist ungenau und in mehr als 50% nicht durchführbar, die
Gewinnung der B-Lymphocyten aus Lymphknoten des Spenders in den
meisten Fällen ungenügend. Dies bedeutet allerdings, daß diese
Typisierung nicht vor der Explantation der Spendernieren begonnen
werden kann und somit die kalte Ischämiezeit der entnommenen
Transplantate zwangsläufig verlängert wird. Bei dem Polymorphismus
des HLA-DR Alloantigensystems ist es allerdings möglich, öfters
eine günstige Antigenkonstellation zu finden, was bei einem regio-
nären Austausch von Transplantaten letztlich wieder eine Zeiter-
sparnis bedeuten würde. Die hier aufgeführten guten Transplantat-
überlebensraten bei 1 gemeinsamen HLA-DR Antigen stehen im Gegensatz zu anderen Untersuchern (5), die eine solch hohe Überlebensrate nur bei 2 gemeinsamen HLA-DR Antigenen finden. Es ist allerdings zu beachten, daß Patienten mit 1 DR Identität und mehr als
2 HLA-A und B Identitäten weniger Prednisolon-Grammstöße erhalten.
Bei der Beurteilung der Transplantatüberlebenszeit sind die Sensi-
bilisierungen durch präoperative Bluttransfusionen sowie eine
effektive immunsuppressive Therapie zu berücksichtigen.

Zusammenfassung

Die Überlebensrate von Cadaver-Nierentransplantaten kann durch
die HLA-DR Typisierung entscheidend verbessert werden, wenn 1

HLA-DR Identität und 2 oder mehr gemeinsame HLA-A und B Antigene
vorhanden sind. Bei der relativ häufigen Konstellation der Spender-Empfängerpaare mit je 1 gemeinsamen Antigen auf dem HLA-A
und B Locus kann die Entscheidung zur Transplantation dann eher
getroffen werden, wenn zusätzlich 1 DR-Identität vorhanden ist.

Summary

Matching of HL-A-DR antigens is relevant for the outcome of cadaver kidney grafts, if donor and recipient share one DR antigen
and two or more HL-A-AB antigens. The HL-A combination of one antigen on the HL-A-A and HL-A-B locus may expedite the decision
in favour of transplantation if there is also one common HL-A-DR
antigen.

Literatur

1. TING, A., MORRIS, P.: Lancet 1, 575 (1978)
2. PERSIJN, G.G., GABB, B.W., van LEEUWEN, A., et al.: Lancet 1,
   1278 (1978)
3. TERASAKI, P.J., McCLELLAND, J.D.: Nature 204, 998 (1964)
4. MÜLLER, G.A., BOCKHORN, H., LENHARD, V. et al.: 86. Tagung der
   Deutschen Gesellschaft für Innere Medizin, April 1980
5. ALBRECHTSEN, D., BRATLIE, A., KISS, E., et al.: Transplantation 28, 280 (1979)

Dr. H.J. Kolb, Chirurgische Klinik der Universität Tübingen,
Calwer Straße 7, D-7400 Tübingen

23. Charakterisierung von lymphatischen Zellen aus natürlichen und künstlichen Allotransplantaten

Assessment of Lymphatic Cells in Natural and Artificial Allografts

J. Wembacher, I. Senftleber, J. Gokel, C. Hammer und W. Brendel

Institut für Chirurgische Forschung (Dir.: Prof. Dr.Dr.h.c. W. Brendel) und Pathologisches Institut der Universität München (Dir.: Prof. Dr. M. Eder)

Zwei neue Gesichtspunkte treten im Bereich der Transplantations-immunologie in den Vordergrund:

1. Die Netzwerktheorie von JERNE (1), die davon ausgeht, daß die Immunantwort durch ineinandergreifende Funktionen von Helfer- und Suppressorzellen reguliert wird.
2. Der Befund, daß die Immunantwort durch Zellen, die das Antigen an bestimmte Lymphocyten weitergegeben (antigen presenting cells), in Gang gebracht wird. Hierzu gehören sowohl die Passenger-Lymphocyten des Spenders im Organtransplantat als auch die Empfängerlymphocyten, die wegen ihrer Organinfiltration zur Abstoßung führen.

Diese Infiltration immunologisch kompetenter Zellen kann auch mit maximaler Immunsuppression nicht immer unterdrückt werden. Auch Antilymphocytenglobulin kann trotz ausgeprägter Lymphopenie diese Infiltration nicht verhindern. Daher ist es von Interesse, Eigenschaften und Funktionen der Passenger- und der invasiven Lymphocyten zu definieren.

Material und Methodik

Nierentransplantate (natürliche Transplantate): Bastardhunden (15 kg) wurde nach beidseitiger Nephrektomie eine allogene Niere implantiert. Bei einem Serumharnstoffwert von 350 mg/100 ml wurde die in Abstoßung befindliche Niere unter sterilen Kautelen explantiert, fein zerrieben und die Gewebesuspension nach Zugabe von Pronase, Kollagenase, Trypsin und DNase in Einzelzellen getrennt (2). Diese Zellen wurden über einen Mikrofilter zur Bluttransfusion gefiltert und anschließend über Sephadex G 10 Säulen geschichtet und das lymphocytenreiche Eluat der ersten Fraktion gesammelt.

Schwammtransplantate (künstliche Transplantate): Bastardhunden (11 kg) wurde 72 h nach i.p. Injektion von 1,5 ml 1%iger Pepton-

lösung je ein 10x5x2 cm großer Polyurethanschwamm intraperitoneal
implantiert. Die Schwämme waren durch dreimaliges Spülen und zwei-
maliges Kochen in Aqua dest., 30 min Liegen in Aceton, 30 min
Liegen in 95%igem Alkohol, 30 min Kochen in Aqua dest., 30 min
Kochen in Hankscher Lösung und Sterilisieren vorbehandelt. Nach
dreitägigem intraperitonealen Verbleib waren die "Schwammalveolen"
größtenteils durch Fibroblasten und Makrophagen überzogen und
enthielten in ihren Hohlräumen Granulocyten und eine geringe Zahl
von Lymphocyten.

Diese überwachsenen Schwämme wurden steril auf einen Empfänger
subcutan beidseits der Linea alba transplantiert und so 7 bis
14 Tage belassen. Nach steriler Explantation wurden die Schwämme
ausgedrückt, die infiltrierenden Zellen gewonnen und die Lymphocyten über einen Fikoll-Hypaque-Dichtegradienten separiert. Im
weiteren Verlauf wurden Zellsuspensionen von Niere und Schwamm
gleich behandelt: Zellzahlen, Vitalität und Zellpopulationen wurden definiert. Durch Zugabe von FITC-Antihundegammaglobulin wurde der Anteil der B-Lymphocyten und der Anteil der T-Lymphocyten
errechnet. Histologische Schnitte wurden von Nieren und Schwämmen
nach der intraperitonealen Implantation ("Spenderschwämme") und
von Schwämmen nach der subcutanen Implantation ("Empfängerschwäm-
me") angefertigt. Die separierten Zellen aus Niere und Schwamm
wurden mit Mitogenen (PHA, PWM und Con A) sowie in der gemischten
Lymphocytenkultur (MLC) mit den spenderspezifischen allogenen Lymphocyten stimuliert. Zur Testung auf Anwesenheit von Regulator-
zellen wurden die invasiven Zellen in vitro in einen Suppressor-
Helper-Zelltest eingesetzt.

Ergebnisse

In der Histologie zeigen 8 Nieren mittelschwere bis schwere celluläre Transplantatreaktionen mit fleckförmigen, dichten interstitiellen Infiltraten von mononucleären Zellen. In dichten In-
filtrationen finden sich Tubulusnekrosen und in den Glomeruli
sind Endothel- und Epithelzellen geschwollen, die Schlingen sind
teilweise kollabiert. Aus den Nieren konnten jeweils $52 \times 10^6 \pm$
15×10^6 mononucleäre Zellen (Vitalität 91%) isoliert werden. $\overline{8\%}$
dieser Zellen waren IgG-positiv. In vitro Stimulation von Spender-
und Empfängerlymphocyten vor und nach Operation mit den Mitogenen
weisen übereinstimmende Werte auf. Die eingesetzten Lymphocyten
aus Nieren liegen in allen Untersuchungen signifikant unter den
Stimulationen der peripheren Lymphocyten (Tabelle 1). Die MLC von
peripheren Spender- und Empfängerlymphocyten vor und nach Operation weist identische Werte auf, während Nierenlymphocyten die
Spenderlymphocyten um 27% weniger stimulieren und die Proliferation der Nierenlymphocyten selbst um 54% niedriger liegt (Tabelle
2). Werden Nierenlymphocyten mit 1000 rad bestrahlt, um eine Ei-
genproliferation auszuschalten, und in den "Suppressor-Zelltest"
eingesetzt, supprimieren sie im Falle von DLA-Spezifität die Stimulation des Empfängers durch den Spender um 60%, im unspezifi-
schen Falle die Stimulation durch den Empfänger um 40%. Histologisch erkennt man in den "Spenderschwämmen" eine Einwanderung
von Fibroblasten und mononucleären Zellen sowie Granulocyten und
wenige Lymphocyten, in den "Empfängerschwämmen" dagegen neben
Fibrocyten und Makrophagen viele Lymphocyten und Granulocyten. An-

Tabelle 1. Stimulation von peripheren Lymphocyten vor und nach Operation sowie von Niereninfiltratzellen mit Mitogenen

Vor OP	PHA	PWM	Con A	Kontrolle
Spender	45.020+5.270	38.255+4.316	55.227+6.544	793+245
Empfänger	48.667+9.875	45.182+5.353	45.540+8.240	1.050+330
Nach OP				
Spender	38.240+3.820	35.442+4.920	48.348+7.945	587+182
Empfänger	41.322+4.805	40.440+5.204	44.688+6.735	624+237
Nieren-lymphocyten	10.380+2.403	5.570+1.832	7.342+ 425	570+196 cpm

Tabelle 2. Proliferation von peripheren Lymphocyten und Niereninfiltratzellen in der gemischten Lymphocytenkultur. Suppression gemischter Lymphocytenkulturen durch bestrahlte Niereninfiltratzellen. Sp = Spender, E = Empfänger (periphere Lymphocyten), N = niereninfiltrierende Lymphocyten. ↓ = betrahlt mit 1.000 rad.

Sp + E↓	19.920+2.480	E + Sp↓	17.850+2.815
Sp + E↓ + Sp↓	12.208+1.375	E + Sp↓ + E↓	10.738+1.064
Sp + E↓ + N↓	7.325+1.680	E + Sp↓ + N↑	4.255+1.362
Sp + N↓	14.702+1.819	N + Sp↓	14.702+1.819

hand der Giemsafärbung und der NASD-AE Färbung wurde der Anteil der ausgepressten Granulocyten und Monocyten mit 39+16 % und der der Lymphocyten mit 61+18 % bestimmt. Nach Separation über Ficoll konnten aus 8 Empfängerschwämmen jeweils $15,5 \times 10^6 + 4,4 \times 10^6$ Lymphocyten (Vitalität 87%) erhalten werden. IgG-positiv waren 2%. Die Proliferation Mitogen-stimulierter Zellen ist vergleichbar mit der der nierentransplantierten Hunde. Die Mitogenstimulierbarkeit der infiltrierenden Lymphocyten des Schwammes liegt noch unter den Werten der niereninfiltrierenden Zellen (Tabelle 3). Die Ergebnisse der MLC sind vergleichbar mit denen der Lymphocyten aus Nieren (Tabelle 4), während die Suppression mit 55% bzw. 57% eine Suppression aufweist, die mit der spezifischen Suppression im Falle der Nierenzellen vergleichbar ist (Tabelle 5).

Tabelle 3. Mitogenstimulation von peripheren und Schwamminfiltratlymphocyten

	PHA	PWM	Con A	Kontrolle
Spender	41.202+5.278	40.407+6.033	46.825+6.917	1.082+361
Empfänger	39.591+4.510	28.330+8.412	43.211+3.087	1.486+452
Schwamm-lymphocyten	6.614+1.028	5.219+ 400	4.980+ 525	998+121 cpm

Tabelle 4. Proliferation peripherer und Schwamminfiltratzellen in der MLC. Sch = Schwamminfiltratzellen, übrige Abkürzungen siehe Tabelle 2

E + E↓	1.218± 330	Sch + Sch↓	809± 202
E + Sp↓	18.753±2.250	Sch + Sp↓	3.212± 883
Sp + Sp↓	1.060± 415		
Sp + E↓	15.319±2.108	Sp + Sch↓	11.744±2.993

Tabelle 5. Suppression der MLC durch Schwamminfiltratzellen. Abkürzungen siehe Tabelle 2 und 4

Sp + E↓ + Sp↓	14.634±1.972
Sp + E↓ + Sch↓	6.122±1.857
E + Sp↓ + E↓	12.498±3.265
E + Sp↓ + Sch↓	5.756±2.017

Diskussion

Die Übertragung sogn. Passenger-Lymphocyten innerhalb eines transplantierten Organs initiiert die allogene Abstoßungsreaktion. Während periphere Lymphocyten keine unterschiedlichen in-vitro-Reaktionen aufweisen, sind infiltrierende Lymphocyten aus natürlichen und künstlichen Transplantaten zwar gute Stimulator-, aber schlechte Responderzellen in der MLC (3, 4). Sie supprimieren nach Inhibition ihrer Proliferationsfähigkeit durch Bestrahlung signifikant die spezifische und unspezifische MLC, die teilweise eine in-vitro ablaufende Abstoßungsreaktion darstellt. Im Verlauf der Abstoßung werden offensichtlich suppressiv wirkende T-Zellen evtl. zeitabhängig induziert, die sich vor allem in abzustoßenden Organen anreichern. Es wird angenommen, daß die Aufgabe dieser im Transplantat angesammelten suppressiven Zellen darin besteht, lokal die Proliferation zu unterdrücken. Sie scheinen jedoch nicht in der Lage zu sein, den organzerstörenden Effekt bereits peripher proliferierter cytotoxischer Zellen zu vermindern oder aufzuheben. Es müßte deshalb das therapeutische Ziel sein, die suppressiven Zellen zu schonen bzw. zu stimulieren, dagegen aber die Populationen der cytotoxischen Zellen zu eliminieren bzw. die Proliferation von Vorläuferzellen zu cytotoxischen Zellen zu inhibieren.

Zusammenfassung

Übertragung von Passengerlymphocyten innerhalb eines Transplantates löst die Abstoßungsreaktion aus. Verglichen mit peripheren Lymphocyten, die in vitro keine unterschiedliche Reaktion zeigen, sind die infiltrierenden Lymphocyten aus natürlichen und künstlichen Transplantaten gute Stimulator-, schlechte Responder- aber starke Suppressorzellen (3, 4). Diese T-Zell-Population, die während der Abstoßung entsteht, ist im Transplantat angereichert. Wir nehmen an, daß diese relativ wenigen Zellen in der Lage sind, lokale Prozesse zu supprimieren, daß sie aber nicht die Proliferation peripherer cytotoxischer Lymphocyten inhibieren können.

Summary

Transfer of "passenger lymphocytes" within a transplant initiates
allogeneic rejection. As compared with peripheral lymphocytes,
which show no different in vitro reaction, infiltrating cells from
natural and artificial grafts are good stimulator, bad responder
but powerful suppressor cells (3, 4). These T-suppressor cells,
which arose during rejection are enriched in the graft. The as-
sumption is that the function of this relatively small number of
lymphocytes is to suppress the local immunological rejection mechanisms. They cannot inhibit the proliferation of peripheral
cytotoxic cells.

Literatur

1. JERNE, N.K.: Ann. Immunol. Inst. Pasteur 124c, 171 (1974)
2. HANSEN, C.B., GILLESPIE, G.Y., RUSSON, S.W.: J. Natl. Canc.
   I. 59, 273 (1977)
3. FERGUSON, R.M., ANDERSON, S.M., SIMONS, R.L.: Transplantation
   26, 331 (1978)
4. HÄYRY, P., ROBERTS, P.J.: Transpl. Proc. 9, 691 (1977)
5. TILNEY, N.L., STROM, T.B., BOOTH, A., FINNEGAN, P., LUNDIN,
   P., CARPENTER, C.B.: Transpl. Proc. 9, 713 (1977)

Dr. med. J. Wembacher, Institut für Chirurgische Forschung der
Universität München, Klinikum Großhadern, Marchioninistraße 15,
D-8000 München 70

24. Ist der humorale Transferfaktor für die Reaktionslosigkeit von Rattenleberallotransplantaten verantwortlich?

A Humoral Transfer Factor Preventing Rejection of Allotransplanted Rat Liver?

T. S. Lie, A. Rasche, K.-J. Gundermann, Y. Z. Kim und D. Bernhardt-Huth

Aus der Abteilung für Transplantation der Chirurgischen Universitätsklinik Bonn (Direktor: Prof. Dr. F. Stelzner) und dem Pathologischen Institut der Universität Düsseldorf (Direktor: Prof. Dr. W. Hort)

Es ist bekannt, daß Lebertransplantate immunologisch günstiger sind als andere Organe. So kann ein Leberempfänger beim Schwein und der Ratte ohne Immunsuppression unbegrenzt überleben. Einige Autoren meinen, daß Leberextrakt einen inhibierenden Effekt auf die celluläre Immunreaktion zeigt (1), andere haben darauf hingewiesen, daß die Antigenität der Leber relativ gering ist (2). Diese Faktoren sollten für das günstige Verhalten der Lebertransplantate verantwortlich sein. Trotzdem ist es noch unklar, welcher Mechanismus direkt auf die Verlängerung des Überlebens von Lebertransplantaten einwirkt.

In dieser Arbeit haben wir das Serum lang überlebender Leberempfänger auf Nierenempfänger transferiert, um zu prüfen, ob das Serum einen immunsuppressiven Faktor enthält.

Material und Methodik

Als Versuchstiere wurden männliche Lewis-(LEW), Dark-agouti-(DA) sowie Wistar-Ratten (WiS) von 250 - 300 g Körpergewicht verwendet. Die orthotope Transplantation der Lebern erfolgte im wesentlichen nach der Methode von LEE et al. (3). Zusätzlich führten wir durch: eine Arterialisierung der transplantierten Leber durch eine Anastomose des Leberarterie-Truncus-Aortensegmentes des Spenders mit der Empfängeraorta; eine Hauttransplantation nach der Methode von BILLINGHAM und SILVERS (4); eine Nierentransplantation nach der Methode von LEE (5) mit gleichzeitiger bilateraler Nephrektomie.

Testmethoden:
a) Microlymphocytotoxicitätstest nach der Methode von MITTAL et al. (6).
b) Haemagglutinationstest nach der Methode von STIMPFLING (7).
c) Lokal-GvHR nach der Methode von ELKINS (8).

Die Versuche wurden in 2 Gruppen vorgenommen:

Gruppe 1
11 Lebern von DA (RT1^a) wurden in LEW(RT1^l) orthotop verpflanzt.
Nach der Transplantation wurde am 1. und 7. Tag, danach wöchentlich einmal Blut entnommen und SGOT, alkalische Phosphatase und
Bilirubin untersucht. Wöchentlich wurde der Microlymphocytotoxicitätstest und der Haemagglutinationstest durchgeführt.

Gruppe 2
20 Lebern von WiS(RT1^u) wurden in LEW(RT1^l) orthotop verpflanzt.
Die Untersuchung der Leberchemie sowie der Microlymphocytotoxine
und Haemagglutinine wurden wie in Gruppe 1 durchgeführt.
Von den 11 Leberempfängern, die länger als 4 Monate überlebten,
wurde zuerst die Milz zur Untersuchung der GvHR entnommen; 5 x
10^7 Milzzellen wurden unter die linke Nierenkapsel unbehandelter
(LEW x WiS)F$_1$ eingespritzt. Nach 1 Woche wurde der GvHR-Grad
histologisch untersucht. Danach wurde Haut von WiS- und DA-Ratten
auf die Leberempfänger verpflanzt. 60 Tage nach der Hauttransplantation wurden die Empfänger getötet, Lymphoidzellen und Serum
entnommen und LEW mit WiS-Nierentransplantaten gegeben; 10 von
diesen Empfängern wurden je 1 x 10^8 Lymphoidzellen, 15 je 4 ml
Serum (am Tag der Transplantation 2 ml, danach 4 Tage lang täglich
0,5 ml) i.v. verabreicht.

Ergebnisse

1. Ischämiezeit sowie anhepatische Phase
Die Ischämiezeit der Spenderleber (von transportaler Perfusion
bis zur Freigabe des Pfortaderdurchflusses) betrug 43-50 min, die
anhepatische Phase der Empfänger 33-40 min.

2. Überlebensquote
Die Empfänger, die innerhalb 2 Tagen starben, wurden nicht berücksichtigt. Die DA-Leberempfänger überlebten 6 - 21 Tage, durchschnittlich 10,5 $\pm$ 4,3 Tage.
55% der WiS-Leberempfänger (11 Ratten) überlebten mehr als 4
Monate und die restlichen 9 Tiere 18 - 37 Tage.

3. Humorale Antikörper
Die Leberempfänger zeigten von Anfang an niedrige Lymphocytoto-
xintiter (1:2 - 1:8). Zwischen Gruppe 1 und 2 gab es keine Unterschiede. Der Haemagglutinationstest zeigte den gleichen Trend.

4. Lokal-GvHR
Die GvHR wurde bei 15 (LEW x WiS)F$_1$ vorgenommen. Alle zeigten
den Grad III.

5. Hauttransplantation
Die spezifische WiS-Haut wurde bei den mehr als 4 Monate überlebenden Leberempfängern permanent toleriert. Wir beobachteten
bis zum 60. Tag und töteten dann die Empfänger. Die Abstoßung
der DA-Haut erfolgte am 7,6 $\pm$ 0,5 Tag.

6. Serumtransfer
Die WiS-Nierenempfänger überlebten ohne Immunsuppression 6,2 $\pm$
1,0 Tage. Durch die Serumbehandlung wurde diese Überlebenszeit
auf 20,7 $\pm$ 3,4 Tage verlängert (p < 0,05).

7. Transfer der Leberempfängerzellen

Die WiS-Nierenempfänger zeigten durch die Zugabe von Leberempfängerzellen eine Überlebensdauer von 8,0 ± 2,0 Tagen. Es war keine signifikante Verlängerung zu verzeichnen (p > 0,05.

Die DA-Lebertransplantate wurden regelrecht innerhalb 3 Wochen abgestoßen, jedoch WiS-Lebertransplantate nicht. Diese überlebten bei mehr als der Hälfte ohne Immunsuppression unbegrenzt lang. Das weist darauf hin, daß die Abstoßungsreaktion der Leber wie bei anderen Organen genetisch kontrolliert wird. GUTTMANN (9) ist der Meinung, daß DA eine höhere Immunogenität besitzt als andere Ratten. Diese lang überlebenden Leberempfänger tolerierten die spezifischen Hauttransplantate unbegrenzt. Trotzdem zeigten sie normale zelluläre Immunreaktionen, die durch GvHR festgestellt wurden. Die unspezifische Haut wurde auch regelrecht abgestoßen. Das heißt, daß bei ihr die cellulären Immunreaktionen auf "Third Party" unbeeinflußt bleiben. Dagegen zeigten die Sera dieser Empfänger eine immunsuppressive Wirkung, die auf die Nierenempfänger transferierbar war. Das zeigt, daß bei diesen Leberempfängern in der Spätphase der humorale Faktor, hier sicher ein Enhancing Faktor, für die verlängerte Überlebensdauer eine wichtige Rolle gespielt hat. Unserer Meinung nach könnten die Zerfallsprodukte des ischämisch geschädigten Transplantates in der Frühphase der Transplantation für die Vermeidung bzw. Verminderung der Abstoßungsreaktion von Bedeutung sein.

Der Zelltransfer weist aber keine signifikant immunsuppressiven Effekte auf. Dies könnte dadurch bedingt sein, daß die immunsuppressiv wirkenden Zellen beim Leberempfänger nicht vorhanden waren. Auch die Quantität der Zellen könnte für die Effektlosigkeit verantwortlich sein.

Zusammenfassung

Es wurden in LEW 11 DA- und 20 WiS-Lebern orthotop verpflanzt. Empfänger mit DA-Lebern überlebten 10,5 ± 4,3 Tage, 11 WiS-Leberempfänger unbegrenzt und die restlichen (9) 18-37 Tage. Die Zellen der mehr als 4 Monate überlebenden WiS-Leberempfänger zeigten positive GvHR vom Grad III, jedoch beim Transfer auf Nierenempfänger war keine signifikant immunsuppressive Wirkung zu verzeichnen. Diese verlängert überlebenden Leberempfänger tolerierten spezifische Haut unbegrenzt, unspezifische stießen sie aber regelrecht ab. Deren Sera zeigten beim Transfer auf Nierenempfänger spezifisch immunsuppressive Wirkung. Unseres Erachtens ist dieser humorale Transferfaktor für das unbegrenzte Überleben der Rattenleberempfänger verantwortlich.

Summary

We grafted orthotopically 11 DA and 20 WiS-livers into LEW. The recipients of DA-livers survived 10.5 ± 4.3 days; of the 20 recipients of WiS-liver, however, nine survived 18-37 days, and the other 11 survived indefinitely. The cells of recipients who survived more than 4 months showed GvHR of grade III, and their transfer showed no significant immunosuppressive effect. The in-

definitely surviving liver recipients could accept specific skin
grafts, but normally rejected third party skin. The serum of
these recipients was able to prolong the survival of kidney
grafts. This transfer factor is in our estimation responsible
for the prolonged survival of rats with liver grafts.

Literatur

1. VOGELFANGER, I.J., MITHORP, P., BEHELAK, Y., BARRON, P.T.,
   STEELE, D., RICHTER, M.: Immunol. Commun. 5, 125 (1976)
2. ADLER, A.J., FRIEDMAN, E.A.: Transplantation 25, 271 (1978)
3. LEE, S., CRANE, A., ORLOFF, M.J.: Am. J. Surg. 130, 38 (1975)
4. BILLINGHAM, R.E., SILVERS, W.K.: Wistar Inst. Symp. Monogr.
   1961
5. LEE, S.: Surgery 61, 771 (1967)
6. MITTAL, K.K., MICKEY, M.R., SINGAL, D.P., TERASAKI, P.I.:
   Transplantation 6, 913 (1968)
7. STIMPFLING, J.H.: Transpl. Bull. 27, 109 (1961)
8. ELKINS, W.L.: J. Exp. Med. 120, 392 (1964)
9. GUTTMANN, R.D.: Transpl. Proc. (im Druck)

Prof. Dr. T.S. Lie, Abteilung für Transplantation der Chirurgischen Universitätsklinik Bonn, Sigmund-Freud-Straße 25, D-5300
Bonn 1

25. Der immunsuppressive Effekt lysosomaler Faktoren in der Leber

Immunosuppressive Effect of Lysosomal Factors in the Liver

H. Bockhorn, G. E. Schrempf-Decker und D. P. Baron

Chirurgische Klinik der Universität Tübingen

Die Leber gilt als "immunologisch begünstigtes Organ", da sie als allogenes Transplantat vom Empfänger besser toleriert wird als andere Organtransplantate. Die nach einer allogenen Lebertransplantation beobachtete immunologische Hyperaktivität des Empfängers läßt vermuten, daß die Leber selbst einen immunregulatorischen Faktor enthält, der bei Freisetzung eine verminderte Abstoßungsreaktion induziert. In vitro Studien an cellulären Immunreaktionen sollen die Wirkung dieses Faktors aufzeigen.

Methodik

Alle Schritte zur Isolierung von LF (Leberfaktor) wurden bei 4°C durchgeführt. Frische oder gefrorene (-80°C) Leber (Human,Schwein, Maus) wurde homogenisiert (4x10 sec Stufe 8 im Messerhomogenisator Fa. Bühler), ultrabestrahlt (4x20 sec Stufe 7) und ultrazentrifugiert (1 h 105.000 xg). Der inhibierende Leberfaktor konnte mit Hilfe einer Gelfiltration an Sephadex G 100 in PBS (pH 7,4) partiell gereinigt werden und zeigte ein Molekulargewicht von 65.000. Der immunsuppressive Einfluß von LF auf die Responder-Funktion der Lymphocyten wurde in der primären, gemischten Leukocyten-Kultur ("one-way" MLC) getestet. Der Effekt von LF auf die Bildung spezifisch sensibilisierter cytotoxischer T-Lymphocyten (CTL) konnte in der "cell-mediated lympholysis" (CML) untersucht werden. Die sekundäre MLC wurde angewandt, um die Wirkung von LF auf die Proliferation der in der primären MLC gebildeten Gedächtniszellen zu prüfen. Die HLA-Antigene der LF-behandelten Lymphocyten wurden mit der indirekten Immunfluoreszenz und mit dem Complement-abhängigen Cytotoxicitätstest (CTX, NIH-Technik) unter Verwendung von monospezifischen HLA- und B-2-Mikroglobulin-Antiseren untersucht.

Ergebnisse

LF zeigte folgende Charakteristika in vitro (Tabelle 1):

1. In Anwesenheit von LF (100 µg/ml) zeigte die primäre MLC über
   4,6 und 8 Tage keine proliferative Antwort, bei erhaltener

Tabelle 1. Einfluß von LF auf die Proliferations-Fähigkeit und die zellvermittelte Cytotoxizität von Lymphocyten

KULTURDAUER (Tage)	2	4	6	8
Proliferation n=8				
1. MLC SmR ∅ LF	–	18,3%	100%[1]	53,2%
2. MLC SmR + LF Tag 1-8	–	0,1%	0,2%	0,2%
3. MLC SmR + LF Tag 1-3	–	2,5%	40,3%	1oo%
4. MLC SmR + LF Zugabe nach 36h	–	15,1%	12,0%	10,6%
Cytotoxische T-Lymphocyten n=4				
1. CML RS$^+$ nach 6 Tage – MLC SmR ∅ LF	–	–	35,7%[2]	–
2. CML RS$^+$ nach 6 Tage – MLC SmR + LF	–	–	7,5%[2]	–
3. CML RS$^+$ nach 8 Tage – MLC SmR + LF Tag 1-3	–	–	25,0%[2]	–
Gedächtniszellen n=4				
1. Primäre MLC: ∅ LF, 10 Tage				
<u>Sekundäre</u> MLC: ∅ LF, Sm$^+$R	100%[1]	10,1%	2,9%	–
2. Primäre MLC: + LF, 10 Tage				
<u>Sekundäre</u> MLC: ∅ LF, Sm$^+$R	0,4%	–	–	–
3. Primäre MLC: ∅ LF, 10 Tage				
<u>Sekundäre</u> MLC: + LF, Sm$^+$R	108%	11,3%	1,8%	–
PHA-Stimulation n=6				
1. R + PHA ∅ LF	–	–	100%[1]	–
2. R + PHA Tag 1-6 + LF	–	–	2,6%	–
3. R + PHA, Zugabe nach 36h + LF	–	–	100%	–

Sm = Stimulator-Lymphocyten (Mitomycin-behandelt); R = Responder-Lymphocyten; Sm$^+$ = frisch isolierte, Mitomycin-behandelte Lymphocyten; S$^+$ = PHA-stimulierte und ^{51}Cr-markierte Lymphocyten.

[1] 100% entsprechen der H-3-Thymidin-Einbaurate in den Kontroll-Kulturen

[2] Lyse = $\dfrac{\text{Test cpm} - \text{Spontan-Release}}{\text{max. Release} - \text{Spontan-Release}}$

+ und ∅ LF = mit / ohne LF (Leberfaktor).

    Viabilität der Zellen von 85%. Morphologisch waren kleine, nicht blastoide Lymphocyten nachweisbar (Pappenheim Färbung).
2. Die CML-Experimente zeigten, daß LF die Bildung spezifisch sensibilisierter cytotoxischer T-Lymphocyten in der primären MLC verhindert.
3. Selbst wenn LF erst 36 h nach Beginn der MLC zugegeben wurde, fand keine Proliferation statt; im Gegensatz dazu konnte eine PHA-stimulierte Lymphocytenkultur nach 36 h mit LF nicht mehr beeinflußt werden.

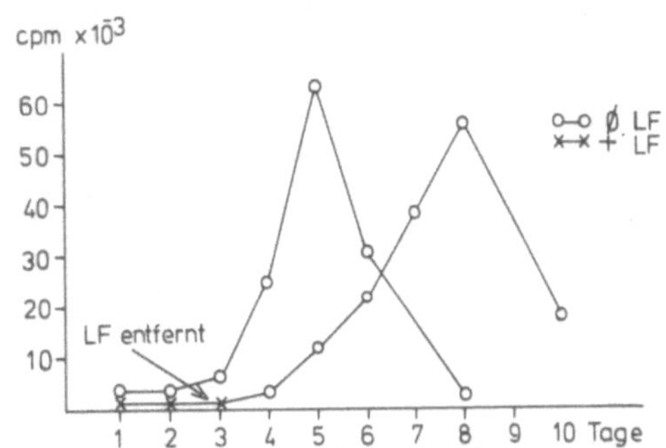

Abb. 1. Die durch LF induzierte Verzögerung des "natürlichen" Ablaufs der primären MLC

4. Die Präsenz von LF ist für die Suppression der MLC entscheidend; wurde LF 3 Tage nach Beginn der MLC aus der Kultur herausgewaschen, kam es zu einer Verzögerung der Proliferation, d.h. die MLC erreichte ihr Stimulationsoptimum nicht nach 5 sondern erst nach 8 Tagen (Abb. 1). Analog dazu konnten in der CML ebenfalls erst am 8. Tag cytotoxische Zellen gefunden werden.
5. In Gegenwart von LF konnte in der primären MLC die Bildung von spezifisch sensibilisierten Lymphocyten (Gedächtniszellen) verhindert werden. Jedoch war die "Frühantwort" von Gedächtniszellen in der sekundären MLC durch LF nicht mehr zu beeinflussen.
6. Immunfluorescenzoptische Untersuchungen sowie der CTX-Test ergaben, daß die membranständigen HLA-A, B, C-Antigene nach einer Inkubation der Lymphocyten mit LF über 36 h noch vollständig nachzuweisen waren.
7. Extrakte von Lymphocyten, Herz, Milz, Niere und Erythrocyten zeigten in den Kulturen eher einen stimulierenden Effekt.
8. Der hier beschriebene immunregulatorische Faktor ist nicht species-spezifisch, da aus Schweineleber isolierte Extrakte in der Human-MLC dieselben Wirkungen zeigten.

Diskussion

LF besitzt in vitro einen stark immunsuppressiven Effekt auf die Responderfunktion von Lymphocyten. LF zeigt keine toxische Wirkung, wie die erhaltene Viabilität der Zellen beweist. Entscheidend für die Proliferationshemmung in der primären MLC ist die Präsenz von LF; durch Herauswachsen verliert LF seinen Effekt. Eine einmal stattgefundene Sensibilisierung der Lymphocyten in der primären MLC kann allerdings durch LF nicht mehr beeinflußt werden. Da die HLA-A, B, C-Antigene auf der Lymphocyten-Zellmembran intakt bleiben, ist nicht anzunehmen, daß LF eine selektive Schädigung der für die Lymphocytenproliferation verantwortlichen LD-Antigene bewirkt. Denkbare Wirkungsmechanismen von LF sind: Eine enzymatische Einwirkung auf Membranreceptoren oder eine reversible Inaktivierung von genetischer Information über eine in-

direkte Wirkung auf intracelluläre Messenger. Ähnliche immunregulatorische Leberfaktoren sind auch von anderen Arbeitsgruppen
untersucht worden (1, 2, 3, 4, 5). Freigesetzt in der frühen
postoperativen Phase könnte LF eine unspezifische immunologische
Hyporeaktivität der Empfänger von Lebertransplantaten induzieren.
Die "Immunschwäche" der Patienten könnte zu einer verminderten
Abstoßungsreaktion aber auch zu einem erhöhten Infektrisiko führen.

Zusammenfassung

Ein aus der Leber isolierter, lysosomaler Faktor (LF) besitzt einen starken suppressiven Effekt, da er die celluläre Immunantwort in vitro beeinflußt. LF ist nicht Species-spezifisch und
wirkt spezifisch auf die Responderfunktion der Lymphocyten. Die
immunologische Besonderheit der Leber könnte u.a. dadurch erklärt
werden. daß LF auch in vivo in die celluläre Immunantwort ein-
greifen und auf diese Weise eine verminderte Abstoßung gegen das
allogene Transplantat bewirken könnte.

Summary

A lysosomal factor isolated from liver tissue (LF) reveals a
strong suppressive effect on the in vitro immune response. LF is
not species specific and is able to act specifically on the responder function of mitogen or alloantigen-mediated lymphocyte
proliferation. The peculiar immunological feature of the liver
that it induces a pronounced immunological hyporeactivity can be
explained by a similar effect of LF on the cellular immune response in vivo which leads to a reduced rejection of the allotransplanted organ.

Literatur

1. CHISATI, F.V.: J. Immunol. 121, 1279 (1978)
2. MANDEL, M.A., MONACO, A.P., RUSSELL, P.S.: J. Immunol. 95,
   673 (1965)
3. MANSON, L.A., PALM, J.: Transplantation 6, 666 (1968)
4. SCHUHMACHER, K., MAERKER-ALZER, G., WEHMER, U.: Nature 251,
   655 (1974)
5. ADLER, A.J., FRIEDMANN, E.A.: Transplantation 25, 271 (1978)

Dr. H. Bockhorn, Chirurgische Klinik der Universität Tübingen,
Calwer Straße 7, D-7400 Tübingen

26. Schweres Waser (D_2O) – ein Schutzfakor zur Zellstabilisierung bei der hypothermen Konservierung der Leber?

Deuterium Oxide (D_2O) – a Protective Factor for Cellular Stabilization in Hypothermic Preservation of the Liver?

J.H.Fischer, M.Fuhs, M.Miyata, M.Wenzel und W.Isselhard

Institut für Experimentelle Medizin der Universität zu Köln (Direktor: Prof. Dr. W. Isselhard) und Biol. Chem. Abt., Pharmazeutisches Institut der Freien Universität Berlin

Eine Lebertransplantation am Menschen, die technisch bereits an mehreren Zentren mit gutem Langzeiterfolg beherrscht wird, stellt in vielen Fällen fortgeschrittener Leberzerstörung das einzige Mittel zur Erhaltung des Lebens der Patienten dar. Ein noch ungelöstes Problem ist allerdings die Konservierung des Organs über mehr als 8-12 Std, so daß eine weitere Erhöhung der Transplantationsrate und eine Übernahme des Verfahrens auch an anderen Zentren zur Zeit kaum möglich ist. Das bisher ungelöste Hauptproblem stellt die Erhöhung der Toleranz der Leber gegenüber dem Hypothermieschaden und dem Energiemangel unter Konservierungsbedingungen dar. In der vorliegenden Studie versuchten wir nun, eine Verbesserung dieser Toleranz durch den Einsatz von schwerem Wasser (D_2O) als Grundlage der Konservierungslösung zu erzielen.

D_2O ist als Stabilisator von Zellen gegenüber osmotischen und thermischen Schäden bekannt (4). Darüber hinaus fanden wir bei Austausch von ca. 25% des Körperwassers von Ratten gegen D_2O eine signifikante Verlängerung der kardialen Toleranzzeit und Wiederbelebungszeit des Gesamttieres in Asphyxie (2), nachdem WENZEL et al. (5) einen Schutzeffekt von D_2O gegenüber normothermer Ischämie an Leber und Herz von Ratten bzw. Kaninchen gezeigt hatten.

Methodik

Bei 62 Wistar-Ratten (SPF 67 Han) wurde die Leber in Äthernarkose freipräpariert und über die v. portae von Hand unter fortwährender Kontrolle des Perfusionsdruckes mit 10 ml der entsprechenden Lagerungslösung von 4°C freigespült. Es wurde eine durch Glucose (6 g/l) und Mannitzusatz (36 g/l) auf eine Osmolalität von 500 mosmol/l eingestellte Ringerlösung (RGM) bzw. die Lösung C2 nach Collins - die in der Nieren- und Leberkonservierung bis heute breite Verwendung findet - benutzt, wobei als Grundlage der Lösungen entweder H_2O oder 99% D_2O Verwendung fanden. (Zusammensetzung der C2 Lösung in mmol/l: Na^+: 10; K^+: 115; Mg^{++}: 30; Cl^-: 15; HCO_3^-: 10; SO_4^{--}: 30; $HPO_4^{--}H_2PO_4^-$: 57,5. Glucose: 25 g/l; 320 mosmol/l). Die freigespülten Lebern wurden dann bei $6^\circ C$ über 24 Std in der jeweiligen Lösung (RGM oder C2) hypotherm gelagert oder unter einem Druck von 30 mm Hg (40 mbar) über die v. hepatica bei verschlossener v. portae mit Sauerstoff persuffliert (nur RGM). Das Gas strömte bei dieser ROP (= retrograde oxygen persufflation) Konservierung über feine Löcher in der Leberoberfläche ab. Das Vorgehen entspricht prinzipiell dem Verfahren der ROP-Konservierung der Niere (1), dessen Überlegenheit gegenüber der ischämisch hypothermen Lagerung vor kurzem von ROSS et al. (3) bestätigt wurde.

Aus normalen Lebern sowie vor Beginn der Lagerung der freigespülten Lebern (10 min nach Beginn des Freispülens) und nach 4 und 24 Std Konservierung wurden Gewebeproben entnommen und sofort in flüssigem Sauerstoff mit vorgekühlter Zange eingefroren. Die Proben wurden gefriergetrocknet (Bestimmung des Trockengewichtes aus dem Gewicht nach Gefriertrocknung unter Reduktion um den mit Hitzetrocknung ermittelten Restwasseranteil) und nach Säurefällung die Gehalte an Adeninnucleotiden, Glucose und Lactat im enzymatischen Test bestimmt. Die Glykogengehalte sind durch die nach Säurehydrolyse gefundenen Glucosemengen wiedergegeben. Alle Analysen wurden mit eingeführten Methoden doppelt durchgeführt. Die intracellulär liegenden Adeninnucleotide sowie Glykogen werden pro g Trockengewebe (TG) angegeben, um Verfälschungen der Werte durch bloße Verschiebungen im Flüssigkeitsgehalt der Gewebe zu vermeiden; Glucose und Lactat, die im Gewebewasser gelöst sind, werden pro g Feuchtgewebe (FG) angegeben.

Der D_2O-Anteil am Gewebewasser der Organe wurde an getrennten Gewebeproben durch Gefrierdestillation und NMR-Messung des Destillats bestimmt.
Es werden Mittelwerte $\pm$ Standardabweichungen der Versuchsgruppen angegeben. Signifikanzen wurden mit dem Student-Test berechnet.

Ergebnisse und Diskussion

Die mit RGM bzw. C2 auf D_2O-Basis erreichten D_2O Gehalte des Gewebswassers der Lebern betrugen 84 $\pm$ 5% nach 4 Std und 87 $\pm$ 6% nach 24 Std. Die Auswirkungen des D_2O zeigten sich sowohl im Stoffwechselstatus als auch in der Oedemneigung der konservierten Organe.

Bei ischämisch hypothermer Lagerung fiel besonders der unter D_2O in RGM wie C2 auftretende 2-3 fach (p < 0,001) höhere Lactatanstau auf (Abb. 1), der auf eine höhere anaerobe Energiebereitstellung schließen läßt. Eine entsprechend geringere Verlustrate an cellulären energiereichen Substanzen läßt sich auch zu Beginn der Konservierung nachweisen. So sank das energy charge potential (ECP = ATP + 1/2 ADP / ATP+ADP+AMP) in den ersten 10 min von einem Ausgangswert von 0,67 im Mittel auf 0,58 bzw. 0,60 unter D_2O ab, während es in den beiden H_2O-Gruppen bereits signifikant niedrigere Werte (p < 0,05) von 0,48 bzw. 0,40 im Mittel erreichte. Die diesen Werten entsprechende bessere Erhaltung von ATP ist auf Abb. 2 gut zu erkennen. Nach 4 Std hypothermer ischämischer Lage-

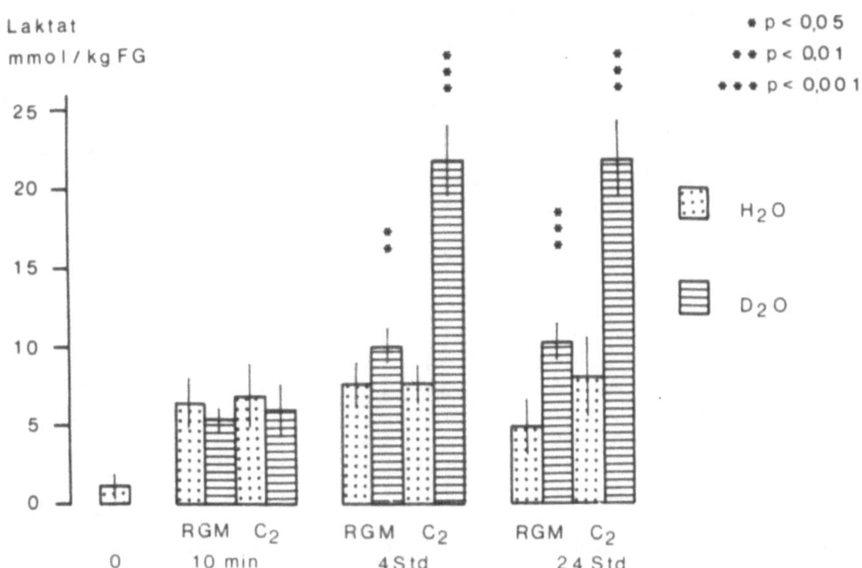

Abb. 1. Lactatgehalte der hypotherm ischämisch gelagerten Lebern. Mittelwerte ± Standardabweichungen, Signifikanz der Unterschiede H_2O – D_2O nach Student Test. n: vgl. Abb. 2

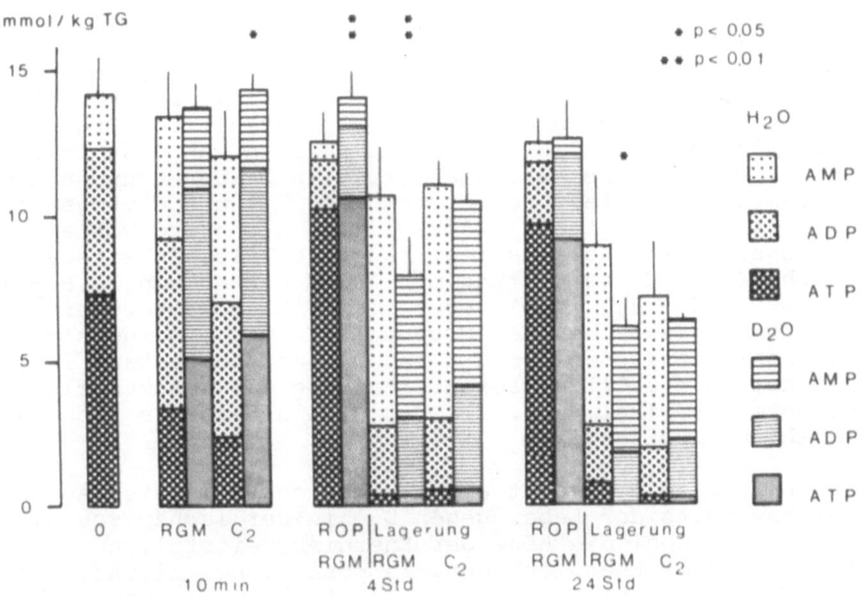

Abb. 2. Gehalte an Adeninnucleotiden der hypotherm ischämisch gelagerten sowie der ROP-konservierten Lebern. Mittelwerte von ATP, ADP und AMP sowie Mittelwerte und Standardabweichungen der Gesamtnucleotidgehalte. Signifikanz der Unterschiede H_2O – D_2O nach Student Test. Normalwerte (0): n=8; Lagerung 10 min, 4 Std, 24 Std. RGM H_2O: n=17, D_2O: n=5; C2 H_2O: n=10, D_2O: n=5. ROP-Konservierung H_2O: n=10, D_2O: n=7

132

rung war der ATP-Abbau in allen Gruppen bis auf minimale Reste
abgeschlossen, so daß sich keine Unterschiede zwischen den H_2O
und D_2O Gruppen im ATP-Gehalt oder dem ECP mehr nachweisen lies-
sen. Neben dieser besseren anaeroben Energiebereitstellung und
dem langsameren Abfall des cellulären Energiepotentials war jedoch der Abbau über AMP hinaus unter D_2O verstärkt, so daß nach
4 und 24 Std signifikant geringere Gesamtnucleotidrestgehalte
resultierten.

Im Glykogengehalt fanden sich keine signifikanten Unterschiede
nach 24-stündiger hypotherm ischämischer Lagerung bei mittleren
Glykogenverlusten von 42,9% bzw. 40,5% der Werte zu Beginn der
Lagerung in den H_2O- und 40,7% bzw. 37,0% in den D_2O-Gruppen.
Der Glucosegehalt der gelagerten Lebern war sehr hoch, zum großen
Teil bedingt durch den Glucosegehalt der Perfusate (RGM: 33 mmol
/l, C2: 139 mmol/l), darüber hinaus zumindest bei RGM durch Frei-
setzung aus Glykogen. Nach 24 Std fand sich ein höherer Glucose-
gehalt in RGM unter D_2O (im Mittel 88,6 gegenüber 65,6 mmol/kg
FG), in C2 dagegen unter H_2O (109,5 gegenüber 82,2 mmol/kg FG).

Die Ödembildung der Leber unter hypothermer Ischämie wurde sehr
stark von D_2O beeinflußt. So blieb in C2 unter D_2O der Quotient
TH/FG bis zur 24. Stunde weitgehend konstant (4 Std: 34,5 $\pm$ 2,1;
24 Std: 35,3 $\pm$ 0,9) nahe dem Normalwert (31,9 $\pm$ 0,7). Unter H_2O
dagegen kam es zur Einlagerung von Flüssigkeit aus dem umgebenden
Lagerungsmedium mit signifikant (p < 0,001) niedrigeren TG/FG
Werten von 28,4 $\pm$ 1,4 nach 4 und 24,2 $\pm$ 1,8 nach 24 Std. Auch bei
RGM hatte nach 4 Std Lagerung nur in H_2O der Flüssigkeitsgehalt
signifikant (p < 0,01) zugenommen (TG/FG 29,3 $\pm$ 2,2 gegenüber
32,4 $\pm$ 0,8 in D_2O). Nach 24 Std kam der Ödemschutz des D_2O aber
hier nicht mehr zum Tragen mit TG/FG Werten von 26,8 $\pm$ 0,7 in
D_2O gegenüber 25,0 $\pm$ 2,8 in H_2O. Die Ergebnisse der ROP-Konservierung zeigten das Bild eines optimal oxygenierten Organs sowohl
mit H_2O- als auch mit D_2O-RGM mit ECP Werten von 0,84 bzw. 0,88
im Mittel, Fehlen eines Lactatanstaus (in beiden Gruppen nach
24 Std sämtliche Werte unter 0,3 mmol/kg KG) und Glykogenwerten,
die nach 24 Std im Mittel 113% bzw. 115% der 4-Std Werte ausmach-
ten (kein signifikanter Anstieg). Auch der Flüssigkeitsgehalt wies
noch nach 24 Std Konservierung mit TG/FG Werten von 30,8 $\pm$ 1,8
(H_2O) bzw. 32,6 $\pm$ 2,3 (D_2O) weder signifikante Unterschiede zum
Normalwert noch zwischen den Gruppen auf. Der einzige signifikante Unterschied zwischen den H_2O und D_2O Werten bestand in einer
signifikant (p < 0,01) besseren Erhaltung des Gesamtnucleotidgehaltes unter D_2O (vgl. Abb. 2), der sich allerdings nach 24 Std
nicht mehr nachweisen ließ.

Die Ergebnisse zeigen somit einmal, daß der teilweise Austausch
des Gewebswassers der Leber gegen D_2O in der ischämisch hypothermen Lagerung sowohl die Höhe der Energiebereitstellung als auch
die Erhaltung des Energiepotentials positiv beeinflußt, den weiteren Abbau der Adeninnucleotide über AMP hinaus aber nicht reduziert. Daneben wird die Flüssigkeitseinlagerung ins Gewebe
durch D_2O stark vermindert - ein Effekt, der eine Parallele zur
früher beschriebenen Schutzwirkung gegenüber osmotischen Ein-
flüssen (4) darstellt. Zum anderen konnten wir zeigen, daß mit
der ROP-Konservierung auch an der Leber die Erhaltung eines sehr
guten Stoffwechselstatus erzielt werden kann, wobei eine weitere

Verbesserung des Konservierungsergebnisses durch D$_2$O nur noch geringfügig in Form einer besseren Erhaltung des Gesamtnucleotidgehaltes über 4 Std möglich war.

Zusammenfassung

Bei ischämisch hypothermer Konservierung von Rattenlebern über 24 Std in Lösungen intra- oder extracellulären Typs bewirkte ein ca. 85%iger Austausch des Gewebswassers gegen schweres Wasser (D$_2$O) eine höhere glykolytische Energiebereitstellung, bessere Erhaltung des Energiepotentials bei allerdings höherem AMP Verlust und eine geringere Oedembildung. Die Konservierung mittels "retrograde oxygen persufflation" (ROP) resultierte in optimaler Erhaltung des Stoffwechselstatus, der durch D$_2$O nur noch geringfügig bezüglich des Gesamtnucleotidgehaltes verbessert werden konnte.

Summary

Rat livers were preserved by ischemic hypothermic storage in extra- or intracellular type solutions for 24 h. A substitution of 85% of the tissue water by deuterium oxide (D$_2$O) resulted in increased glycolytic energy production, better maintenance of the energy potential of the cells but a higher AMP loss, and a reduction of edema formation. Preservation using "retrograde oxygen persufflation" (ROP) resulted in optimal maintenance of the metabolic state which could be further influenced positively by D$_2$O in the total nucleotide content.

Literatur

1. FISCHER, J.H., CZERNIAK, A., HAUER, U., ISSELHARD, W.: A new simple method for optimal storage of ischemically damaged kidneys. Transplantation 25, 43-49 (1978)
2. FISCHER, J.H., ASMUTH, Ch., WENZEL, M.: Asphyxie-Schutz durch Schweres Wasser (D$_2$O). Naunyn-Schmiedebergs Arch. Pharmakol. (Suppl. 1980, im Druck)
3. ROSS, H., ESCOTT, M.L.: Gaseous oxygen perfusion of the renal vessels as an adjunct in kidney preservation. Transplantation 28, 362-364 (1979)
4. WENZEL, M.: Schutzeffekt von schwerem Wasser (D$_2$O) bei der Schädigung von Human-Erythrocyten durch thermische und osmotische Einflüsse. J. Clin. Chem. Clin. Biochem. 14, 185-188 (1976)
5. WENZEL, M., HÖLSCHER, B., GÜNTHERm T., MERKER, H.-J.: Organkonservierung durch Schweres Wasser (D$_2$O): Morphologische und biochemische Untersuchungen an Herz und Leber. J. Clin. Chem. Clin. Biochem. 17, 123-128 (1979)

Priv.-Doz. Dr. J.H. Fischer, Institut für Experimentelle Medizin, Universität zu Köln, Robert-Koch-Str. 10., D-5000 Köln 41

27. Verzögerung der Frühabstoßung von intralienalen Pankreas – Allotransplantaten durch fraktionierte Milzbestrahlung beim Hund[1]

Delay of Early Rejection of Intrasplenic Pancreatic Allotransplants by Fractional Splenic Irradiation in Dogs

M. Casanova, E. Kolb, A. Vollenweider, F. Largiadèr und H. G. Aberle

Chirurgische Klinik A und Klinik für Radiotherapie und Nuklearmedizin , Universitätsspital Zürich

Die Autotransplantation von Pankreas-Mikrofragmenten in die Milz
führt beim total pankreatektomierten Hund zur raschen und blei-
benden Normalisierung des Nüchternblutzuckers. Allotransplantate
hingegen werden auch bei konventioneller Immunsuppression in 2 -
4 Tagen abgestoßen (1, 3). Gewebsmakrophagen spielen bei dieser
Frühabstoßung wahrscheinlich eine wesentliche Rolle (2). Mit den
vorliegenden Experimenten wird der Einfluß der fraktionierten
Milzbestrahlung auf die Frühabstoßung von intralienalen allogenen
Pankreas-Mikrofragmenten untersucht.

Methodik

An 5 Gruppen von 5 - 12 Bastardhunden wurde nach totaler Pankrea-
tektomie die Allotransplantation von Pankreas-Mikrofragmenten in
Suspensionsform ins subcapsuläre Milzparenchym durchgeführt. Die
technischen Einzelheiten dazu wurden bereits früher beschrieben
(3).

(1) Kontrollgruppe ohne Immunsuppression.
(2) Immunsuppression mit Cyclophosphamid (Endoxan 150 mg i.v. prä-
    operativ und 1 mg/kg KG i.v. tgl. vom 1. - 5. postop. Tag)
    und Azathioprin (Imurel 100 mg i.v. präoperativ und 4 mg/kg
    KG i.v. tgl. vom 1. - 5. postop. Tag) während 6 Tagen.
(3) Einmalige Bestrahlung vor der Transplantation mit 4000/5000
    rd der durch eine kleine mediane Laparotomie vorgelagerten
    abgeschirmten Milz, Cyclophosphamid und Azathioprin während
    6 Tagen (Dosierung wie oben).

---

[1] Unterstützt durch Schweiz. Nationalfonds zur Förderung der
wiss. Forschung, Kredit 3.988 - 0.78

(4) Fraktionierte Bestrahlung: Vor der Transplantation 4000/5000
    rd auf die vorverlagerte Milz und zweimalige postoperative,
    percutane Nachbestrahlung der Milz am 2. und 4. postoperati-
    ven Tag mit je 500/1000 rd.
(5) Fraktionierte Bestrahlung wie Gruppe (4), zusätzlich während
    6 Tagen Cyclophosphamid und Azathioprin (Dosierung wie oben).

Resultate

Ein Nüchternblutzuckerwert über 250 mg/100 ml wurde als Abstoßung
angesehen. Verstarb ein Hund normoglykämisch, so wurde der To-
destag als Abstoßungstag gerechnet.

Die Abstoßung erfolgte durchschnittlich in Gruppe (1) 4,1 Tage, in
Gruppe (2) 3,8 Tage, in Gruppe (3) 2,2 Tage, in Gruppe (4) 6,5
Tage und in Gruppe (5) 8,5 Tage nach der Transplantation. Die
Einzelresultate sind in der Tabelle 1 und in den Abb. 1 und 2
aufgeführt.

Tabelle 1. Abstoßungstage nach Pankreasfragment-allo-Transplantation und verschiedener Nachbehandlung (s. Text)

Gruppe	Anzahl Hunde	Abstoßung (Tage postoperativ)
(1)	10	5,4,5,5,6,3,2,4,4,3
(2)	5	3,3,2,2,9
(3)	5	1,3,2,3,2
(4)	12	3,7,7,5,7,7,5,5,6,7,3,16[a]
(5)	6	6[a],9,13,12,7,4

[a] normoglykämisch verstorben.

Diskussion

Die fraktionierte Milzbestrahlung verlängert die Transplantatüberlebenszeit. Hingegen wird durch eine Immunsuppression mit
Cyclophosphamid/Azathioprin allein, sowie auch in Kombination
mit einer einmaligen präoperativen Bestrahlung der vorverlagerten
Milz, keine Verlängerung der Überlebenszeit erreicht. Die Milz
erwies sich als erstaunlich strahlenresistentes Organ. Bei den
verwendeten Dosen bis zu total 7000 rd ergab die Autopsie jeweils
eine fibrosierte Schrumpfmilz mit histologisch herdförmigen Ne-
krosen im Bereich der Transplantatdepots durchsetzt von Makrophagen und Leukocyten. Bei den normoglykämisch verstorbenen Tieren sind noch intakte exokrine und endokrine Pankreasfragmente
nachweisbar. Ob die, trotz fraktionierter Radiotherapie stets
zahlreiche Anwesenheit von Gewebsmakrophagen durch lokale Regeneration oder durch Einwanderung über die Blutbahn erfolgt, kann
nicht beantwortet werden. Die längste Transplantatüberlebenszeit
wird durch die Kombination von fraktionierter Bestrahlung und
Immunsuppression erreicht. Die statistische Signifikanz der Verzögerung der Frühabstoßung wird mit dieser Studie nicht beantwortet.

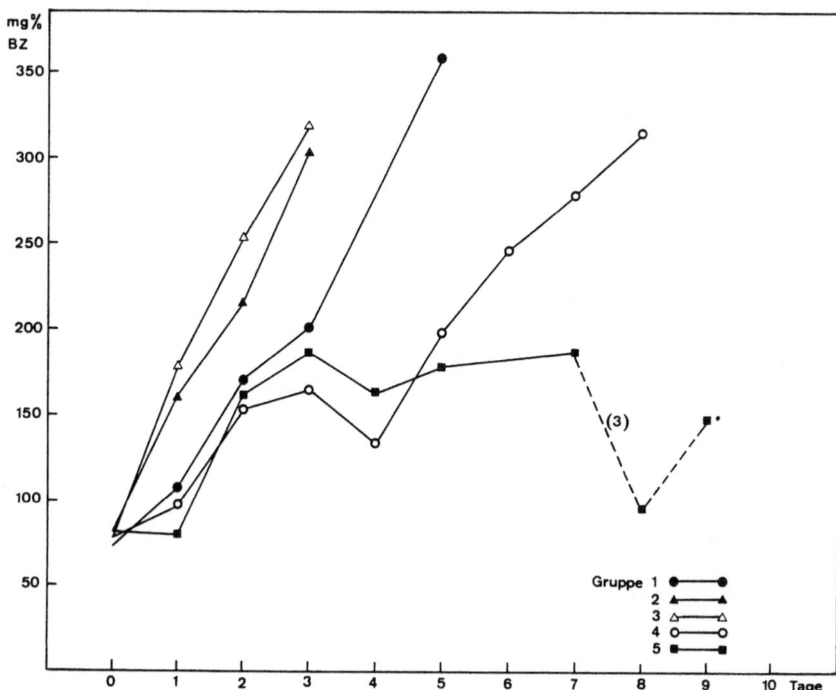

Abb. 1. Mittelwerte der postoperativen Blutzuckerwerte (mg %) nach Pankreas-fragment-allo-Transplantation intralienal. (1) Kontrollgruppe: 10 Hunde; (2) Immunsuppression allein: 5 Hunde; (3) Immunsuppression und einmalige Milzbestrahlung: 5 Hunde; (4) Fraktionierte Milzbestrahlung: 12 Hunde; (5) Immunsuppression und fraktionierte Milzbestrahlung: 6 Hunde, resp. 3 Hunde ab 7. postop. Tag

Zusammenfassung

Anhand der postoperativen Blutzuckerwerte werden die Abstoßungszeiten nach Pankreasfragment-allo-Transplantation in die Milz bei verschiedener Nachbehandlung wiedergegeben.

Die fraktionierte Bestrahlung mit 4000/5000 rd auf die vorverlagerte und abgeschirmte Milz und zweimalige percutane Nachbestrahlung mit 500/1000 rd verlängert die Transplantatüberlebenszeit auf durchschnittlich 6,5 Tage, in Kombination mit Immunsuppression auf 8,5 Tage.

Summary

The influence of local irradiation of the spleen and immunosuppressive drugs (cyclophosphamide and azathioprine) on the rejection of intrasplenic pancreatic allotransplants was studied.

Fractional splenic irradiation (once 4000 - 5000 rad before, twice 500 - 1000 rad after transplantation) prolonged transplant function from 4,1 to 6,5 days, in combination with immunosuppressive therapy to 8,5 days.

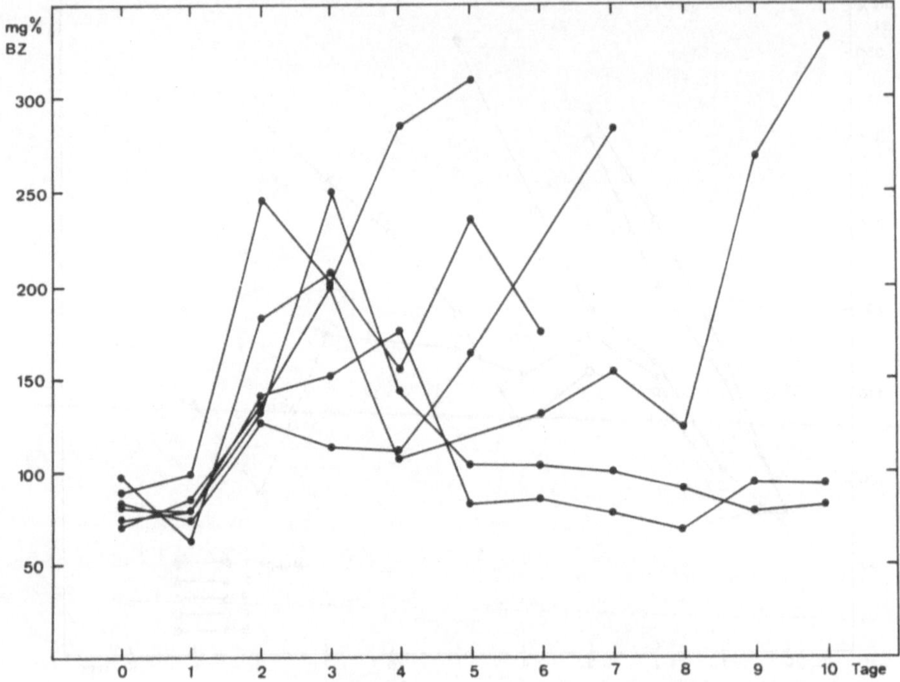

Abb. 2. Postoperative Blutzuckerwerte (mg %) der 6 Hunde von Gruppe (5) nach Pankreasfragment-allo-Transplantation

Literatur

1. KOLB, E., LARDIADER, F.: Frühabstoßung von intraportalen und intralienalen Pankreas-Allotransplantaten. Langenbecks Arch. Chir. Suppl. Chir. Forum, S. 349. Berlin-Heidelberg-New York: Springer 1979
2. KOLB, E., URFER, K., LARGIADER, F.: Early rejection of allotransplanted islets in the dog. Transplant. Proc. 11, 543 (1979)
3. KOLB, E., RUCKERT, R., LARGIADER, F.: Intraportal and intrasplenic autotransplantation of pancreatic islets in the dog. Europ. surg. Res. 9, 419 (1977)

Dr. M. Casanova, Chirurgische Klinik A, Universitätsspital, CH-8091 Zürich

28. Die Wirkung von Cyclosporin A und Cytimun auf die Überlebenszeit von RT-1-allogenen Rattenherztransplantaten

Action of Cyclosporin A and Cytimun on the Survival Time of Accessory Heart Transplants

W. Timmermann[1], R. Y. Calne[2], D. J. G. White[2], D. White[2] und A. Thiede[1]

[1] Aus der Abteilung für Allgemeine Chirurgie (Leiter: Prof. Dr. H. Hamelmann) und dem SFB 111 an der Christian-Albrechts-Universität Kiel und dem
[2] Department of Surgery, University of Cambridge, England (Head: Prof. Dr. R.Y. Calne)

Einleitung

Abstoßungsreaktionen und deren Beherrschung sind nach wie vor Kernprobleme der klinischen Transplantationschirurgie. Neben Corticosteroiden, Azathioprin und ALG, die als "Triple Drug"- oder bei Verzicht auf ALG als "Double Drug"- Therapie Stützpfeiler der klinischen Immunosuppression darstellen, ist eine Reihe weiterer Pharmaka hinsichtlich ihrer Fähigkeit, Abstoßungsreaktionen zu blockieren, untersucht worden. Lediglich Cyclophosphamid hat als nahezu gleichwertiger Ersatz von Azathioprin bei spezieller Indikation Eingang in die klinische Transplantationschirurgie gefunden. Cytimun als Derivat des Cyclophosphamid steht noch vor der klinischen Bewährungsprobe, einige experimentelle Daten gehen auf BOTZENHARD u. LEMMEL (1) zurück. Über erste klinische Ergebnisse bei 36 Nieren- und je 2 Pankreas- und Lebertransplantationen hinsichtlich der Verwendbarkeit von Cyclosporin A wurde kürzlich von CALNE et al. (2) berichtet. Danach scheint Cyclosporin A zur Ausschaltung der Transplantatabstoßungsreaktion durchaus verwendbar zu sein. Im Rahmen der Untersuchungen zur Wirkung des Cyclosporin A bei differenten Organtransplantaten sollen die Ansätze von KOSTAKIS et al. (5), der eine Wirkung von Cyclosporin A auf heterotope Abdominalherzen feststellte, präzisiert und erweitert werden. Folgende Fragen waren zu beantworten:

1. Ist durch Cyclosporin A eine langfristige lokale Organtransplantattoleranz (im Modell: heterotopes Rattenhalsherz) erzielbar?
2. Hat Cytimun eine Wirkung auf die Transplantatüberlebenszeit im gleichen Modell?
3. Sind die Behandlungsergebnisse mit Cyclosporin A und Cytimun hinsichtlich der Transplantatüberlebenszeit und Funktion sowie der Empfängerüberlebenszeit identisch oder gibt es Differenzen?

Material und Methoden

Aus den beiden in kontrollierter Koloniezucht gehaltenen Ratten-
inzuchtstämmen PVG/c (RT-1^C) und DA (RT-1^{av}) (<u>3</u>) wurden 2 unbehandelte Kontrollgruppen (DA → DA, syngen = K1; n = 11; und
PVG → DA, RT-1 inkompatibel = K2, n = 8) und 3 immunosuppressiv
behandelte RT-1-histodifferente (PVG → DA) Versuchsgruppen (A,
15 mg/kg Cyclosporin A/die; B, 15 mg/kg Cytimun/die; C, 5 mg/kg
Cytimun/die) gebildet. Beide Pharmaka wurden erstmalig intraoperativ, dann bis zum 13. postoperativen Tag oral appliziert. Als
Lösungssubstanzen wurden für Cyclosporin A Olivenöl (50 mg/ml)
und Cytimun = ASTA 5211 0,9%ige NaCl-Lösung verwendet. Die Herz-
transplantation wurde in der Technik von HERON (<u>4</u>) durchgeführt.
Die Herzgefäße wurden mittels Cufftechnik heterotop mikrochirurgisch mit den Gefäßen der rechten Halsregion der Empfängerratte
anastomosiert. Alle Transplantate, die einwandfrei aufgrund tech-
nischer Komplikationen wie Blutungen oder Thrombosen versagten,
wurden nicht in die n-Zahlen der Versuchsgruppen aufgenommen.
Zur Erkennung der Abstoßungsreaktionen wurde die Herzfrequenz
manuell überprüft und elektrokardiographisch dokumentiert. Bei
negativem Palpationsbefund und isoelektrischem EKG des transplantierten Herzens oder beim Tod des Tieres erfolgte eine Sektion
mit anschließender histologischer Untersuchung des Transplantates. Als abgestoßen wurden nur die Transplantate gewertet, bei
denen alle 3 Parameter eindeutig waren.

Ergebnisse

Die Tiere der Gruppe K1 (syngene Kontrollgruppe) überlebten mit
schlagenden Transplantaten mehr als 100 Tage. Die Transplantate
in der Gruppe K2 (RT-1 histodifferente unbehandelte Kontrollgruppe) wurden nach $\bar{x}$ = 8,3 ± 1,1 Tagen (n=8) abgestoßen. In der Versuchsgruppe A (Cyclosporin A 15 mg) überlebten alle Tiere, 10/11
Transplantaten > 100 Tage, 1 Transplantat wurde nach 34 Tagen
abgestoßen. In der Gruppe B (Cytimun 15 mg) überlebte 1 Tier mit
funktionierendem Transplantat > 100 Tage. An einer generellen Intoxikation starben zwischen dem 8. und 12. Tag 8 von 9 Tieren.
Die Transplantate zeigten keine Abstoßung. In Gruppe C (Cytimun
5 mg) funktionierten langfristig (> 100 Tage) 6 von 9 Transplantaten, 1 Transplantat wurde am 11. Tag abgestoßen, 2 Ratten verstarben an Infektionen am 13. (Transplantat ohne Abstoßungszei-
chen) und 21. Tag (Transplantat mit mäßigen histologischen Ab-
stoßungszeichen) (Abb. 1).

Die Gegenüberstellung der EKG's der Gruppen K1, K2, A und C (Gruppe B wurde herausgelassen, die EKG-Befunde entsprachen im Prinzip bis zum 10. Tag der Gruppe A bzw. K1) ergab eine Frequenzabnahme bei eindeutiger Abstoßung (Abb. 2). Zwischen den Gruppen
K1 und A wiesen die Transplantate keine signifikanten Frequenz-
differenzen auf. Die Transplantate der Gruppe C zeigten zwischen
dem 5. und 13. Tag eine Frequenzverlangsamung, alle vergleichbaren Frequenzmittelwerte zwischen A und C waren hochsignifikant
different (P < 0,02). Die Signifikanzen wurden mit dem Rangsummen-
test nach Wilcoxon-Mann-Withney berechnet.

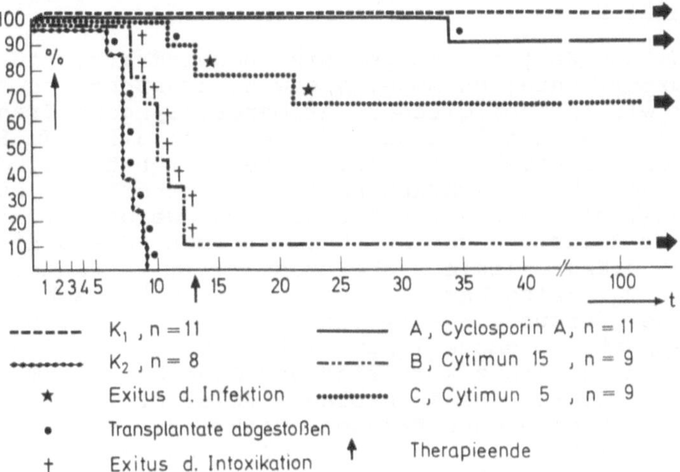

*Abb. 1. Überlebenszeiten von Empfängertieren und Transplantaten der Kontroll-
gruppen K1 und K2 sowie der Versuchsgruppen A, B und C*

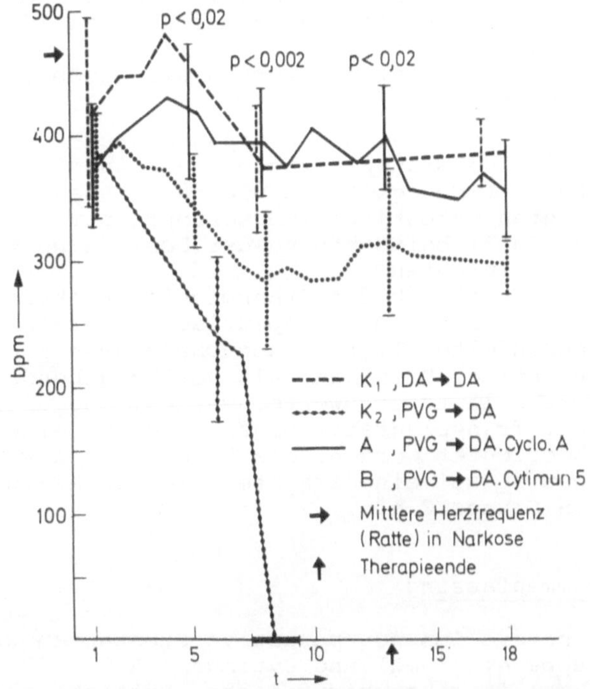

*Abb. 2. Mittelwerte und Standardabweichungen der elektrokardiographisch re-
gistrierten Transplantatherzfrequenzen der Kontrollen (K1 und K2) sowie der
Versuchsgruppen A und C*

142

Diskussion

Die beiden Kontrollgruppen sind beweiskräftig für die Güte des
tierexperimentellen Modells sowohl hinsichtlich operationstechni-
scher wie immunologischer Parameter. Syngene Transplantate überlebten langfristig, unbehandelte stark allogene Recipienten
stießen die Halsherztransplantate gleichförmig, d.h. mit geringer
Streuung, ab. Einschränkend ist die heterotope Lokalisation des
Herzens, denn die Versuchsergebnisse werden nicht bei physiologischer Belastung des Herzens erreicht. Sie sind daher nicht uneingeschränkt klinisch übertragbar. Im Rattenmodell, das aber
andere unverzichtbare Vorteile - immunologische Standardisierbar-
keit der Versuche - aufweist, steht ein brauchbares orthotopes
Transplantationsmodell zur Zeit nicht zur Verfügung. Mit beiden
Pharmaka ist trotz kurzfristiger Gabe bei einem hohen Prozentsatz der Tiere eine Transplantattoleranz induzierbar. Die sicht-
bare, vorübergehende Frequenzabnahme der Halsherzaktionen in
Gruppe C - Vergleich zu K1 und A - kann als Hinweis auf eine vorübergehende Abstoßungskrise gewertet werden. Dabei scheint Cytimun
eine wesentlich geringere therapeutische Breite zu besitzen, wie
die letalen Infektionen in Gruppe C und die letalen Intoxikationen in B andeuten. Erklärend hierfür könnten die unterschiedlich
postulierten Wirkmechanismen diskutiert werden. Während Cytimun
eine generelle Knochenmarksdepression als alkylierende Substanz
herbeiführt, wird Cyclosporin A eine eher spezifische Blockade
der T-Zell-Populationen zugeschrieben (2).

Die Fragen 1-3 sind aufgrund der Ergebnisse folgendermaßen zu
beantworten:

1. Cyclosporin A kann bei passagärer Gabe in über 90% eine langfristige Transplantattoleranz in diesem Modell erzeugen.
2. Für Cytimun gilt die gleiche Aussage für 67%, wesentlich früher
   treten vermutlich immunosuppressiv-bedingte tödliche Infektionen auf; bei Erhöhung der Dosis sind zusätzlich Intoxikationen
   zu befürchten.
3. Bei Vergleich der Transplantat-Elektrokardiogramme zeigen die
   mit Cytimun im therapeutischen Bereich (C, 5 mg/die, 14 Tage)
   behandelten Tiere einen passagären Frequenzabfall der Transplantate. Dies kann als vorübergehende Abstoßungskrise der
   Transplantate gewertet werden. Endgültige Abstoßungsreaktionen
   mit Transplantatversagen sind in beiden Gruppen im Einzelfall
   beobachtet worden. Die beiden letal verlaufenden Infektionen
   deuten auf eine erhöhte Infektanfälligkeit der Empfängertiere
   in Gruppe C hin.

Zusammenfassung

Als neuere immunosuppressive Substanzen wurden Cyclosporin A
(Gruppe A, 15 mg) und Cytimun = ASTA 5122 (Gruppe B = 15 mg, C
= 5 mg) im mikrochirurgischen Rattenhalsherz-Transplantationsmo-
dell untersucht. Je eine syngene (DA → DA) und stark allogene
(PVG → DA) Rattenstammkombination dienten als Kontrollen der ope-
rationstechnischen und immunogenetischen Parameter. Während Cyclosporin A (Gruppe A) in 90% eine lokale Transplantattoleranz er-
möglichte, führte Cytimun bei einer Dosierung von 15 mg/kg/die

(B) in 88% zur letalen Intoxikation der Recipienten, bei einer
Dosierung von 5 mg/kg/die (C) überlebten 67% der Tiere, boten
allerdings elektrokardiographische Hinweise auf mögliche temporäre Abstoßungskrisen zwischen dem 5. und 13. Tag.

Summary

The new immunosuppressive substances Cyclosporin A (group A =
15 mg) and Cytimun = ASTA 5122 (group B = 15 mg, group C = 5 mg)
were tested in rats that received accessory cervical heart transplants. A syngeneic (DA → DA) and a strongly allogeneic (PVG → DA)
strain combination served as controls of operative and immunoge-
netic parameters. Whereas Cyclosporin A (group A) brought about
a local transplant tolerance in 90% of cases, at a dosage of 15
mg/kg per day (group B), Cytimun led in 88% of cases to lethal
intoxication of the recipients. At a dosage of 5 mg/kg per day
(group C), 67% of the animals survived; however, they showed
electrocardiographic evidence of possible temporary rejection
crises between the 5th and the 13th day.

Literatur

1. BOTZENHARD, U., LEMMEL, E.-M.: Immunosuppression und Toleranz-
   induktion durch 3-(2-Chloräthyl)-2-(2-mesyloxyäthylamino)-
   Tetrahydro-2H-1,3,2-Oxazaphosphorin-2-oxid (ASTA 5122). Drug
   Res. 24, 1167-1172 (1974)
2. CALNE, R.Y., ROLLS, K., WHITE, D.J.G., et al.: Cyclosporin A
   initially as the only immunosuppressant in 34 recipients of
   cadaveric organs: 32 kidneys, 2 pankreases, and 2 livers. Lancet 1033-1036 (1979)
3. GÜNTHER, E., ŠTARK, O.: Overview: The major histocompatibility
   system of the rat. Transplant. Proc. 11, 1550-1553 (1979)
4. HERON, J.: A technique for accessory cervical heart transplantation in rabbits and rats. Acta path. microbiol. scand. Sec-
   tion A 79, 366-372 (1971)
5. KOSTAKIS, A.J., WHITE, D.J.G., CALNE, R.Y.: Prolongation of
   rat heart allo-graft survival by cyclosporin A. JRCS Med. Sci.
   5, 280 (1977)

Dr. med. W. Timmermann, Abt. Allgemeine Chirurgie, SFB 111, Labor
Priv.Doz.Dr. A. Thiede an der Christian-Albrechts-Universität
Kiel, Hospitalstraße 40, D-2300 Kiel 1

29. Temporärer Leberersatz durch extrakorporale Pavianleberperfusion beim akuten Leberzerfallskoma

Temporary Hepatic Support by Extracorporeal Baboon Liver Perfusion in Acute Hepatic Failure

M. Fischer,[1] S. v Sommoggy,[1] L. Stötter,[1] P. Bottermann,[1] P. Schleicher[2] und G. Blümel[3]

[1] Chirurgische Klinik und Poliklinik (Komm.Dir.: Prof.Dr.med.W. Theisinger)
[2] II. Med. Klinik und Poliklinik (Dir.: Prof.Dr.med. H. Ley)
[3] Institut für Experimentelle Chirurgie (Dir.: Prof.Dr.med. G. Blümel)
der Technischen Universität München

Als temporärer Leberersatz wurden extrakorporale Perfusionen über frisch entnommene Schweinelebern erstmals von EISEMAN et al. (2) 1965 beschrieben. Alle 8 so behandelten Patienten im Leberkoma verstarben. Durch die Verwendung von Pavian- und Menschenlebern konnten ABOUNA et al. (1) 1972 bessere Ergebnisse erzielen. 1976 berichteten LIE et al. (4) über ihre ersten Ergebnisse mit Pavianleberperfusionen in Deutschland.

Diese Art des temporären Leberersatzes ist indiziert, wenn sich das Bewußtsein bei Patienten mit einer schweren Hepatitis oder nach einer Intoxikation aufgrund eines Leberzerfalls rasch verschlechtert. Als zuverlässiger Parameter für die Schwere des sich entwickelnden Leberversagens am noch wachen Patienten bewährt sich der einfach zu bestimmende Quickwert (3). Sinkt er unter 10% ab und liegen klinisch manifeste Gerinnungsstörungen vor, so ist dies bei leberkranken Patienten ein prognostisch sehr ungünstiges Zeichen.

Technik der extrakorporalen Leberperfusion

Als Spendertiere verwenden wir jugendliche und erwachsene männliche Paviane mit einem Körpergewicht von 10 - 25 kg. Unter aseptischen Bedingungen wird die Leber entnommen. Nach Isolierung der Lebergefäße wird über die Vena portae aus einer Höhe von 70 cm mit eisgekühlter Ringerlösung das Organ blutfrei gespült und auf eine Oberflächentemperatur von 10 - 15°C abgekühlt. Während des Spülvorganges werden die A. hepatica und suprahepatische V. cava inferior kanüliert, die infrahepatische V. cava ligiert. Die gekühlte Leber wird in die Perfusionsapparatur eingebracht.

Dazu verwendeten wir bei unseren ersten Patienten ein aus 3 druck-
und flußgesteuerten Pumpen bestehendes Modell. Die Perfusion der
A. hepatica erfolgte mit einem Druck von 80 - 120 mm Hg, die
Durchströmung der V. portae aus einem offenen Reservoir, 10 - 15
cm über dem Leberhilus, und die Retransfusion des Blutes zum Patienten über eine niveaugesteuerte Pumpe aus einem Reservoir hinter der Leber.

Bei den letzten beiden Patienten verwendeten wir eine einfachere
Apparatur: Hier verzichteten wir auf die Kanülierung der A. hepatica. Das arterielle Patientenblut strömte in ein offenes Reservoir 10 cm über dem Leberhilus, von wo es mittels Schwerkraft die
Leber durchströmte. Die Retransfusion des Blutes zum Patienten erfolgte über eine niveaugesteuerte Pumpe unter Verwendung eines
Mikrofilters im venösen System.

Die gekühlte Primatenleber wird in der Perfusionsapparatur an das
Krankenbett des Patienten gebracht. Mit einem Gemisch von 40°C
warmer Ringer-Dextranlösung wird die Leber aufgewärmt, bevor die
Hämoperfusion mit Patientenblut aus dessen kanülierten oder direkt
punktierten Femoral- oder Brachialgefäßen beginnt. Die Patienten
erhalten Heparin in niedriger Dosierung und Antithrombin III nach
Bedarf substituiert (5).

Funktionskriterien extrakorporal perfundierter Lebern

Die Zeitdauer einer einzelnen Leberperfusion richtet sich in
erster Linie nach dem Zustand des Patienten, dann wesentlich nach
der Leistungsfähigkeit des durchströmten Organs.

Für die Entscheidung am Krankenbett haben sich uns rasch zu bestimmende Parameter, wie das makroskopische Aussehen der Leber,
die Flußrate im Vena-portae-Stromgebiet, der Sauerstoffverbrauch
und die Gallensekretion bewährt. Um die spezifisch entgiftende
Wirkung auf den Eiweißstoffwechsel beurteilen zu können, untersuchten wir in bis zu 39 Einzelmessungen an bisher sechs Patienten die Konzentration der Plasmaaminosäuren vor und hinter der
Leber (Liquimat III der Fa. Kontron).

Eigene Ergebnisse

In den vergangenen drei Jahren behandelten wir 8 Patienten (5
Männer, 3 Frauen) im Leberkoma Stadium IV - V mit insgesamt 41
Pavianleberperfusionen von 622 Stunden Dauer. Der jüngste Patient
war 8, die älteste Patientin 59 Jahre alt. Pro Patient wurden bis
zu 8 Perfusionen, maximal über 29 Stunden Dauer durchgeführt.
Während der Behandlung blieben die Komaepisoden in 7 Fällen unverändert, 22 mal besserte sich der Zustand der Patienten deutlich.
Während oder kurz nach der Perfusion erwachten die Patienten 12
mal. 2 Patienten überlebten 4 Tage nach der letzten Perfusion,
einer konnte die Klinik verlassen.

Während der Behandlung lag bei 5 Patienten ein akutes Nierenver-
sagen vor. Diese Patienten wurden intermittierend dialysiert,
teilweise während der Leberperfusion ultrafiltriert und 4 mal über

kombinierte Leber-Nierenpräparate von Pavianen perfundiert. 4 Patienten entwickelten schwere Lungenfunktionsstörungen. 1 Patient verstarb an einer Sepsis.

Die Zeitdauer einer einzelnen Pavianleberperfusion konnte mit zunehmender Erfahrung von anfänglich 9,5 Std auf durchschnittlich 18,3 Std gesteigert werden. Bei unseren letzten Patienten bemühten wir uns, durch die Verwendung von 2 Pumpsystemen, möglichst kontinuierlich mit verschiedenen Primatenlebern zu behandeln. Unser letzter so behandelter Patient war nach 75 Std kontinuierlicher Perfusion mit 4 Pavianlebern wach und klar orientiert, verschlechterte sich jedoch nach Beendigung der Therapie innerhalb von 20 Std wieder und verstarb schließlich nach zehntägiger Behandlung.

Bei der Beurteilung der Funktionsfähigkeit der Leber muß der Sauerstoffverbrauch mehr als 2 ml O_2/100 g·1 min betragen. Die Gallensekretion ist in engen Grenzen temperaturabhängig. Auf eine Aufwärmung der extrakorporal perfundierten Lebern auf 38 - 38,5 ^{O}C ist daher zu achten. Dann beträgt die Gallensekretion auch nach 15 Std Perfusion mehr als 5 ml/h.

Die Bestimmung der transhepatischen Aminosäuredifferenzen zeigt eine signifikante Verminderung der pathologisch erhöhten Aminosäuren Methionin, Phenylalanin und Tyrosin bei einmaligem Durchtritt durch die Leber. Ebenso steigt der Harnstoff bei einmaliger Leberpassage im Blut signifikant an, wobei der Ammoniak deutlich absinkt. Auch das Glutamat ist nach der Leber signifikant erhöht. Von den ammoniogenen Aminosäuren ist Histidin signifikant erhöht, während bei den übrigen nur geringe Abnahmen, bei Serin sogar eine signifikante Zunahme zu beobachten ist. Arginin nimmt ebenfalls signifikant ab (Abb. 1).

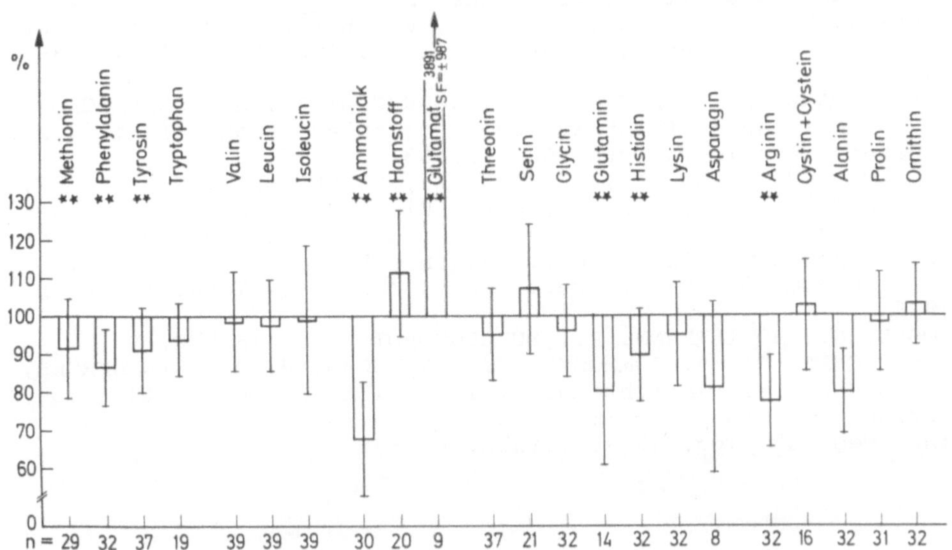

Abb. 1. Transhepatische Aminosäuren-Differenzen bei extrakorporaler Pavian-leberperfusion. Werte vor der Leber = 100 %

Zusammenfassung

8 Patienten wurden mit insgesamt 41 extrakorporalen Pavianleberperfusionen im akuten Leberzerfallskoma behandelt. Nur 1 Patient
überlebte bisher. Die Bestimmung der Funktionskriterien extrakorporal durchströmter Lebern zeigt bei entsprechendem Sauerstoffverbrauch und einer ausreichenden Galleproduktion eine signifikante Verminderung der aromatischen Aminosäuren, eine Erhöhung
des Harnstoffs und eine Verminderung des Ammoniaks als Ausdruck
der biochemischen Leistungsfähigkeit der verwendeten Lebern an.
Die Prognose der schwerkranken Patienten läßt sich nur verbessern,
wenn neben dem temporären Leberersatz die Regeneration der weitgehend zerstörten Leber wieder einsetzt.

Summary

Eight patients in acute hepatic failure were treated by a total
of 41 extracorporeal baboon liver perfusions. Only one has survived to the present. Parameters of good function proved to be
oxygen consumption and bile production. Highly elevated aromatic
amino acids decreased significantly during one single passage
through an extracorporeal perfused baboon liver, as did ammonia
while urea increased significantly.

The prognosis of these very ill patients can be improved only
when the regeneration of their damaged livers starts up again
during temporary hepatic support therapy.

Literatur

1. ABOUNA, G.M., COOK, J.S., FISHER, L.Mc A., STILL, W.J., COSTA,
   G., HUME, D.M.: Treatment of acute hepatic coma by ex vivo
   baboon and human liver perfusions. Surg. 71, 537-547 (1972)
2. EISEMAN, B., LIEM, D.S., RAFFUCCI, F.: Heterologous liver perfusion in treatment of hepatic failure. Ann. Surg. 162, 329-
   345 (1965)
3. HILLENBRAND, P., PARBHOO, S.P., JEDRYCHOWSKI, A., SHERLOCK,
   S.: Significance of intravascular coagulation and fibrinolysis
   in acute hepatic failure. Gut 15, 83-88 (1974)
4. LIE, T., GÜTGEMANN, A., SIEDECK, M., ROMMELSHEIM, K., MÜLLER,
   J., DENGLER, H.J., LELBACH, W.K.: Die Behandlung des Coma he-
   paticum durch extracorporale Perfusion mit Pavian- und Human-
   lebern sowie mit Aktivkohle. Langenbecks Arch. Chir. Suppl.
   Chir. Forum, S. 99-103. Berlin-Heidelberg-New York: Springer
   1976
5. VOGEL, G., BOTTERMANN, P., KUHLENCORDT, M., FISCHER, M.,
   SCHLEICHER, P., v. SOMMOGGY, S., FRITSCHE, H.-M., STEMBERGER,
   A., BLÜMEL, G.: Antithrombin III (AT III) zur Behandlung von
   Gerinnungsstörungen beim akuten Leberversagen. Dtsch. Ges.
   Inn. Med. 85. Tgg. 1979, Verhbd. 477-480

PD Dr. M. Fischer, Chirurgische Klinik und Poliklinik der Technischen Universität München, Ismaningerstraße 22, D-8000 München
80

30. Früh- oder Intervalloperation bei der „akuten Galle". Ergebnisse einer prospektiven kontrollierten randomisierten klinischen Studie

Early or Delayed Operation in Patients with Acute Cholecystitis. Results of a Prospective Randomized Controlled Clinical Trial

D. Schaefer, H. Barth, K. Thon, L. Jostarndt und D. Maroske

Chirurgische Klinik (Leiter: Prof. Dr. H.D. Röher) und Abteilung
für Experimentelle Chirurgie und Pathologische Biochemie (Leiter:
Prof. Dr. W. Lorenz) am Zentrum für Chirurgie der Universität
Marburg

Trotz kontroverser Standpunkte, ob bei der "akuten Galle" zu einem
frühen Zeitpunkt oder im beschwerdefreien Intervall operiert werden soll (2, 5), wurde zur Beantwortung dieser Frage bis heute
nur eine kontrollierte Studie publiziert (4). Es ist schwer ver-
ständlich, daß immer noch aufwendig angelegte Studien veröffent-
licht werden, die zwar von einer ausreichend großen Fallzahl ausgehen, die aber wegen nicht prospektiven und nicht kontrollierten
Studienplans in ihren Aussagen weitgehend wertlos sind (z.B. 1).
Deshalb führten wir zu dieser Fragestellung eine prospektive kontrollierte randomisierte Studie an einem ausreichend großen Pa-
tientenkollektiv durch.

Patienten und Methoden

Von allen zwischem dem 21.7.1977 und dem 20.4.1979 in die Chirurgische Universitätsklinik Marburg eingewiesenen Kranken wurden
60 Patienten, die den Eingangskriterien der Studie (Beschwerdebild
einer "akuten Galle" nicht länger als 7 Tage vor stationärer Aufnahme, Diagnosesicherung durch klinische, laborchemische, röntge-
nologische und Ultraschalluntersuchungen) entsprachen, nach Randomschema zwei Therapiekonzepten zugeteilt: Frühoperation (n=29,
Operation innerhalb 48 Std nach stationärer Aufnahme); Intervall-
operation (n=31, konservative Behandlung bis zum Abklingen der
klinischen Beschwerden; Operation 6-8 Wochen nach Entlassung).
Die Patienten der Intervallgruppe wurden 3 und 5 Wochen nach Abschluß der konservativen Therapie zu einem Betreuungsgespräch ein-
bestellt. Alle Patienten wurden 6 Wochen und 6 Monate nach der
postoperativen Entlassung einer systematischen Kontrolluntersuchung unterzogen, die Anamnese, klinischen Befund, Laboruntersu-
chungen und nach 6 Monaten eine i.v.-Cholangiographie umfaßte.

Ergebnisse

Die Stratifizierung ergab, daß die beiden nach Randomschema gebildeten Patientengruppen sich nicht nach Alter, Geschlecht,
Größe und Gewicht unterschieden. In beiden Therapiegruppen fand
sich je eine Fehldiagnose, so daß 28 bzw. 30 Patienten zur Auswertung kamen.

Alle frühoperierten Patienten konnten gemäß dem Studienplan behandelt und nachuntersucht werden. Von den 30 Patienten der Intervallgruppe verweigerten 4 die geplante Operation. Von den zu
erwartenden 25 Patienten (1 Verstorbener s.u.) erschienen 24 zur
systematischen Kontrolluntersuchung. 6 Patienten mußten vorzeitig
(3 in der 1. Woche nach Klinikaufnahme und 3 innerhalb des 6-
Wochen-Intervalls) operiert werden, da die konservative Therapie
versagte.

Nach den Ergebnissen der Studie von VAN DER LINDEN et al. ($\underline{4}$)
wurden die größten Unterschiede in der Dauer des Krankenhausauf-
enthaltes erwartet (Tabelle 1). So betrug die Liegezeit bei den
frühoperierten Patienten 12,0 (11,0-13,0) [$\bar{x}$ (1.-3. Quartil)]
Tage. Die Liegezeit für die Operation bei der Intervallgruppe
war mit 13,5 (10,0-15,0) Tagen nicht verschieden von der der
Frühoperierten, während die Gesamtliegezeit (konservative und
operative Behandlung) mit 22,0 (21,0-25,0) Tagen hoch signifikant
(p < 0,0001; Mann-Whitney-Test) verlängert war.

Tabelle 1. Liegezeiten bei Früh- bzw. Intervalloperationen zur
Behandlung der akuten Galle. Bei der Gruppe der im Intervall operierten Patienten vermindert sich n aufgrund von 4 Fällen einer
Operationsverweigerung, 3 Fällen eines frühen Versagens der konservativen Therapie und eines Verstorbenen

Behandlungsart	n	Tage [$\bar{x}$ (1.-3. Quartil)]	Signifikanz[a] (gegen Früh- operation)
Frühoperation	28	12,0 (11,0-13,0)	–
Intervalloperation	22		
operativer Aufenthalt		13,5 (10,0-15,0)	n.s.
Gesamtaufenthalt		22,0 (21,0-25,0)	p < 0,0001

[a] Mann-Whitney-Test.

Komplikationen traten in beiden Gruppen selten auf (Tabelle 2).
Eine Patientin verstarb an einer Pankreasnekrose bei zusätzlich
zur Cholecystektomie und Choledochusrevision durchgeführten Pan-
kreatico-Cysto-Gastrostomie. Fadenfisteln schienen in der frühoperierten Gruppe gehäuft aufzutreten, obwohl der Unterschied
(6/28 vs. 1/25) statistisch nicht zu sichern war.

Die Beurteilung des Behandlungserfolges wurde erstmals mit den
Mitteln einer systematischen Kontrolluntersuchung nach 6 Wochen
und 6 Monaten (Quote in allen Fällen > 96% !) erhalten (Tabelle
3): Beide Gruppen zeigten einen gleich guten Behandlungserfolg.

Tabelle 2. Komplikationen bei Früh- bzw. Intervalloperationen zur Behandlung der akuten Galle

Komplikationen	Frühoperation n = 28	Intervalloperation n = 25
Letalität	–	1
Frühkomplikationen[a]		
Serom	–	1
Sekundärheilung	–	1
Nachblutung	–	1
Hämobilie	–	1
Relat. Papillenstenose	1	–
Abriß der Zieldrainage	–	1
Pneumonie	1	1
Spätkomplikationen[b]		
Fadenfistel	6	1
Spätabsceß	–	1
Narbenbruch	–	1

[a] Während des operativen stationären Aufenthaltes.
[b] Bei Kontrolluntersuchung nach 6 Wochen und 6 Monaten.

Tabelle 3. Beurteilung des Behandlungserfolges mittels systematischer Kontrolluntersuchung bei Früh- bzw. Intervalloperationen zur Behandlung der akuten Galle

Behandlungs-erfolg[a]	nach 6 Wochen		nach 6 Monaten	
	Früh-Op	Intervall-Op	Früh-Op	Intervall-Op
1	17/28	20/25	25/28	21/25
2	10/28	4/25	3/28	3/25
3	0/28	0/25	0/28	0/25
4	0/28	0/25	0/28	0/25
Gesamt	27/28	24/25	28/28	24/25

[a] Bewertungskriterien für den Behandlungserfolg: 1 = keine Beschwerden; 2 = in der Regel Wohlbefinden, jedoch gelegentlich leichte Oberbauchbeschwerden sowie typische Speiseunverträglichkeiten, arbeitsfähig, ärztliche Behandlung nicht notwendig; 3 = gelegentlich kolikartige Oberbauchbeschwerden, jedoch kein morphologisches Substrat, das zur Reoperation zwingt. Intermittierend arbeitsunfähig, ärztliche Behandlung notwendig; 4 = Operationsmißerfolg (Choledochuskonkrement mit und ohne Beschwerden, Choledochusstenose, intermittierender Verschlußikterus), notwendige Reoperation, bis nach der Reoperation arbeitsunfähig.

Nach 6 Wochen hatten 17 von 28 frühoperierten und 20 von 25 im Intervall operierten Patienten keinerlei Beschwerden. Nach 6 Monaten verbesserte sich dieses Ergebnis sogar auf 25/28 bzw. 21/25. Operationsbedingte Arbeitsunfähigkeit, Notwendigkeit einer ärztlichen Behandlung oder gar eine Indikation zur Reoperation lagen in keinem Fall vor.

152

Diskussion

Soweit gemeinsame Studienziele (z.B. Liegezeiten, Komplikationen)
untersucht wurden, bestätigen die erhaltenen Ergebnisse die in
(4) veröffentlichten Befunde ebenso wie die in einer vorläufigen
Mitteilung (3) enthaltenen Ergebnisse, die allerdings aus unbe-
kannten Gründen noch nicht endgültig publiziert wurden. Da erstmals mittels systematischer Kontrolluntersuchung die Gleichheit
des Behandlungserfolges beider Verfahren objektiviert werden
konnte, sprechen außer dem hervorstechendsten Ergebnis, nämlich
dem hoch signifikant verkürzten Krankenhausaufenthalt, vor allem
die definitive Sanierung des Grundleidens, die Gefahr des Versagens der konservativen Behandlung und die größere Bereitwilligkeit
des Patienten zur Operation für die Frühoperation. Eine entscheidende Voraussetzung bei der Empfehlung dieses Verfahrens sind die
angewandten verbesserten Diagnosemöglichkeiten, die zu einer Senkung der Fehldiagnoserate von 9,4% (3) und 5,2% (4) auf 3,3% (diese Arbeit) führten.

Zusammenfassung

60 Patienten, bei denen mit definierten Kriterien die Diagnose
einer akuten Galle gestellt worden war, wurden nach Randomliste
entweder einer Frühoperation (n=28) unterzogen oder nach konser-
vativer Behandlung im Intervall (n=30) operiert. Beide Gruppen
waren vergleichbar. Der gesamte Krankenhausaufenthalt betrug für
frühoperierte Patienten 12 Tage, für die im Intervall operierten
Patienten 22 Tage (p < 0,0001). Ein Todesfall in der Intervallgruppe war auf eine Pankreasnekrose zurückzuführen. Bei den sonst
erfaßten Komplikationen schienen lediglich Fadenfisteln bei der
Frühoperation gehäuft vorzukommen. Der erstmals mit den Mitteln
einer systematischen Kontrolluntersuchung erhobene Behandlungserfolg war für beide Gruppen sowohl 6 Wochen als auch 6 Monate
nach der Operation mit der für alle Patienten zutreffenden Beurteilung "sehr gut" oder "gut" gleich. Aufgrund dieser Ergebnisse
kann die Frühoperation bei der akuten Galle als Routinemethode
uneingeschränkt empfohlen werden.

Summary

In a prospective controlled randomized clinical trial, 60 patients
with acute cholecystitis (diagnosed according to well defined
criteria) were allocated ramdomly to early operation (n=28) or
conservative treatment followed by delayed operation (n=30). The
formed groups were well balanced. Total duration of hospitaliza-
tion was 12 days for the early and 22 days for the delayed operation group. One case of death in the second group appeared to be
due to pancreatic necrosis. From other complications recorded,
only stitch sinus seemed to occur more frequently in the early
operation group. For the first time the success of the two therapeutic procedures was evaluated by means of a systematic follow-
up 6 weeks and 6 months after operation. The outcome was the same
in both groups and "very good" and "good" for all patients.
From these results early operation as the routine method for acute
cholecystitis can be recommended unconditionally.

Literatur

1. ARCHIBALD, S.A., COLAPINTO, N.D., FROST, P.: Can. J. Surg. $\underline{22}$, 464 (1979)
2. ESSENHIGH, D.M.: Brit. J. Surg. $\underline{53}$, 1032 (1966)
3. McARTHUR, P., CUSCHIERI, A., SELLS, R.A., SHIELDS, R.: Brit. J. Surg. $\underline{62}$, 850 (1975)
4. VAN DER LINDEN, W., SUNZEL, H.: Am. J. Surg. $\underline{120}$, 7 (1970)
5. WALL, C.A., WEISS, R.M.: Arch. Surg. $\underline{77}$, 433 (1958)

Dr. D. Schaefer, Zentrum für Chirurgie der Philipps-Universität Marburg, Robert-Koch-Straße 8, D-3550 Marburg (Lahn)

31. Verhindert die Flow-limitierte Pfortader-Arterialisation die Nachteile des portocavalen Shunts bei der gesunden und cirrhotischen Ratte?

Does Flow-Limited Portal Arterialization Avoid the Disadvantages of Portacaval Shunts in Healthy and Cirrhotic Rats?

A. Hirner, R. Häring und Th. Karavias

Aus der Chirurgischen Klinik und Poliklinik im Klinikum Steglitz der Freien Universität Berlin (Geschäftsführender Direktor: Prof. Dr. med. R. Häring), Abteilung für Allgemein-, Gefäß- und Thorax-chirurgie

Das Hauptproblem aller portosystemischen Shunt-Operationen ist die Verminderung der Lebergesamtdurchblutung. Eine portale Rest-perfusion nach portocavalem Seit-zu-Seit-, nach mesocavalem oder lateral-splenorenalem Shunt wird immer häufiger in Frage gestellt, bzw. verneint: Dies wäre bei weiterbestehendem Druckgefälle und offener Anastomose auch nicht vorstellbar, physikalisch sogar widersprüchlich (2). Die portocavale End-zu-Seit-Anastomose bringt unter allen Shuntformen die beste portale Drucksenkung. Entsprechend früherer Autoren (1, 4) erscheint es sinnvoll, den Pfortaderstumpf zu "arterialisieren". Logische Voraussetzung jedoch ist, daß der Flow in der arterialisierten Pfortader nicht ansteigt. Bei gleichbleibendem Leberwiderstand stellt sich dann auch der Druck im Pfortaderstumpf zwangsläufig auf den vorbeste-henden Wert ein. Bisherige Tierexperimente erbrachten widersprüch-liche Ergebnisse, insbesondere über die erste po Woche hinaus (1, 3, 4, 5). Ziel dieser Untersuchungen soll es sein, wie sich unter der scharfen Voraussetzung der Flowlimitierung mehrere "Le-berparameter" bis zum 21. po Tag bei lebergesunden und experimen-tell cirrhotischen Ratten verändern.

Material und Methodik

Operationsmodelle (Sprague-Dawley-Ratte, 200 - 350 g):

1. Kontrolle: Keine Operation   (= KON)
2. Scheinoperation: Mit Unterbindung der V. pancreatico-duodenalis   (= SOP)
3. Portocavale End-zu-Seit-Anastomose   (= PCA)
4. PCA mit Arterialisation des Pfortaderstumpes: Aortoportale Interposition von isologer A. carotis   (= ART)

Die Untersuchungen erfolgten am 21. po Tag. Die Cirrhose wurde durch 4-monatige 0,03 %ige Thioacetamid-Zufügung zum Trinkwasser erzeugt. Alle Blutentnahmen erfolgten arteriell.

Thrombocyten, Gesamteiweiß, Transaminasen, alk. Phosphatase,
Cholinesterase und Ammoniak wurden in üblicher Weise, meist mittels Boehringer-Diagnostica bestimmt.

<u>Leberglykogen</u>: Tiefgefrieren, Kochen mit 31 %iger KOH, 3maliges
Waschen mit absolutem Alkohol, Kochen des Sedimentes mit 1 N HCL,
Neutralisieren mit NaOH und Glucose-Bestimmung.

<u>BSP-Test</u>: In Pentobarbital-Narkose i.v. Injektion von 25 mg Brom-
thalein /kg KG und 9 Blutentnahmen innerhalb der folgenden 60 min
(s. Abb. 1), jeweils 30 µl Serum. Hinzufügen von 250 µl N/20 NaOH
und Extinktionsmessung bei 578 nm (gegen Leerwert).

Der Druck in der Pfortader, bzw. im Pfortaderstumpf wurde mittels
Punktion (27er Kanüle, Statham-Druckwandler), der Flow in der
Pfortader, bzw. im Transplantat elektromagnetisch (Statham-Flow-
köpfe) gemessen.

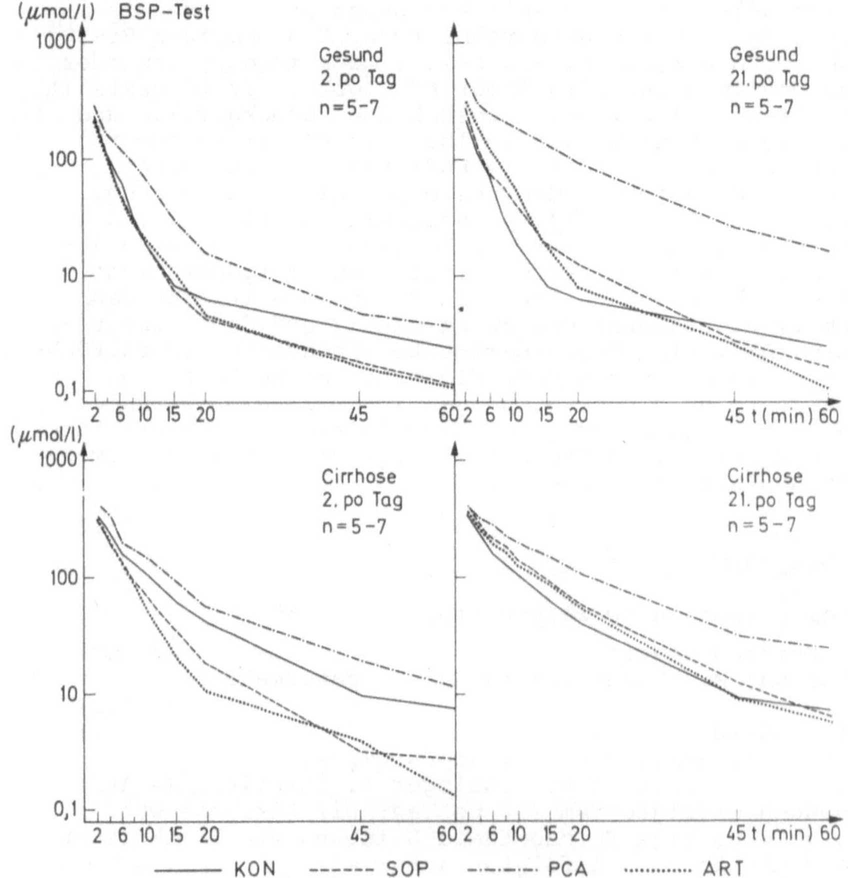

Abb. 1. BSP-Test (Erklärung siehe Text)

<u>Ergebnisse</u> (siehe Tabelle 2)

Die nachfolgenden Ergebnisse sind unter den in Tabelle 1 dargestellten hämodynamischen Voraussetzungen gewonnen. Aus technisch-mikrochirurgischen Gründen ist eine gewisse Flowzunahme im Transplantat um ca. 20 - 30 % während der dokumentierten 3 Wochen nicht zu vermeiden. Höhere Flowwerte (="Überarterialisierung") sind jedoch mit deutlichen negativen Folgen verbunden. Eigene histologische Untersuchungen weisen darauf hin, daß die in der Literatur beschriebenen negativen Folgen der Pfortaderarterialisierung (<u>5</u>) durch Überarterialisierung bedingt sind.

Tabelle 1. Hämodynamische Voraussetzungen für die Arterialisation. Angaben jeweils: $\bar{x} \pm$ SD (n)

		Pfortader		Pfortaderstumpf bzw. Transplantat	
Druck	Gesund	$7,3 \pm 0,4$	(15)	$6,7 \pm 1,3$	(8)
	Cirrhose	$13,1 \pm 1,9$	(15)	$12,0 \pm 2,3$	(6)
(mm Hg)					
Flow	Gesund	$4,7 \pm 0,4$	(10)	$3,8 \pm 1,9$	(10)
	Cirrhose	$3,5 \pm 0,3$	(10)	$2,9 \pm 1,1$	(10)
(ml/min x 100 g KG)					

Die po Letalität wurde innerhalb eines Zeitraumes von 6 Monaten ermittelt: Damit werden Einflüsse durch operationstechnische Änderungen und intercurrente Tierstallinfektionen weitgehend vermieden. Mit Abstand die höchste Letalität hat mit über 60% die Cirrhose-PCA-Gruppe gegenüber 28% bei Cirrhose-ART. Das Körpergewicht ist ein feiner Gradmesser für den Allgemeinzustand eines Tieres:
Durch die Arterialisation wird der bei PCA um ca. 25% eingetretene Gewichtsverlust größtenteils aufgefangen.
Die bei PCA verminderte Lebergesamtdurchblutung ist gleichbedeutend mit einer verminderten Klärfunktion des Leber-RES: Dies führt zu einer Verkürzung der Halbwertzeit der "endotoxinbeladenen" Thrombocyten. Die PCA-induzierte Leberatrophie führt zur Verminderung der Syntheseleistungen, z.B. des Gesamteiweiß (auch der Albumin-Fraktion in der Elektrophorese) und der Cholinesterase. Warum die Cholinesterase bei Cirrhose-KON- gegenüber gesunden KON-Tieren signifikant erhöht ist, ist derzeitig nicht zu erklären. Die Transaminasen sind nach PCA am 21. po Tag kaum noch erhöht, ganz im Gegensatz zum 2. po Tag (SGOT 102, bzw. 193 U/l) wegen histologisch gesicherter Leberzellnekrosen. Das Serum-Ammoniak steigt nach PCA deutlich, nach ART nur mäßig an. Nach PCA kommt es zum massiven Abfall des Leberglykogens. Wahrscheinlich ist es das bei ART pro Zeiteinheit mehr rezirkulierende Insulin, was zumindest eine mittlere Glykogenspeicherung ermöglicht. Der Glykogenanstieg bei Cirrhose von KON zu SOP ist durch die postoperativ nur 0,015 % TAA-Trinkwasserkonzentration zu erklären.

Tabelle 2. Ergebnisse. Angaben jeweils für den 21. po Tag in: $\bar{x} \pm$ SD (n)

	Gesund				Cirrhose			
	KON	SOP	PCA	ART	KON	SOP	PCA	ART
Letalität (%)		0 (39)	14 (50)	12 (51)		9 (22)	61 (44)	29 (28)
Körpergewicht (% vom OP-Gewicht)		123	76	107		1o2	73	93
Lebergewicht (g/100 g KG)	3,8 0,6 (72)	3,4 0,5 (40)	2,0 0,4 (41)	3,3 0,5 (34)	4,9 0,8 (29)	4,7 0,7 (24)	2,8 0,5 (18)	5,0 1,1 (19)
Thrombocyten (x $10^3/mm^3$)	827 184 (10)	945 197 (10)	402 119 (10)	978 145 (10)	924 270 (10)	941 189 (10)	530 253 (10)	1080 292 (10)
Gesamt-Eiweiß (g/l i.S.)	63,1 3,5 (10)	62,9 3,8 (10)	49,1 6,1 (10)	64,2 6,5 (10)	61,o 6,0 (10)	61,7 7,8 (10)	43,1 6,4 (10)	58,6 5,1 (1o)
Cholinesterase (U/l i.Pl.)	321 74 (35)	346 108 (26)	261 86 (28)	409 93 (23)	464 147 (30)	451 181 (22)	250 106 (23)	354 1o3 (2o)
SGOT (U/l i.Pl.)	44 1o (32)	40 15 (21)	81 49 (23)	46 21 (15)	41 1o (26)	51 12 (14)	55 28 (17)	36 9 (15)
Alk. Phosphatase (U/l i.Pl.)	294 116 (27)	283 104 (18)	463 133 (14)	244 38 (15)	433 120 (21)	450 220 (11)	510 128 (11)	325 108 (12)
Ammoniak (μmol/l i.Pl.)	36 12 (15)	24 6 (1o)	282 45 (10)	112 25 (5)	49 11 (1o)	60 22 (5)	193 22 (5)	149 28 (5)
Glykogen (g/100 g Feuchtgewicht)	5,o 1,5 (1o)	4,3 1,5 (7)	1,4 1,4 (8)	2,9 0,7 (8)	0,8 0,4 (10)	2,5 0,8 (7)	0,5 0,4 (7)	1,4 o,5 (6)

Zur Abb. 1 des BSP-Testes ist wenig hinzuzufügen: Beim Früh-Test
(2. po Tag) sind SOP und ART aufgrund Enzyminduktion und/oder po
veränderter Hämodynamik besser als KON. Beim Spät-Test (21. po
Tag) liegen KON, SOP und ART dicht beeinander, lediglich die PCA-
Gruppe ist sowohl in der frühen, flowabhängigen Eliminations-Phase
als auch in der späten Exkretionsphase deutlich verlangsamt.

Alle Untersuchungen weisen signifikant darauf hin, daß durch die
zusätzliche Pfortaderarterialisation die Nachteile einer alleinigen PCA mehr oder weniger verhindert werden können. Die allgemein
skeptische Einstellung zu dieser Operationsmethode sollte zumindest für den experimentellen Bereich überdacht werden.

Zusammenfassung

Durch eine zusätzliche Pfortaderarterialisation können die Nachteile einer alleinigen portocavalen End-zu-Seit-Anastomose bei
der lebergesunden und cirrhotischen Ratte weitgehend vermieden
werden: Die Lebergesamtperfusion bleibt als wesentliche Voraussetzung für deren Funktion erhalten, insbesondere die RES-Klär-
funktion, die Syntheseleistung und biliäre Exkretion. Voraussetzung ist eine flow- und damit druckadaptierte Arterialisations-
technik.

Summary

The disadvantages of portacaval end-to-side shunt concerning hepatic function can be avoided by additional portal arterialization
in healthy liver and cirrhotic rats. The maintenance of total
liver perfusion is the cause of good RES clearance, nearly normal
capacity of synthetic functions and normal biliary excretion.
Flow and thereby pressure-adapted technique of arterialization is
necessary.

Literatur

1. ADAMSONS, R.J., ARIF, S., BABICH, A., BUTT, K., LAM, A., MIN-
   KOWITZ, St.: Arterialization of the liver in combination with
   portacaval shunt in the dog. Surgery, Gynecology & Obst. 140,
   594-600 (1975)
2. FULENWIDER, T.J., NORDLINGER, B.M., MILIKAN, W.J., SONES, P.J.,
   WARREN, W.D.: Portal pseudoperfusion. Ann. Surg. 189, 257-268
   (1979)
3. LECOMPTE, Y., FRANCO, D., MARTIN, E.D., BISMUTH, H.: Liver
   arterialization with portacaval shunt in the cirrhotic rat.
   Surgery 75, 161-168 (1974)
4. MATZANDER, U.: Methode und Technik der druckadaptierten Leber-
   arterialisation mit portocavaler Anastomose. Chirurg 45, 226-
   231 (1974)
5. McCREDIE, J.A., DOGGART, J.R., WELBOURN, R.B.: Total arterialization of the liver. Br. J. of Surgery 45, 83-100 (1958)

Dr. med. A. Hirner, Universitätsklinikum Steglitz, Chirurgische
Klinik und Poliklinik, Abt. f. Allgemeinchirurgie I, Hindenburg-
damm 30, D-1000 Berlin 45

32. Quantitative Veränderungen der portalen und arteriellen Blutversorgung der Leber nach portosystemischen Shuntoperationen

Quantitative Changes of Portal and Arterial Blood Supply of the Liver Following Porta-Systemic Shunting Procedures

Ch. Brölsch, M. Grün, P. Neuhaus, und W. Andreczewski

Klinik für Abdominal- und Transplantationschirurgie (Leiter:
Prof. Dr. R. Pichlmayr) der Medizinischen Hochschule Hannover
und Medizinische Klinik des Städtischen Krankenhauses Schwein-
furth (Leiter: Prof. Dr. Koch)

Ein Vorteil selektiver Shuntoperationen gegenüber direkten portocavalen Anastomosen bei Lebercirrhose und portaler Hypertension
liegt in der Aufrechterhaltung einer besseren Leberdurchblutung
und daraus resultierender Vermeidung einer Leberzellinsuffizienz
($\underline{4}$, $\underline{5}$). Bisherige Untersuchungen weisen darauf hin, daß die ver-
bliebene Pfortaderperfusion nach selektiven Shunts den leber-
funktionsstabilisierenden Effekt verursacht ($\underline{5}$), während der
Einfluß der arteriellen Restperfusion in dieser Hinsicht weniger
entscheidend ist. Klinische Untersuchungen weisen aber darauf
hin, daß auch bei selektiven Shunts erhebliche Veränderungen der
Leberdurchblutungsmenge auftreten ($\underline{3}$), so daß günstige Ergebnisse
nach selektiven Shuntoperationen eher der Selektion der Patienten
zugeordnet werden könnten, als der hämodynamisch günstigeren
Shuntform. Zur Prüfung dieser Vorstellung untersuchten wir die
Veränderungen der portalen und arteriellen Leberdurchblutung nach
verschiedenen Shuntoperationen in der normalen und cirrhotischen
Rattenleber mittels einer mikrosphären Embolisationsmethode.

Material und Methoden

Bei männlichen Albino-Ratten (Gew. 350 g) wurden in Äthernarkose
folgende Shuntoperationen durchgeführt: portocavale End/Seit Anastomose (PCA, n = 42); portocavale Seit/Seit Anastomose (PCA-SS,
n = 12); modifizierte portocavale Anastomose (m-PCA, n = 12);
splenocavale Anastomose (SCA, n = 14) und portocavale Transposition (PCT, n = 12). Je die Hälfte der Tiere hatte eine durch Thio-
acetamid induzierte Lebercirrhose (0,3 g/l Trinkwasser). Die hämodynamischen Untersuchungen erfolgten in Pentobarbitalnarkose
(5 mg/100 g KG i.p.). Die systemische Zirkulation wurde durch
Messung der ICG-Erscheinungszeit mit Hilfe der Ohrdensitometrie
und der zirkulierenden Blutmenge durch 131-J- RIHSA bestimmt.
Die Berechnung des Herzminutenvolumens (HMV) erfolgte nach dem
"Vierordtschen" Prinzip in der Variation nach WOLLHEIM ($\underline{6}$). Die

Organdurchblutung wurde durch eine HMV-Fraktionierungsmethode
mittels Injektion von 131-J -MAA in die A. carotis und Messungen
der Organaktivität im Szintillationszähler bestimmt. In Kenntnis
der Prozentanteile der Einzelorgane und in Kenntnis des HMV wurden
die pro Organ HMV Fraktionen in Flußwerte (ml/min/100 g KG bzw.
ml/min/g) umgerechnet. Die Messung erfolgte 7 Tage postoperativ.

Ergebnisse und Diskussion

Die Gesamtdurchblutung der normalen Leber betrug 10,88 $\pm$ 1,5 und
bei Cirrhose 16,45 $\pm$ 2,86 ml/min/100 g KG. Nach PCA sank die
Durchblutung der normalen Leber um 50% auf 5,40 $\pm$ 0,47 und der
cirrhotischen Leber um 85% auf 2,36 $\pm$ 0,58 ml/min/100 g KG. Nach
PCA-SS, nach m-PCA, SCA und PCT war die Gesamtdurchblutung der
cirrhotischen Leber signifikant erhöht gegenüber PCA. Bei normaler
Leber waren die Durchblutungsverminderungen bei keiner Shuntform
signifikant gegenüber PCA, wobei die Veränderungen nicht den Grad
des Abfalls der cirrhotischen Leber erreichten (Abb. 1).

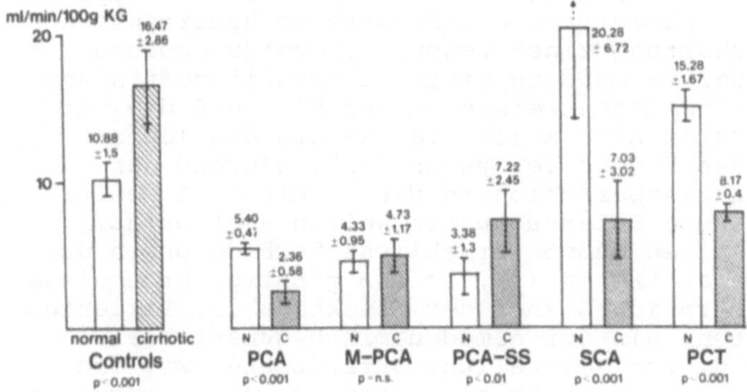

*Abb. 1. Veränderung der Gesamtleberdurchblutung der Ratte nach portosystemi-
schen Shuntoperationen 7 Tage post op*

Der Anstieg der Gesamtdurchblutung nach SCA und PCT ist vorerst
hämodynamisch nicht zu erklären. Die SCA-Shuntform der normalen
Leber war mit einer hohen Rate von Thrombosen und Begleitpankrea-
titiden behaftet, so daß toxische Einflüsse der Organdurchblutung
letztlich nicht auszuschließen sind. Der starke Durchblutungsab-
fall der cirrhotischen Leber nach PCA kann durch die übrigen
Shuntformen deutlich verhindert werden und beträgt bei SCA und
PCT immer noch 50% der Ausgangsdurchblutung.

Die systemische Zirkulation zeigt nach jeder Shuntoperation auch
bei normaler Leber eine signifikante Erhöhung im Sinne eines
"hyperdynamic state". Bei Lebercirrhose ist dieser Zustand bereits
präoperativ manifest, so daß keine Kompensationsmechanismen mehr
hinzutreten können (Abb. 2). Die Veränderungen sind nicht als
spezifisch für eine Shuntform erkennbar (1).

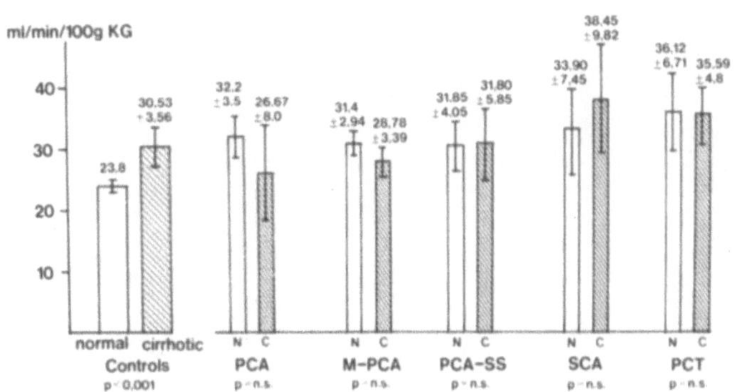

Abb. 2. Veränderungen im Herzminutenvolumen der Ratte nach portosystemischen Shuntoperationen 7 Tage post op.

Der Anteil der Leberdurchblutung am HMV betrug bei normaler Leber 42,8 ± 6,5 %, wobei auf die arterielle Versorgung 5,1 ± 2,1% vom HMV entfielen (Abb. 3). Die cirrhotische Leber zeigte eine signifikante Mehrdurchblutung von 63% des HMV mit einem arteriellen Anteil von 9,07 ± 1,07 % am HMV.

Diese Veränderungen sind eindeutig bedingt durch die Gesamtsteigerung des HMV wie auch durch die partielle Steigerung der arteriellen Durchblutung. Gemessen am Perfusionsindex (Durchblutung pro g Lebergewicht) zeigte sich keine signifikante Verbesserung. Die normale Leber hatte eine Durchblutung von 2,02 ± 0,4 und die cirrhotische Leber von 2,18 ± 0,38 ml/min/g LG (p = nicht signifikant). Nach PCA erfolgte in der normalen Leber ein Anstieg der arteriellen Versorgung um 150%, während bei Lebercirrhose keine arterielle Mehrdurchblutung erfolgte. Bei PCA-SS erfolgte jedoch eine signifikante Steigerung der arteriellen Mehrdurchblutung um über 60% auf 15,24% vom HMV. Bei Lebercirrhose war bei m-PCA, SCA und PCT die portale Restperfusion signifikant vermindert. Die Durchblutung wurde bei m-PCA zu 80%, bei SCA zu 60% und bei PCT zu 55% durch die A. hepatica geliefert. In der Gesamtdurchblutung scheint die arterielle Versorgung der konstantere Faktor zu sein, der nur im Falle der PCA-SS und m-PCA eine signifikante Erhöhung gegenüber dem Ausgangswert zeigte. Im Falle sicherer portaler Restdurchblutung, wie bei SCA und PCT, scheint die arterielle Mehrdurchblutung, möglicherweise als Ausdruck einer veno-vasomotorischen Reaktion (2), nicht weiter steigerungsfähig zu sein. Beim PCA-SS könnte durch Entwicklung eines Pfortaderabflußsyndroms eine maximale Dilatation der Arterie erfolgt sein. Beim m-PCA und Lebercirrhose erfolgt durch die intrahepatische Druckerhöhung keine wesentliche Restdurchblutung der Leber mehr mit Pankreasblut, so daß eine endotoxinbedingte Gefäßreaktion der Leberarterie möglich ist.

Schlußfolgerungen

Im Tierversuch führen selektive Shuntoperationen einschließlich portocavaler Seit/Seit Anastomose zu einer Mehrdurchblutung der

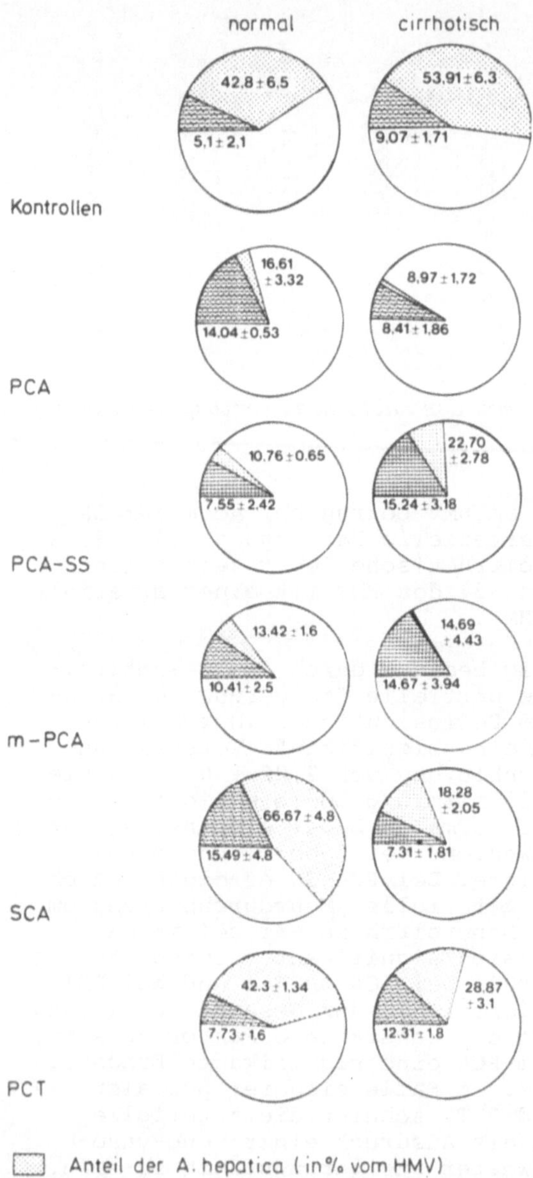

Abb. 3. Anteil der arteriellen Durchblutung an der Gesamtleberdurchblutung der Ratte nach portosystemischen Shuntoperationen 7 Tage post op.

Leber verglichen mit portocavalen End/Seit Shunts. Diese Mehrdurchblutung ist anteilsmäßig weniger durch portale Restperfusion bedingt, als vielmehr durch entsprechende arterielle Kompensation. Darüberhinaus ist die portale Restperfusion ein nicht
sicher zu erfassender und langdauernder Faktor der Leberdurch-

blutung gerade bei Lebercirrhose. Die Erfassung portaler hämo-
dynamischer Parameter bei Shuntoperationen in der Klinik verliert
dadurch an prognostischer Relevanz. Eine Methode der Erfassung
arterieller Kompensationsbereitschaft dürfte in dieser Hinsicht
bedeutsamer sein.

Summary

Hepatic hemodynamic alterations following various porta-systemic
shunting procedures were evaluated in the normal and cirrhotic
rat liver using a microsphere embolization method. The aim of
the study was to differentiate the hepatic arterial and portal
venous contribution in a defined cirrhotic rat liver model following total shunting procedures and to determine residual portal
blood supply after selective shunt procedures intended to prevent post shunt liver failure. Experimentally selective shunt
procedures such as mesentericocaval shunt, splenocaval shunt,
portacaval transposition and even portacaval side/side shunting
lead to improved hepatic blood supply compared with total end/
side shunting. Improvement of liver blood supply is caused rather
by arterial compensation than by residual portal blood perfusion.
The amount of portal blood supply is not related to a specific
type of selective shunt. Evaluation of hepatic arterial compensa-
tory capacity is a more reliable method of predicting total liver
blood supply following any shunt procedure.

Literatur

1. GRÜN, M., LIEHR, H., RASENACK, U.: Die modifizierte portocavale Anastomose der Ratte. Verh. Dtsch. Ges. Inn. Med. 83,
   507 (1977)
2. LUTZ, J., PEIPER, U., BAUEREISEN, E.: Auftreten und Verhalten
   veno-vasomotorischer Reaktionen in der Leberstrombahn. Pflü-
   gers Arch. 299, 311 (1968)
3. MAILLARD, J.N., FLAMANT, Y.M., HAY, J.M., et al.: Selectivity
   of the distal splenorenal shunt. Surgery 86, 663 (1979)
4. RIKKERS, L.F., RUDMAN, D., GALAMBOS, J.T. et al.: A randomized,
   controlled trial of the distal splenorenal shunt. Ann. Surg.
   188, 271 (1978)
5. WARREN, W.D., SALAM, A.A., HUTSON, D., ZEPPA, R.: Selective
   distal splenorenal shunt. Arch. Surg. 108, 306 (1974)
6. WOLLHEIM, E., LANGE, K.: Die Kreislaufzeit und ihre Beziehung
   zu anderen Kreislaufgrößen. Verh. Dtsch. Ges. Inn. Med. 43,
   134 (1931)

Priv. Doz. Dr. med. Ch. Brölsch, Klinik für Abdominal- und Transplantationschirurgie, Medizinische Hochschule Hannover, Postfach
180, D-3000 Hannover 61

33. Entfällt

34. Somatostatin in der Behandlung der experimentellen akuten Pankreatitis

Somatostatin in the Treatment of Acute Experimental Pancreatitis

M. Clemens[1], J. O. Jost[1], K. D. Badura[1] und H. Wagner[2]

[1] Chirurgische Klinik und Poliklinik der Universität Münster, Allgemeinchirurgie (Direktor: Prof. Dr. H. Bünte)
[2] Medizinische Universitäts-Klinik Münster, Abteilung B (Direktor: Prof. Dr. U. Gerlach)

Weder in klinischen noch tierexperimentellen Untersuchungen konnte bislang eine eindeutige protektive Wirkung medikamentöser Therapien auf die akute Pankreatitis erbracht werden. Insbesondere die Studien des MRC Multicentre Trial bezüglich des Trasylols und Glukagons sowie die multizentrische klinische Doppelblindstudie über das Calcitonin erbrachten keinen signifikanten therapeutischen Effekt. Das Somatostatin (GHIF) konnte durch radioimmunologische und immunhistochemische Untersuchungen im Hypothalamus, Magen, Dünndarm sowie den D-Zellen der Langerhansschen Inseln nachgewiesen werden (3). Neben einer Suppression des STH wurde auch die Hemmung der Insulin-, Glukagon- und Gastrinfreisetzung beobachtet. Nach in vitro-Applikation von Somatostatin (GHIF) trat eine Hemmung der Exocytose mit entsprechender Zunahme der Zellgranula auf, so daß der Wirkungsmechanismus auf einer Hemmung der Freisetzung, nicht jedoch auf einer Synthesehemmung beruht. Auf Grund dieser hemmenden Wirkung von Somatostatin (GHIF) auf die gastrointestinalen Hormone (2) bestand das Ziel der vorliegenden Untersuchung darin, eine tierexperimentell erzeugte akute Pankreatitis durch Gabe von Somatostatin (GHIF) zu beeinflussen (1).

Material und Methodik

Bei 20 Göttinger Minischweinen wurde eine akute Pankreatitis durch Implantation eines 2,5 mm starken T-Drains in den Ductus pancreaticus und nachfolgender Applikation von 40 ml Urografin 60%ig ausgelöst. Der in das Duodenum abführende Schenkel wurde auf 1/3 seines ursprünglichen Durchmessers eingeengt und somit die Bedingungen wie bei einer Papillenstenose erzeugt. Mit dieser Versuchsanordnung konnte ein reproduzierbares Modell zur Auslösung einer akuten Pankreatitis geschaffen werden. Zur therapeutischen Beeinflussung der akuten Pankreatitis wurde lineares Somatostatin (GHIF) verwandt. Gegen Ende der Operation erhielten die Tiere zunächst 250 mcg Somatostatin (GHIF) im Bolus. Darauf erfolgte we-

gen der geringen Halbwertszeit eine Dauerinfusion über 10 Std
mit 2.500 mcg Somatostatin (GHIF). Das Tierkollektiv wurde in
eine unbehandelte (n=9) und eine mit Somatostatin (GHIF) behandelte Kontrollgruppe (n=11) aufgeteilt.

Ergebnisse und Schlußfolgerungen

Die Amylasewerte der unbehandelten Tiere (n=9) zeigten einen
postoperativ einsetzenden steilen Anstieg. Das Maximum der ge-
mittelten Werte lag zwischen dem 1. und 3. postoperativen Tage
und war bis auf das 10- bis 15-fache der Norm (400 - 1100 I.E.)
erhöht. Im weiteren Verlauf zeigte sich ein kontinuierlicher Abfall mit ausgeprägten Standardabweichungen, die für unterschiedlich starke entzündliche bzw. nekrotisierende Parenchymverände-
rungen bei den einzelnen Tieren sprachen. Die Ausgangswerte waren
am 13. Tag p.op. noch nicht wieder erreicht. Im 24-Std-Profil
ließ sich zeigen, daß das Maximum nach 5 Std p.op. erreicht war
mit nachfolgender Ausbildung eines Plateaus.

Das Maximum der Mittelwerte bei der mit Somatostatin behandelten
Kontrollgruppe (n=11) lag bei 5000 I.E. am 2. Tag p.op. und
differierte somit um 3000 I.E. zu den Werten des unbehandelten
Kollektivs. Der Amylaseanstieg erfolgte während der 1. - 10.
Stunde p.op. In der Profilkurve eines Einzeltieres ließ sich
zeigen, daß der Amylaseanstieg unter Somatostatin unterdrückt
wurde und erst nach Absetzen der Therapie ein Anstieg erfolgte.
Das Verhalten der Amylasekurven - verzögerter Anstieg, geringere
Maxima - ist als eindeutiger Schutzeffekt des Somatostatins zu
werten, wobei die Hemmung der Enzymsekretion - Enzymmengen, die
sich somit nicht am tryptischen Prozeß beteiligen können - als
wirksamer Mechanismus angesehen werden muß.

Die Mittelwerte der Blutzuckerbestimmung der unbehandelten Tiergruppe zeigt am 2. Tag p.op. eine Erhöhung auf 150 mg%, die damit
über dem Normbereich (70 - 130 mg%) lag. Die große Standardabweichung zwischen dem 1. und 3. Tag p.op. war kennzeichnend für
die pathologischen Vorgänge im Pankreas, die im Rahmen der akut
entzündlichen Abläufe auf den Inselapparat und damit die Blut-
zuckerregulation betrafen. Die Profilkurve eines Einzeltieres
ergab einen kontinuierlichen Anstieg der Blutzuckerwerte, die
ihr Maximum mit 500 mg% in der 10. postoperativen Stunde zeigte.

Die Blutzuckerwerte der behandelten Tiergruppe zeigten einen fast
gradlinigen Verlauf, der den Bereich der Normwerte nicht verließ.
Bei der Auswertung der Stundenprofile ergab sich ein Anstieg bis
über die Grenze des Normwertes mit einem Maximum zwischen der 5.
und 10. Stunde. Die Höchstwerte der unbehandelten Tiere, die das
5-fache der Ausgangswerte betrugen, wurden jedoch nicht erreicht.
Das Einzelprofil zeigte erwartungsgemäß einen Anstieg der Blutzuckerwerte nach Absetzen der Somatostatin-Applikation, die als
Rebound-Effekt mit nachhinkender Hemmung der Insulinproduktion
angesehen werden muß.

Die Bestimmung der Gastrinwerte ergab bei der unbehandelten
Gruppe im Stundenprofil eine Erhöhung auf das Doppelte der Norm
(90 - 170 I.E.), während unter Somatostatin ein gleichmäßiger

Kurvenverlauf erzielt wurde. Das Absetzen der Medikation führte
dann im Sinne eines Rebound-Effektes zu einem kontinuierlichen
Anstieg, der nach 26 Std fast die doppelte Höhe des 10-Stunden-
Wertes erreichte.

Die Glukagon-Werte zeigten bei der unbehandelten Tiergruppe am
2. und 3. postoperativen Tag einen Anstieg auf das Doppelte der
Normwerte (400 - 1100 pg/ml). Dies bestätigte eine zu erwartende
Mitbeteiligung der Glukagon-produzierenden A-Zellen im Rahmen
der allgemeinen pathologischen Vorgänge.

Unter Gabe von Somatostatin konnte in der ersten Stunde p.op. für
die Dauer der Applikation ein Absinken der Werte von 1100 auf
600 pg/ml beobachtet werden, die in eine Plateaubildung mündete.
Nach Beendigung der Somatostatin-Infusion erfolgte ein erneuter
Anstieg auf 1100 pg/ml.

Sowohl in den 24-Stunden wie auch Stundenprofilkurven zeigte sich
bei den behandelten und unbehandelten Tiergruppen ein normaler
Verlauf der Insulinwerte, die den Standardbereich nicht verließen.
Eine Suppression mit nachfolgendem Rebound-Effekt ließ sich hier
nicht aufzeigen.

Histologisch fanden sich am 3. Tag p.op. bei der unbehandelten
Tiergruppe konfluierende Nekrosezonen, die ihren Ursprung von den
Ausführungsgängen nahmen. Vereinzelt zeigten sich diese Zonen
auch subcapsulär. Diese Bezirke waren weiterhin durch ein Speichelödem gekennzeichnet. Eine tubuläre Aufweitung im Bereich der
kleineren Ausführungsgänge hatte noch nicht stattgefunden. Die
Langerhansschen Inseln im Bereich des intakten exkretorischen
Parenchyms zeigten eine normale Konfiguration, während hingegen
die im Bereich der Nekrose liegenden Inseln deutliche pathologische Veränderungen aufwiesen, die von einer Auflockerung und Auf-
splitterung der Komplexe über hydropische Kernschwellungen bis
zur totalen Nekrose reichten. Das Verhältnis von regelrechtem
Parenchym zu nekrotischen Arealen lag bei Serienschnitten bei 1:1.

In der mit Somatostatin behandelten Kontrollgruppe ließen sich
schollenartig verteilte nekrotische Areale nachweisen, die disse-
miniert lagen. Das Speichelödem war deutlich geringer ausgebildet.
Analog zu den geringeren Nekrosezonen des exkretorischen Parenchyms ließ sich auch nachweisen, daß die Anzahl der pathologisch
veränderten Inseln nicht das Ausmaß erreichte, das bei der unbehandelten Tiergruppe vorhanden war. Eine vergleichende Übersicht
aus mehreren Pankreasabschnitten ergab, daß der nekrotische Anteil
der Drüse nur etwa 1/5 des Parenchyms umfaßte im Gegensatz zu den
unbehandelten Tieren mit einem Verhältnis von 1:1. Diese histologischen Befunde korrelieren mit den entsprechenden laborchemi-
schen Parametern, insbesondere der Amylase und des Blutzuckers.

Zusammenfassung

Bei 20 Göttinger Minischweinen wurde durch Implantation eines T-
Drains und Applikation von Kontrastmittel eine akute Pankreatitis
erzeugt, die laborchemisch und histologisch nachgewiesen wurde.

Durch Dauerinfusion von 2500 mcg Somatostatin über 10 Std (n=11) ließ sich eine deutliche Reduzierung der Amylase und Blutzucker- werte erreichen, die ein entsprechendes Korrelat in den histolo- gischen Untersuchungen ergab. Unter Somatostatin betrug das Ver- hältnis von Nekrose zu erhaltendem Parenchym 1:5, in der unbehan- delten Kontrollgruppe (n=9) 1:1. Die Untersuchungen der Blutzuk- ker-, Gastrin- und Glukagonwerte zeigten nach Absetzen des Soma- tostatins einen Rebound-Effekt.

Summary

An acute pancreatitis was induced in 20 Göttinger mini pigs by implantation of a T-tube and application of contrast medium. This process was demonstrated by laboratory and microscopic findings. Continuous infusion (n=11) of 2500 mcg somatostatin (GHIF) over 10 h showed a significant reduction of amylase and blood glucose level corresponding to the microscopic findings. The group of ani- mals treated with somatostatin (GHIF) showed a ratio of 1:5 be- tween necrotic and unaffected parenchymal tissues. By contrast, the histologic findings of the untreated group showed a ratio of 1:1. The investigations of blood glucose, gastrin and glucagon levels showed a rebound effect after ending the treatment with somatostatin.

Literatur

1. FÖLSCH, U.R., LANKISCH, P.G., CREUTZFELD, W.: Therapie der akuten Pankreatitis, Hemmung der Pankreassekretion durch So- matostatin. Aus: Die Behandlung der kranken Bauchspeichel- drüse, S. 39. Stuttgart: Thieme 1978
2. LANKISCH, P.G., KOOP, H., WINCKLER, K., FÖLSCH, U.R., CREUTZ- FELD, W.: Somatostatin therapy of acute experimental pancrea- titis. Scand. J. Gastroent. 11/41, 49 (1976)
3. POLAK, J.M., GRIMELIUS, L., PEARSE, A.G.E., BLOOM, C.R., ARI- MURA, A.: Growth-hormone released-inhibiting hormone in gastro- intestinal and pancreatic D-cells. Lancet I,1220 (1975)

Dr. M. Clemens, Chirurgische Klinik und Poliklinik der Univer- sität Münster, Abt. f. Allgemeinchirurgie, Jungeblodtplatz 1, D-4400 Münster

35. Intravenöse Glucosetoleranz und Inselfunktion nach Pankreasgang-Occlusion bei der Ratte

Intravenous Glucose Tolerance and Islet Cell Function Following Pancreatic Duct Occlusion in Rats

J. Neidhardt[1], P. O. Schwille[1], W. Engelhardt[1], C. Gebhardt[2], D. Scholz[1] und F. P. Gall[2]

Experimentelle Abteilung und Hormon-Forschungslabor[1] der Chirurgischen Klinik[2], Universität Erlangen

In vivo Wechselbeziehungen zwischen exo- und endokrinem Pankreas sind wenig erforscht. Der Grund ist das Fehlen eines repräsentativen Tiermodells für chronische Pankreatitis. Bei dieser (Mensch) wurden sowohl eine erhebliche Reduktion von Glucosetoleranz und Insulinreserven beobachtet als auch grob normale Befunde (1). Die beim Versuchstier ersatzweise praktizierte Gangunterbindung hat eine Atrophie des exokrinen Drüsenanteils ohne nennenswerte entzündliche Nebenreaktion zur Folge, weshalb die Technik als Grundlage für das Studium von exo-endokrinen Verflechtungen am Pankreas (2), aber auch zur Bewertung des Inkretin-Effekts gastrointestinaler Hormone (sog. entero-insuläre Achse) (3) herangezogen wird. Im mikrochirurgisch erstellten Rattenmodell mit Pankreasgang-Occlusion (4) studierten wir die intravenöse Glucosetoleranz und die begleitenden Veränderungen der Hormone aus A-, B- und D-Zellen.

Tiere und Methoden

An männlichen Wistar-Ratten (n=27; 180 - 240 g KGW) wurde der ductus biliodigestivus mikrochirurgisch dargestellt und der Gallefluß über PVC-Prothese duodenal umgeleitet. Bei 13 Tieren wurde über eine darmnahe intra-duktale Injektion von alkoholischem Prolamin (0.05 ml)[1] das Gangsystem occludiert (Selbsthärtung des Präparates binnen 2 min) und die Vollständigkeit des Verschlusses durch histologische Untersuchung von Längsschnittpräparaten durch die gesamte Drüse bewertet (s.u.). Die Kontrollgruppe bestand aus 14 scheinoperierten Tieren (Laparotomie + Galleumleitung). Zwischen 9. und 10. Tag erfolgte die Überprüfung der exokrinen Funktion mittels Pankreolauryl-Test[2], am 13. Tag (10 - 12 Uhr)

---

[1] Präparat "Ethibloc"; Fa. Ethicon, Hamburg.
[2] Indirekter Pankreasfunktionstest (Vertrieb Fa. Temmler GmbH; Marburg).

in Narkose die Glucosebelastung (entsprechend "base metabolic rate" der Ratte 0.354 g/250 g KGW, als 50%ige Lösung binnen 1 min über die v. cava abd.). Die Zeitpunkte der Blutentnahme (je 0.7 ml Trasylol-EDTA-Plasma) waren: -2; 5, 10, 20, 40, 60 min.

Radioimmunologische Hormonbestimmungen: Insulin mit der Doppel-Antikörper-Methode (Fa. Isotopendiest West; Dreieich), aber gegen einen Ratten-Insulin-Standard (Novo; Kopenhagen); Glucagon (Dys-äquilibrium-assay; 30 K-Antikörper der Dallas Diabetes Founda-tion); Somatostatin, unter Verwendung des Antikörpers K 17 (Fa. Serono; Kiel), Endverdünnung 1:375 000[1]. Glucose wurde enzyma-tisch gemessen (Glucoanalyzer, Beckmann; München).

Statistik

Obwohl die Einzelwerte mehrerer Variablen (Tabelle 1 und 2) nicht einer Gaussverteilung entstammen, werden aus praktischen Gründen alle Ergebnisse in Mittelwerten $\pm$ SEM angegeben. Die Prüfung auf signifikante Unterschiede zwischen beiden Gruppen erfolgte mit dem U-Test. Außerdem wurden Gewichtsverlauf und Futterverbrauch auf-gezeichnet und am Versuchsende das Pankreas auf Atrophie und Ent-zündung untersucht.

Tabelle 1. Körpergewicht, Nahrungsaufnahme, Kot- und Urinausschei-dung von Ratten ohne (=Kontrollen) und mit Pankreasgang-Occlusion, sowie deren Grad von exokriner Drüsenatrophie. Mittelwerte $\pm$ SEM

	KÖRPERGEWICHT; g Tage post-operativ					FUTTER-VERBRAUCH[b]; g	
	0^a	8^a	Δ; g	13^a	Δ; g	Wasser	fest
Kontrolltiere = Laparotomie + Galleumleitung n = 14	213 3	258 5	45 3 p<0.001	243 4	30 2 p<0.001	49 2 p<0.05	30 2 p<0.01
occludierte Tiere n = 13	207 3	212 5	15 5	200 5	-7 5	63 5	24 1

	KOT[b]; g		URIN[b]		ATROPHIE[d] der exokrinen
	trocken	Wasser	ml	E 492 nm[c]	Drüse
Kontrolltiere = Laparotomie + Galleumleitung n = 14	6.3 0.3 p<0.001	8.8 0.8	10.1 3.6 p<0.05	0.109 0.007 p<0.02	keine
occludierte Tiere n = 13	4.4 0.4	10.5 1.8	20.3 4.6	0.078 0.010	schwach aus-geprägt

[a] Nüchternwerte; [b] am 9. und 10. Tag während 24 h; [c] relatives Maß der exokrinen Funktion (= Pankreolauryl-Test; Fa. Temmler, Marburg); [d] überlassen von Dr. M. STOLTE, Pathol. Institut der Univ Erlangen; Δ: Differenz; E = Extinktion.

[1] Einzelheiten s. bei W. ENGELHARDT, P.O. SCHWILLE (5)

Tabelle 2. Glucose und Pankreashormone im peripheren Venenblut der Ratte vor (= - 2 min) und bis zur 60. min nach intravenöser Glucosebelastung. Einzelheiten s. Text. ↓: Glucosegabe; K: Kontrolltiere; O: occludierte Tiere; ( ): Anzahl Beobachtungen; Mittelwerte ± SEM

Variable		Minuten - 2 ↓	5	10	20	40	60
Glucose; ng/dl	K:	66.8 2.2* (14)	509 7 (14)	455 6 (14)	398 5 (14)	306 10 (14)	229 12 (14)
	O:	78.6** 3.0 (12)	525 9 (12)	467 11 (12)	415 12 (12)	339* 14 (12)	268* 14 (12)
Insulin; uU/ml	K:	30.9 2.4 (10)	104 9 (9)	88 8 (10)	80 8 (10)	115 10 (9)	109 12 (10)
	O:	28.6 2.6 (12)	71** 6 (12)	64* 7 (10)	59** 3 (11)	77** 6 (11)	74** 7 (11)
Glucagon; pg/ml	K:	173 99 (7)	95 25 (6)	85 16 (7)	94 21 (7)	139 49 (7)	116 25 (7)
	O:	178 54 (7)	148 24 (7)	114 15 (7)	123 22 (7)	146 26 (7)	227** 33 (7)
Somatostatin; pg/ml	K:	486 53 (5)	773 147 (5)	697 107 (6)	613 114 (6)	538 89 (6)	579 117 (6)
	O:	430 76 (6)	691 120 (6)	636 123 (5)	647 138 (5)	829* 104 (5)	652 112 (5)

*: $p < 0.05$; **: $p < 0.01$.

Ergebnisse

1. Die Brauchbarkeit des Tiermodells (Tabelle 1): Am 13. Tag fehlten bei allen Tieren Hinweise für einen Verschlußikterus und entzündliche Drüsenveränderungen (histologisch nur Atrophie; in einigen Stichproben keine Erhöhung der Serum-Amylase). Bei gleichem Startgewicht war der Festfutter-Verbrauch bei den scheinoperierten Kontrollen größer, die Trinkmenge kleiner als bei occludierten Tieren. Bei diesen stagnierte das Gewicht, die exokrine Drüsenfunktion war deutlich reduziert, wenn dieser die Extinktion bei 492 nm des unveresterten uringängigen Fluoresceins zugrunde gelegt wird (= Modifikation des Pankreolauryltests). Solche Befunde sind mit exokriner Pankreasinsuffizienz vereinbar.

2. Die Inselfunktion unter intravenöser Glucose (Tabelle 2): Die Glucose-Basalkonzentration ist bei den occludierten Tieren erhöht,

aber die Toleranz gegenüber der Anflutung hoher Blutglucose ist
bis zur 20. min nicht signifikant, in der 40. und 60. min mäßig
eingeschränkt. Umgekehrt ist unter Basalbedingungen das radioimmunologisch nachweisbare Insulin noch nicht erniedrigt, jedoch in
der folgenden Belastungsphase. Basales Glucagon ist in beiden
Gruppen vergleichbar, die Supprimierbarkeit durch Glucose erscheint bei occludierten Tieren jedoch geringer, da der 60-Minu-
tenwert über jenem der Kontrolltiere liegt und höher als der Ausgangswert ist. Die Konzentration von Somatostatin im peripheren
Venenblut ist unter Glucose erhöht, aber ein Gruppenunterschied
besteht nur in der 40. min.

Kommentare

1. Ähnlich wie nach Gangunterbindung stellt sich bereits 13 Tage
nach intraduktaler Plombe mittels selbsthärtender Substanzen
histologisch das Bild der Atrophie der Acini bei augenscheinlich
erhaltenen Inseln ein; 2. die nach Gangocclusion relativ guter-
haltene Toleranz gegenüber unphysiologisch hoher Blutglucose in
der Frühphase des Tests spricht entweder für einen hohen Anteil
funktionstüchtiger B-Zellen zum gleichen Zeitpunkt, was aber durch
die Konzentration von radioimmunologisch meßbarem Insulin im Blut
nicht gestützt würde, für andere an der Glucose-Verschwindensrate
aus dem Blut beteiligte metabolische Faktoren, oder für eine geringere Schädigung der glucagonproduzierenden A-Zellen durch die
Plombe, was in diesem Versuchsmodell und -tier aufgrund der Glu-
cagon-Plasmakonzentration vermutet werden könnte; 3. weitere Ein-
blicke werden erwartet von Untersuchungen zur Bioaktivität des
zirkulierenden Insulins und Glucagons, zu morphometrisch-cellu-
lären und subcellulären Veränderungen an Inseln mit dem Ziel der
Lokalisation des durch Gangocclusion möglicherweise gesetzten De-
fekts (B-Zellen liegen zentral, A-Zellen peripher, D-Zellen in-
termediär), und zur Rolle von Somatostatin in diesem Versuchs-
typ; 4. da für einige intestinale Peptidhormone ein Inkretin-
Effekt angenommen oder bewiesen wurde, ist eine Übertragung unserer Befunde auf natürliche Verhältnisse mit intakter gastro-
entero-pankreo-insulärer Achse, d.h. mit viel niedrigeren Blut-
glucose-Werten, nicht möglich; 5. das vorgestellte Tiermodell,
die indirekte (keine Sekretableitung nötig) Funktionsprüfung des
exokrinen Pankreas eingeschlossen, erscheint für das Studium von
exo-endokrinen Wechselbeziehungen an diesem Organ geeignet.

Zusammenfassung

Mikrochirurgische Technik, intraduktale Pankreas-Plombe mittels
Ethibloc und intravenöse Glucosebelastung erlauben bei der Ratte
das Studium der Rückwirkung der occlusionsbedingten Azini-Atrophie
auf die Inselhormone Insulin, Glucagon, Somatostatin und die Glucosetoleranz. Letztere ist 13 Tage nach Plombe nur mäßig eingeschränkt, Serum-Insulin verringert, Plasma-Somatostatin unverändert und Plasma-Glucagon mäßig erhöht. Es wird vermutet, daß
die gewählten Versuchsbedingungen eine exo-endokrine Achse auf-
decken, die Ergebnisse aber nicht repräsentativ sind für Zustände
mit intakter entero-insulärer Achse.

Summary

Microsurgery, intraductal pancreatic occlusion by an Ethibloc
bolus and intravenous glucose load in the rat enable investigations to be made into the feed-back relationships between occlu-
sion-induced acinar atrophy and the response of the islet hormones insulin, glucagon, somatostatin, and glucose tolerance.
Thirteen days after duct occlusion the latter is moderately delayed from 40 - 60 min, serum insulin is lowered, plasma somatostatin unchanged, and plasma glucagon moderately elevated, as
compared with sham-operated control animals. It is suggested that
the employed experimental conditions reveal an exo-endocrine pancreatic functional axis, but that the results obtained are not
representative for states with an intact entero-insular axis.

Literatur

1. KALK, W.J., VINIK, A.I., JACKSON, W.P.U., BANK, S.: Insulin
   secretion and pancreatic exocrine function in patient with
   chronic pancreatitis. Diabetologia 16, 355-358 (1979)
2. HULTQUIST, G.T., KARLSSON, U., HALLNER, A.C.: The regenerative
   capacity of the pancreas in duct-ligated rats. Exp. Path. 17,
   44-52 (1979)
3. HINZ, M., KATSILAMBROS, N., SCHWEITZER, B., RAPTIS, S.,
   PFEIFFER, E.F.: The role of the exocrine pancreas in the stimulation of insulin secretion by intestinal hormones. Diabetologia 7, 1-5 (1971)
4. GEBHARDT, C., STOLTE, M.: Pankreasgang-Occlusion durch Injektion einer schnellhärtenden Aminosäurelösung. Langenbecks
   Arch. Chir. 346, 149-166 (1978)
5. ENGELHARDT, W., SCHWILLE, P.O.: Development of a somatostatin
   radioimmunoassay and its application to plasma of stressed
   and non-stressed rats. Submitted for publication

Prof. Dr. P.O. Schwille, Chirurgische Universitätsklinik, Abteilung Experimentelle Chirurgie und Hormon-Forschungslabor, Maxi-
miliansplatz, D-8520 Erlangen

36. Tierexperimentelle Untersuchungen zur pankreatischen Enzephalopathie

Animal Studies on Pancreatic Encephalopathy

D. Großner[1] und R. Laas[2]

[1] Chirurgische Klinik, Abteilung für Allgemeinchirurgie (Direktor: Prof. Dr. H. Schreiber)
[2] Neuropathologische Abteilung (Direktor: Prof. Dr. H.J. Colmant) des Universitätskrankenhauses Eppendorf der Universität Hamburg

Einleitung

Akute wie chronische Pankreatitiden können von neurologischen und/oder psychischen Störungen begleitet sein (2). Gestützt auf klinische Beobachtungen werden als Ursache direkter Fermentwirkungen fermentativ produzierte toxische Substanzen, Plasmahyperosmolalität, pH- und/oder Elektrolytverschiebungen auf dem Boden von Fettembolien diskutiert (2). Tierexperimentell wurde u.a. eine demyelinisierende Wirkung von intravenös injizierten und invasiv ins Hirngewebe eingebrachten aktiven lipolytischen Enzymen nachgewiesen (4).

Ziel unserer Untersuchungen ist die Prüfung der Hypothese, daß Pankreasfermente, so wie sie im Gangsystem vorliegen, auch nach Eröffnung der Bluthirnschranke nicht zu zentralnervösen Veränderungen führen.

Material und Methoden

Verwandt wurden 32 männliche Albinoratten (Stamm: Chbb-THOM, SPF-Herkunft, Körpergewicht 370 g; Standarddiät und Wasser ad libitum).

Pancreaticovenöse Anastomosierung: Nach medianer Laparotomie in intravenöser Ketaminnarkose Ligatur des Ductus choledochus (DC) proximal seines durch das Pankreas ziehenden Anteils, in den bei der Ratte die Pankreasgänge einmünden, und Kanülierung leberwärts (Silasticschlauch); Einführung des freien Schlauchendes über die Papille in das Duodenum (biliärer Bypass). Kanülierung des Pankreassekret-führenden, isolierten DC-Segmentes (Silasticschlauch) und Einführung des freien Schlauchendes in die rechtsseitige Vena iliolumbalis (pancreaticovenöse Anastomose). Postoperativ wurden die Tiere einzeln bei bilanzierter Diät mit auf Ratten abgestimmtem Aminosäurepattern (BSD, J. Pfrimmer, BRD) und Wasser ad libi-

tum gehalten. Täglich wurden Körpergewicht, Körpertemperatur und
Ausscheidung sowie neurologischer Status und Verhalten erfaßt.

Bei 9 Tieren wurde am 13. postoperativen Tag eine Relaparotomie
durchgeführt und nach Überprüfung der Durchgängigkeit aller Katheter sowie intravenöser Injektion von 3.0 IU/kg KG Sekretin und
4.0 IU/kg KG Pancreozymin Pankreassekret gewonnen.

Pankreassaft- und Serumanalyse: Die Bestimmung der Amylase- und
Lipasekonzentrationen im Serum (kardiale Punktion) und Pankreassaft erfolgte nach dem aus der Abb. 1 ersichtlichen Zeitschema
nach einem Standardmikroverfahren. Wegen der geringen verfügbaren
Serummengen mußte auf die Bestimmung der Proteasenkonzentrationen
verzichtet werden. Blutgase, Blutzucker, Hämatokrit und pH wurden
nach Standardverfahren ermittelt.

EEG, Systemblutdruck, Herzfrequenz: Bei 10 Tieren wurden 7 Tage
vor der Operation eine indifferente und vier differente epidurale
Elektroden implantiert und mit Kunststoff am knöchernen Schädel-
dach fixiert. Unmittelbar präoperativ wurden diese Tiere zusätzlich für chronische Blutdruckmessungen über eine Arteria carotis
communis vorbereitet. Das EEG wurde einige Tage vor der Operation
und über 10 bis 20 Tage danach - bis zum 7. Tag zusammen mit dem
Blutdruck - täglich für 10 min aufgezeichnet. Mit Hilfe einer
Schleifringanordnung und eines kleinen Drucktransducers (P 50,
Statham, USA) konnten diese Untersuchungen an nichtnarkotisierten,
frei beweglichen Tieren durchgeführt werden. Das EEG wurde visuell
und nach elektronischer Frequenzanalyse (BIO 16, AEG-Telefunken,
BRD) beurteilt.

Bluthirnschrankenöffnung: Bei 10 Tieren wurde am 3. postoperativen
Tag retrograd über eine Arteria carotis externa die ipsilaterale
Hemisphäre für 30 bis 40 s mit hypertoner Urealösung (2.0 m) zur
transienten Eröffnung der Bluthirnschranke (BHS) durchströmt (3).
Registriert wurden dabei Perfusions- und Systemblutdruck sowie
Blutgase und pH. Als Bluthirnschrankenindikator diente Evansblue
(2%, 1 ml iv.).

Histologie: Bei allen Tieren wurde nach unterschiedlich langen
postoperativen Intervallen eine perkardiale Formolfixation vorgenommen und alle relevanten Organe zur histologischen Analyse
aufbereitet.

Kontrolluntersuchungen: 14 Tiere des gleichen Stammes wurden über
3 Wochen mit der angegebenen bilanzierten Diät ernährt.

Ergebnisse

Die Abb. 1 zeigt den Verlauf der Variablen über 18 Tage. Während
die Fermentkonzentrationen im Pankreassaft nahezu unverändert
blieben, erreichte die Serumfermentkonzentration ihr Maximum zwischen dem 3. und 6. Tag und fiel bis zum 10. Tag wieder auf das
Kontrollniveau ab, das nach Messungen an den 14 Kontrolltieren
bei 4966 (sem 217) U/l Amylase und 1.2 (sem 0.1) TIETZ-Einheiten
Lipase lag. Die Blutzuckerkonzentration stieg leicht an, ohne
pathologische Werte zu erreichen (Kontrollwerte 160, sem 10, mg%).

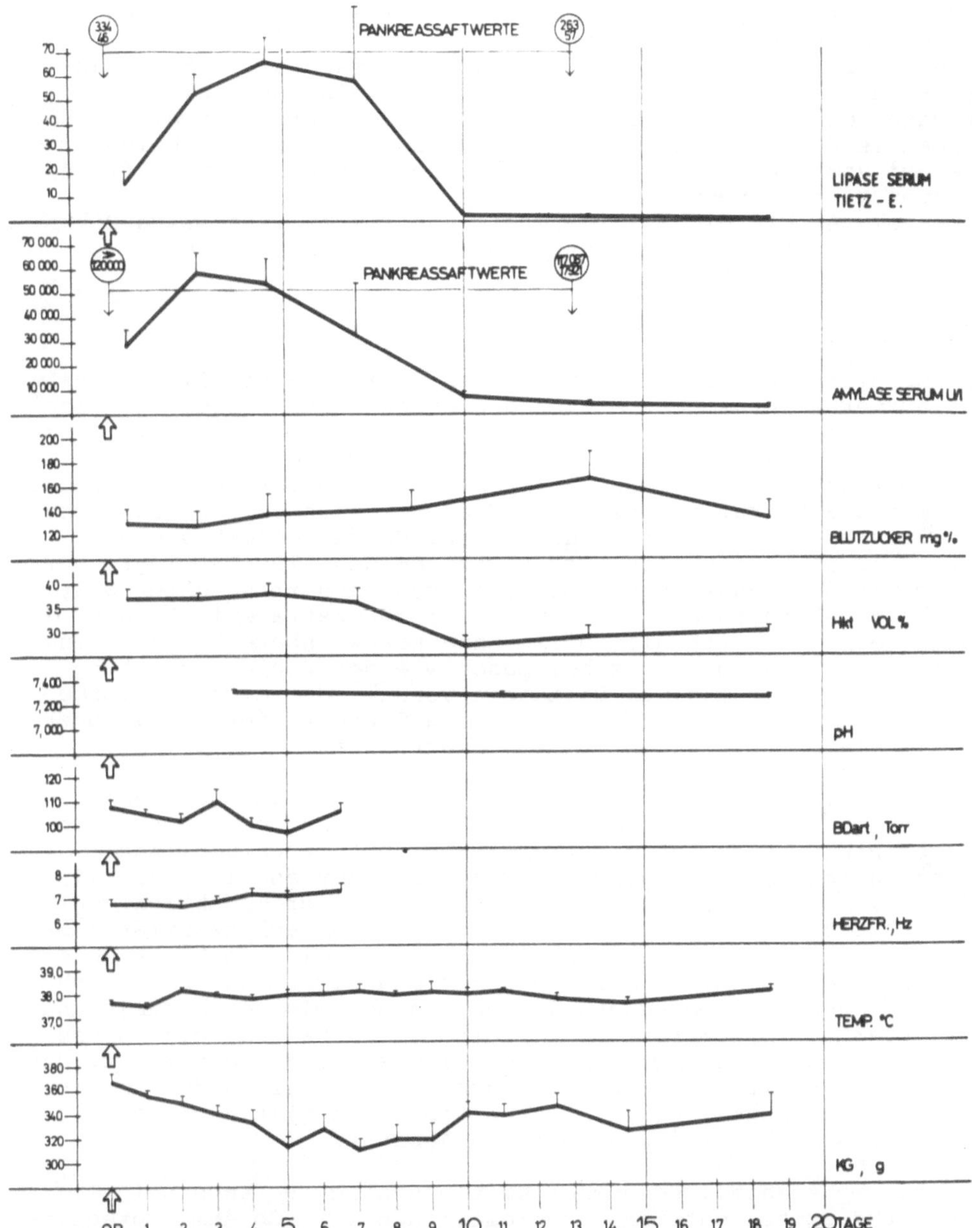

Abb. 1. Die Abbildung zeigt den Verlauf der Variablen(M, sem) über 18 Tage nach pancreaticovenöser Anastomosierung (OP)

pH- und Kreislaufwerte waren über die Beobachtungszeit unauffällig, während der Hämatokrit um den 10. Tag vorübergehend unter 30% abfiel. Das EEG wies lediglich in den ersten beiden postoperativen Tagen eine leichte Verlangsamung auf. Keines der Tiere zeigte neurologische Befunde oder nicht auf den Operationsstreß zu beziehende Verhaltensstörungen. Die histologische Untersuchung

des Zentralnervensystems mit Nissl-, Myelin- und Fettfärbungen
ergab keine pathologischen Befunde.
Bei den Tieren mit transienter BHS-Öffnung fand sich eine blaß-
blaue Färbung der ipsilateralen Hemisphäre als Ausdruck einer
Extravasation von Evansblue-Albuminkomplexen durch normalerweise
impermeable Hirngefäßwände. Mikroskopisch ergaben sich keine Hinweise auf Veränderungen, die über die durch die Schrankenöffnung
gesetzten hinausgingen.
Bei keinem der histologisch untersuchten Tiere ließen sich Mikrozirkulationsstörungen oder Fettembolisationen nachweisen.

Diskussion

Das Ausbleiben zentralnervöser Schäden sowie die Stabilität der
Kreislaufverhältnisse bestätigen die Ausgangshypothese, die sich
darauf gründet, daß alle Proteasen incl. Kallikrein und die Phospholipasen als Zymogene sezerniert werden, während die Lipase
zwar - wie auch die Amylasen - in aktiver Form vorliegt, aber nur
emulgiertes Substrat spaltet. Für die Proteasen sind zusätzliche
sekretorische Inhibitoren nachgewiesen. Da das Molekulargewicht
aller Pankreasfermente deutlich unter dem des Albumin liegt, dürf-
ten sie mit den Evansbluealbuminkomplexen nach transienter Bluthirnschrankenöffnung auch in den cerebralen Extracellulärraum
gelangt sein (3). Auch dies blieb ohne nachweisbare Folgen. Eine
Aktivierung sowohl der Phospholipasen wie der Proteasen setzte
u.a. die Gegenwart aktiver Proteasen voraus, die etwa bei vorbestehenden lytischen Prozessen z.B. nach Traumatisierung (4) oder
Mikrozirkulationsstörungen (2) zu erwarten wäre.

Der steile Wiederabfall der Serumfermentkonzentrationen kann nach
dem Ergebnis der Relaparotomien nicht allein auf eine Einschrän-
kung der Pankreassekretproduktion zurückgeführt werden. Wahrscheinlich ist eine Steigerung der renalen Amylaseclearance (1)
beteiligt, möglicherweise kommt es auch zu einer Induktion von
Plasmainhibitoren (5). Obgleich wir den Proteasenkonzentrations-
verlauf nicht kennen, sei erwähnt, daß erste elektrophoretische
Analysen einen relativen Anstieg des alpha-Globulinanteils nach
7 bis 14 Tagen haben erkennen lassen, in dem mit der alpha1- und
alpha2-Fraktion Serumproteaseninhibitoren enthalten sein können
(5). Gegen eine Beteiligung immunologischer Prozesse spricht, daß
das exokrine Pankreasgewebe auch nach Normalisierung der Serum-
fermentspiegel funktionell intakt blieb. Dies gilt nach den Blut-
zuckerwerten auch für den endokrinen Apparat.

Der erhebliche Abfall des Hämatokrit bestätigt Befunde bei klinischen und experimentellen Pankreatitiden (5). Ob dem Proteolyse
zugrunde liegt (5), wird trotz der deutlichen zeitlichen Zuordnung
zum Serumfermentanstieg (Abb. 1) bezweifelt.

Zusammenfassung

Bei der Albinoratte wurde Pankreassaft chronisch in das Gefäßsystem eingeleitet. Unter polyphysiographphischer Kontrolle ließen
sich auch nach transienter Öffnung der Bluthirnschranke keinerlei
Auswirkungen auf das Zentralnervensystem im Sinne einer pankrea-
tischen Enzephalopathie nachweisen.

Summary

In the albino rat pancreatic juice was chronically introduced
into the circulatory system. Even when the blood brain barrier
was transiently opened this procedure did not affect the central
nervous system,as revealed by polyphysiographic and neuropatholo-
gic analysis.

Literatur

1. APPERT, H.E., DIMILOGLU, M., PAIRENT, F.W., HOWARD, J.M.: The
   disappearance of intravenously injected pancreatic enzymes.
   Surg. Gynec. Obstet. 127, 1281-1287 (1968)
2. JOHNSON, D.A., TONG, N.T.: Pancreatic encephalopathy. South
   Med. J. 70, 165-167 (1979)
3. RAPOPORT, S.I.: Blood-brain barrier in the physiology and
   medicine. New York: Raven Press 1976
4. VOGEL, S.: Demyelinization induced in living rabbits by means
   of a lipolytic enzyme preparation. J. exp. Med. 93, 297-304
   (1951)
5. WOLGEMUTH, R.L., HANSON, K.M.: Species specifity and other
   aspects of chymotrypsin inhibition by plasma. Digestion 16,
   96-107 (1977)

Dr. D. Großner, Chirurgische Klinik, Abteilung für Allgemeinchirurgie des Universitätskrankenhauses Eppendorf, Martinistraße
52, D-2000 Hamburg 20

37. Die Durchblutung der Magenschleimhaut nach selektiver proximaler Vagotomie – eine experimentelle Studie am Hund

Gastric Mucosal Blood Flow After Selective Proximal Vagotomy

W. Seitz, W. Grimm und W. Badenheim

Aus der Chirurgischen Klinik (Direktor: Prof. Dr. F. Kümmerle) und aus dem Institut für Klinische Strahlenkunde (Direktor: Prof. Dr. M. Thelen) der Universität Mainz

Die Vagotomie, insbesondere die selektive proximale Vagotomie (SPV), gilt heute in der elektiven Ulcuschirurgie als das Verfahren der Wahl. In vielen experimentellen und klinischen Studien wurden die Langzeitveränderungen der Säuresekretion, der gastrointestinalen Hormone, der Magenmotilität und des duodenogastrischen Refluxes mit ihren gegenseitig sich beeinflussenden Mechanismen untersucht. Die Magendurchblutung, die auch zu den Kontrollmechanismen der Magensaftsekretion gerechnet wird, wurde jedoch nur sehr selten mitbestimmt (2, 3, 4). In dieser Studie wurden daher die Langzeitveränderungen der Magendurchblutung nach SPV untersucht.

Material und Methode

Es wurde an Bastardhunden die Durchblutung in verschiedenen Magenabschnitten (Fundus, Corpus, Antrum) und Magenwandanteilen (Mucosa, Submucosa, Muscularis) vor und jeweils drei Wochen und sechs Monate nach SPV geprüft. Die Messungen erfolgten im Ruhezustand und nach Stimulation der Belegzellen mit Histamin (2 µg/kg·KG·min). Für die Untersuchungen wurden zwei verschiedene radioaktiv markierte Mikrospären, nämlich 85Sr und 141Ce (3-M-Comp.) mit einem Durchmesser von 13 µm benützt. Die Mikrospären wurden über einen Katheter in den linken Ventrikel injiziert (1, 5). Nach Töten der Tiere wurde der Magen entfernt, an der großen Kurvatur aufgeschnitten und in Fundus, Corpus - großer und kleiner Kurvatur - und Antrum - großer und kleiner Kurvatur - aufgeteilt. Anschließend konnten die Mucosa stumpf und die Muscularis scharf von der Submucosa getrennt und die Gewebeproben gewogen werden. Die Radioaktivität der Gewebeproben wurde durch einen 2 NaJ (TL)-Detektor, der an einen Intertechnik-Vielkanal-Multi 4 angeschlossen war, gemessen. Die Durchblutung wurde mit Hilfe der Referenzprobentechnik aus der gemessenen Radioaktivität errechnet. Die statistische Auswertung erfolgte mit dem Wilcoxon-Test.

Ergebnisse

Die Ruhedurchblutung in der Fundus- und Corpusmucosa unterschied
sich bei den Kontrolltieren nicht wesentlich. Sie betrug im Fundus
0,91 ml/min·g, im Corpus an der kleinen Kurvatur 1,14 und an der
großen Kurvatur 1,27 ml/min·g. Der antrale Blutfluß war wesentlich niedriger. Er betrug an der kleinen 0,44 und an der großen
Kurvatur 0,43 ml/min·g (Tabelle 1). Dies läßt den Schluß zu, daß
die Salzsäure produzierenden Anteile des Magens eine erhöhte
Durchblutung benötigen und daß die Einstrahlung der vagalen Fasern
an der kleinen Kurvatur keine zusätzlichen regionalen Durchblutungsunterschiede hervorruft.

Tabelle 1. Mittlere Durchblutungswerte (ml/min·g) einzelner Muco-
saabschnitte in Ruhe (R) und nach Stimulation mit Histamin (H)
(2 µg/kg·KG·min) bei den Kontrollen und drei Wochen bzw. sechs
Monate nach SPV

Mucosa	Kontrollen n = 5		SPV 3 W n = 4		SPV 6 M n = 5	
	R	H	R	H	R	H
Fundus	0,91	2,84	1,96	2,18	2,32	1,16
Corpus kl. Kurvatur	1,14	1,98	1,29	3,29	2,43	1,08
Corpus gr. Kurvatur	1,27	2,11	1,86	3,07	2,90	0,65
Antrum kl. Kurvatur	0,44	1,22	1,00	1,36	1,08	0,67
Antrum gr. Kurvatur	0,43	0,93	0,34	0,80	1,60	0,86

Die Durchblutung der Submucosa und Muscularis war in allen Magenabschnitten gleich und war im Vergleich zu der Mucosadurchblutung
deutlich schlechter (Fundus: Submucosa 0,15 ml/min·g, Muscularis
0,07 ml/min·g).

Nach Stimulation der Belegzellen mit Histamin erfolgte in allen
Mucosaabschnitten eine starke Durchblutungszunahme (α = 0,005).
Der Blutfluß war wiederum in der Fundusmucosa mit 2,84 ml/min·g
und im Corpus an der großen Kurvatur mit 2,11 ml/min·g am höchsten und in der Antrummucosa an der großen Kurvatur mit 0,93
ml/min·g am niedrigsten (Tabelle 1). Die Durchblutung in der
Submucosa und Muscularis nahm ebenfalls zu (Fundus: Submucosa
0,58 ml/min·g, Muscularis 0,22 ml/min·g). In beiden Schichten bestanden wiederum keine wesentlichen regionalen Durchblutungsunterschiede.

Drei Wochen nach SPV war die Ruhedurchblutung in allen Mucosaabschnitten im Magen angestiegen (Tabelle 1). Die Zunahme war nur
im Fundus und im Antrum an der großen Kurvatur deutlich (α = 0,05).
Der Blutfluß in der Submucosa und Muscularis blieb im Vergleich
zur Kontrollgruppe unverändert (Fundus: Submucosa 0,15 ml/min·g,
Muscularis 0,06 ml/min·g).

Nach Stimulation mit Histamin war die Durchblutung der Mucosa in allen Magenabschnitten drei Wochen nach SPV - wie bei den Kontrolltieren - deutlich angestiegen (α = 0,05). Wiederum waren die Fundus-Korpusanteile des Magens am besten durchblutet (Tabelle 1). Ein unterschiedlicher Blutfluß zwischen kleiner und großer Kurvatur konnte trotz Denervierung und Devascularisation an der kleinen Kurvatur nicht festgestellt werden. Die antrale Durchblutung war mit 0,80 ml/min·g wieder am niedrigsten. Der Blutfluß in der Submucosa und Muscularis war ebenfalls in allen Magenabschnitten angestiegen (Fundus 0,27 ml/min·g, Muscularis 0,19 ml/min·g).

Sechs Monate nach SPV war nun die Ruhedurchblutung der Mucosa in allen Magenabschnitten - gegenüber der Kontrollgruppe und den Drei-Wochen-Tieren - stark angestiegen (α = 0,005). Der Blutfluß war in der Fundusmucosa mit 2,32 ml/min·g am höchsten und im Antrum mit 1,60 ml/min·g am niedrigsten (Tabelle 1). In der Fundussubmucosa und -muscularis betrug die Durchblutung 0,39 bzw. 0,08 ml/min·g. Unterschiede in den einzelnen Magenanteilen konnten nicht festgestellt werden.

Nach Stimulation der Belegzellen mit Histamin stieg die stark erhöhte Ruhedurchblutung - im Gegensatz zu den Kontroll- und den Drei-Wochen-Tieren - sechs Monate nach SPV nicht weiter an. Die Durchblutung nahm insbesondere in der Mucosa deutlich ab (α = 0,005). Sie betrug hierbei in der Fundusmucosa 1,16 ml/min·g, im Corpus an der kleinen Kurvatur 1,08 ml/min·g, an der großen Kurvatur 0,65 ml/min·g und im Antrum an der großen Kurvatur 0,86 ml/min·g. Somit blieb auch sechs Monate nach SPV die unterschiedliche Durchblutung der Magenabschnitte bestehen. Was auffiel war, daß sich die Durchblutung nun wieder auf Werte, die zwischen den Ruhe- und Stimulationswerten der Kontrollgruppe lagen, einpendelte.

Auch der Blutfluß der Submucosa und Muscularis entsprach nun wieder den Werten der Kontrolltiere (Fundus: Submucosa 0,18 ml/min·g und Muscularis 0,08 ml/min·g).

Diskussion

Eine mögliche Erklärung für den durchblutungssteigernden Langzeiteffekt der SPV auf die Ruhedurchblutung und den Umkehreffekt nach Säurestimulation mit Histamin kann der nach Vagotomie veränderte und gestörte physiologische Regelmechanismus der Magensekretion sein. Hierbei kommt es - wie bekannt - zu gesteigerten humoralen und nervalen Sekretionsimpulsen bei gleichzeitigem Ausfall der antralen und intestinalen Hemmfaktoren der Säuresekretion. Die Folge kann neben dem bekannt erhöhten Gastrin- und Histamingehalt die hier beschriebene Durchblutungszunahme im Magen sechs Monate nach SPV sein. Darüber hinaus können die von uns elektronenmikroskopisch festgestellten Nervenregenerationen an der Magenschleimhaut sechs Monate nach SPV eine weitere Ursache der Durchblutungszunahme bzw. des Umkehreffektes sein.

Zusammenfassung

Die wichtigsten Ergebnisse dieser Untersuchung sind:

1. Die SPV reduziert nicht - wie bisher angenommen - die Magendurchblutung.
2. Nach SPV kommt es zu einem durchblutungssteigernden Langzeiteffekt der Magendurchblutung.
3. Sie SPV hebt die direkte Abhängigkeit zwischen Säuresekretion
   und Magendurchblutung auf.
4. Eine Skelettierung der kleinen Kurvatur bewirkt keine Durch-
   blutungsminderung.
5. Die vagalen Fasern an der kleinen Kurvatur haben keine gefäß-
   regulierenden Funktionen.

Summary

Gastric mucosal blood flow in dogs was estimated by radioactive
labelled microspheres after SPV. The measurements were taken before and after gastric acid stimulation.

The results show that under physiologic conditions a stimulation
of gastric acid secretion is associated with an increased mucosal
blood flow. After SPV, mucosal blood flow is increased, although
it is known that gastric acid secretion is decreased. After histamine our results indicate a reversal of the effects of SPV into
physiologic ranges. This observation is contrary to the generally
accepted view that stimulation of acid secretion always is associated with an increase in gastric mucosal blood flow.

Literatur

1. BUCKBERG, G.D., LUCK, I.C., PAYNE, D.B., HOFFMANN, I., ARCHIE,
   I.B., FIXLER, D.E.: Some sources of error in measuring regional blood flow with radioactive microspheres. J. Appl. Physiol. 31, 589 (1971)
2. DELANEY, I.P.: Chronic alterations in gastrointestinal blood
   flow induced by vagotomy. Surgery 62, 155 (1967)
3. LENZ, J., SEIFERT, J., BRENDEL, W., HOLLE, F.: Messungen der
   Magenwanddurchblutung beim Hund mit radioaktiven Microspheres
   nach trunculärer Vagotomie. Langenbecks Archiv. Suppl. 1977,
   S. 199
4. NAKAMURA, K., ISHI, K., KUSANA, M., HAYASHI, S.: Acute and
   long-term effects of vagotomy on gastric mucosal flow. In vagotomy: latest advances, Holle, F., Andersson, S., 1974.
   Berlin-Heidelberg-New York: Springer 1974
5. RUDOLF, A.M., HEYMANN, M.A.: The circulation of the fetus in
   utero. Circulat. Res. 21, 163 (1967)

Prof. Dr. med. W. SEITZ, Chirurgische Universitätsklinik, Lan-
genbeckstraße 1, D-6500 Mainz

38. New Aspects in the Pathogenesis of Gastric Ulcer

K. Mohri, M. Ikeda, and T. Muryobayashi

Kansai Ikadaigaku Medical School and Kyoto University, Department of Surgery

Sympathetic and parasympathetic activity may be a factor in the causation of gastroduodenal ulceration (1). Parasympathetic stimulation provokes increased gastric secretion and sympathetic irritation causes reversible vascular spasms and tissue ischemia. Gastric ulcers, however, become difficult to cure when they have been produced by a combination of stress and ischemia which may be due to sympathetic nerve degeneration and vascular immobility. Therefore, autonomic nerve degeneration and vascular disorders of the stomach and duodenum must be considered as a possible etiologic factor of gastroduodenal ulceration.

Methods

(I) Pharmacological studies on the blood vessels supplying the human stomach: In gastroduodenal surgery the arteries supplying the stomach were dissected and placed in an organ bath. Contraction and secondary relaxation (escape) (2) of the isolated arterial segment induced by various doses of noradrenaline and other drugs were recorded by isometric tension measurement.

(II) Production of gastric ulcer by cold water immersion of restraint stress rat combined with the ligation of blood vessels supplying the stomach (MOHRI's method): The left gastric artery, the gastroepiploic artery or both gastric arteries of the rat were ligated. Then the restraint animal was subjected to cold water immersion stress (3).

(III) Routine histopathological examinations, fluorescence histochemical noradrenaline detection method (4), Shay operation and biochemical examination of gastric juice.

Results

(I) Studies in Man: Two groups of patients can be differentiated. In one of them, gastric ulcers are localized in the lesser curvature (lesser curvature group), in the other in the greater curvature or in any other part of the stomach. The escape rate of the left gastric artery was lower (p < 0.05) in the lesser curvature group than in the control group (Table 1) whereas the gastroepiploic artery did not show any significant difference. Thus gastric arteries supplying blood to the ulcer site in the lesser curvature may be degenerated more extensively than arteries in other areas of the stomach. Furthermore, Table 1 shows that the gastric artery underwent degeneration when a gastric ulcer was in the lesser curvature.

Table 1. Escape rate (human material)

	Lesser Curvature Group	Control Group	Difference (Student t)
Left Gastric Artery	25.2 + 2.8	42.2 + 7.2	p < 0.05
	n = 6	n = 5	
Gastroepiploic Artery	42.8 + 6.7	37.0 + 6.4	p > 0.50
	n = 6	n = 5	
Difference (Student t)	p < 0.05	p > 0.50	

(II) <u>Studies in Rats</u>: In the group with ligation of the left gastric artery the blood was not sufficiently supplied to the lesser curvature, as shown by Evans' blue ingestion. When this was combined with immobilization and cold water immersion, the muscularis mucosae broke down and a gastric ulcer developed (Table 2). The number of gastric ulcers (erosion and gastric ulcer) was significantly higher in the group with ligation of the left gastric artery (p < 0.06). Moreover, deep ulcers were observed also in the antrum. In the group with ligation of the gastroepiploic artery the number of gastric ulcers in the body of the stomach was not significantly different from that of the group without ligation, but the deep ulcers were seen in the antrum of the same rats.

Volume and acidity of gastric juice were measured 4 h after Shay operation, which was performed on the 2nd or 7th day after the arteries were ligated and also in rats without ligation of arteries (Table 3). In the rats with ligation of the left gastric artery, acidity of gastric juice was extremely low compared with rats without ligation, regardless of whether it was the 2nd or 7th day after ligation of the artery. There were significant differences (p < 0.01, p < 0.05). However, in the rat with ligation of the gastroepiploic artery, the acidity of gastric juice was lower on the second day after the ligation, but on the seventh day it was equivalent to that of rats without the ligation. It is therefore suggested that there was no difference in the blood supply to the gastric wall, regardless of the ligation of the gastroepiploic artery and that blood was mainly supplied to the stomach by the gastric artery.

<u>Discussion</u>

The lack of an escape phenomenon is considered as causing tissue necrosis under certain additional conditions, although the nature of an escape phenomenon is not thoroughly clarified. Therefore

Table 2. Number of gastric ulcer (rat). Ligation of arteries supplying stomach + cold restraint stress rat

The Day for Cold Restraint Stress	Body Weight	Gastric Region	Control without Ligation + Stress	Gastric Artery Ligation + Stress	Gastroepiploic Artery Ligation + Stress
2nd Day after Ligating Operation	180 g	Body	26.9 ± 2.9 n = 9	42.9 ± 6.8 n = 8 p < 0.06	24.7 ± 4.3 n = 10 p > 0.50
		Antrum	0 n = 9	8 n = 8	3 n = 10

The Day for Cold Restraint Stress	Body Weight	Gastric Region	Gastric Artery Ligation + Stress	Vagotomy + Stress	Gastric Artery Ligation + Vagotomy + Stress	Gastric Artery Ligation + No Stress
2nd Day after Ligating Operation	180 g	Body	29.1 ± 4.9 n = 8	0 n = 6 p < 0.001	6.8 ± 5.1 n = 8 p < 0.02	
		Antrum	2.6 ± 0.5 n = 8	0 n = 6 p < 0.001	0.3 ± 0.3 n = 8 p < 0.01	
	300 g	Body	46.4 ± 4.0 n = 16 p < 0.02			21.3 ± 5.0 n = 16 p < 0.001

Table 3. Acid output µEq/4 hrs. (shay-rat)

The Day for Shay-Operation	Control	Gastric Artery Ligation	Gastroepiploic Artery Ligation
2nd Day After Ligating Operation	190.7 ± 16.1 n = 5	80.5 ± 22.3 n = 8 $p < 0.01$	80.4 ± 22.0 n = 8 $p < 0.01$
7th Day After Ligating Operation	389.7 ± 129.9 n = 7	41.7 ± 28.0 n = 7 $p < 0.05$	302.4 ± 161.4 n = 7 $p > 0.50$

the speciality and pathophysiologic changes of the escape phenomenon could be used as an indicator. When arteriosclerosis appeared to be progressive and the degeneration of the adrenergic
nerve supplying the vascular wall became advanced, the escape
phenomenon which is secondary relaxation of the artery following
initial contraction diminished and finally disappeared. The dimi-
nution of an escape phenomenon in the cholesterol-fed rabbit is
observed, not only in in vitro experiments, but also in vivo (2,
5, 6). In the control group of our patients there was no difference in the escape rate of the left gastric and gastroepiploic
artery. However, in the lesser curvature group the rate of escape
of the left gastric artery was significantly lower than that of
the gastroepiploic artery. In other words, the gastric artery
in patients with gastric ulcer was degenerated in only the lesser
curvature group. The immobilization of the gastric artery was
caused by the destruction of the adrenergic nerve.

It is now clear that the most important causes of the development
of ulcers in the lesser curvature is the decrease of the blood
supply to the gastric mucosa, based on the degeneration of the
sympathetic nerve, and consequent vascular insufficiency.

The gastric ulcer of a cold, confined, and stressed rat does not
seem to be a good model for investigating clinical gastric and
duodenal ulcers. However, by the ligation of left gastric artery
of the cold, confined, stressed rat (MOHRI's method), deep gastric
ulcers could be produced. This is a unique and useful method for
the investigation of clinical gastric ulcer.

Vagotomy, such as TV, SV, SPV etc., have a powerful acid-decrea-
sing effect, and on the other hand, ligation of blood vessel supplying the acid secreting area of the stomach also produce low
acidity in the gastric juice. Our experimental results suggest
that some prophylactic procedures against gastric bleeding or
gastric mucosa necrosis are desired after SPV or SV in clinical
cases (7, 8). The fact that the dysfunction of the sympathetic
nervous system innervating gastric and gastroepiploic arteries
may be a causative Factor in gastric ulcers sheds new light upon
the subject, clarifying the relationship between gastric ulcers
and autonomic nervous system both parasympathetic and sympathetic.

Summary

1) One of the possible etiologies of gastric ulcers which frequently occur in the lesser curvature is ischemia or necrosis of the gastric wall, which stem from increased rigidity of the blood vessel walls, mainly caused by dysfunction of sympathetic nerve.
2) The main blood supply to the gastric wall is controlled by gastric arteries, with the gastroepiploic arteries playing only an auxiliary role.
3) It should be noted that gastric bleeding or mucosa necrosis will occasionally occur in some cases of SPV or SV.
4) It was established that experimental rat ulcers of UL-II or UL-III severity which are analogous to human gastric ulcer are produced by cold restricted rat combined with ligation of the gastric arteries (MOHRI's method).

Zusammenfassung

1. Eine der möglichen Ursachen für die häufig an der kleinen Kurvatur auftretenden Magenulcera ist die Ischämie und Nekrose der Magenwand, die durch Gefäßwandveränderungen mit Störung des perivasculären Sympathicus hervorgerufen wird.
2. Die Hauptblutversorgung der Magenwand erfolgt durch die Magenarterien, wobei die aa. gastroepiploicae nur eine untergeordnete Rolle spielen.
3. Es scheint wesentlich, daß Magenblutung oder Schleimhautnekrosen gelegentlich auch nach SPV oder SV auftreten.
4. Es wurde nachgewiesen, daß sich Ulcera mit den Schweregraden UL-II oder UL-III, die mit menschlichen Ulcera zu vergleichen sind, durch Kälte und gleichzeitige Ligatur der Magenarterien bei der bewegungseingeschränkten Ratte erzeugen lassen (Methode nach MOHRI).

Literatur

1. CUSHING, H.: Surg. Gynec. Obstet. 55, 1-34 (1932)
2. MOHRI, K., IKEDA, M.: Blood Vessel 15, 211-212 (1978)
3. MOHRI, K.: Vagotomy (Edts. Holle, Andersson) 118-121. Berlin-Heidelberg – New York: Springer 1974
4. MOHRI, K., NUMANO, F.: Atherogenesis-II, 147-151, Excerpta Medica, Amsterdam (1972)
5. ROSS, G.: Am. J. Physiol. 228, 1652-1655 (1975)
6. SU, C., BEVAN, J.: J. Pharmacol. exp. Ther. 172, 62-68 (1970)
7. GOLIGHER, J.C.: Klin. Wschr. 54, 937-945 (1976)
8. TROIDL, H., ROHDE, H., LORENZ, W., HÄFNER, G., HAMELMANN, H.: Br. J. Surg. 65, 10-16 (1978)

Dr. K. Mohri, Kyoto University Medical School, Department of Surgery, Kyoto, Japan 606

39. Veränderung der Magenmotilität durch SPV mit Pyloroplastik-Untersuchungen am Hundemagen

Studies of Gastric Motility Following SPV and Pyloroplasty in Dogs

W. Heltzel, W. L. Brückner, H. Wisselsperger und F. Holle

Chirurgische Poliklinik der Universität München (Direktor: Prof. Dr. F. Holle)

Einleitung

In früheren tierexperimentellen Untersuchungen (1, 2, 3, 4) haben wir festgestellt, daß die Magenmotilität nach einer selektiv proximalen Vagotomie (nach HOLLE) in den ersten 4-6 postoperativen Wochen vermindert ist. Durch die folgenden Tierversuche sollte untersucht werden, wie lange dieser Motilitätsverlust über diesen Zeitraum hinaus nach der Operation noch bestehen bleibt. Daneben sollte die Wirkung von motilitätsfördernden Medikamenten wie z.B. Metoclopramid (Paspertin) untersucht werden.

Material und Methode

Die Untersuchungen erfolgten an nichtnarkotisierten Schäferhund-Bastarden mit einem durchschnittlichen Körpergewicht (KG) von 20 kg. Die Kontraktionen wurden mit Hilfe von Dehnungs-Meß-Streifen (DMS) in ihrer Stärke und Frequenz registriert. In Antrummitte und am Pylorus wurden jeweils im rechten Winkel zueinander zwei DMS angebracht. Über einen subcutanen Tunnel wurde nach außen bis neben die Scapula ein Verbindungskabel geleitet und fixiert. Nach Abschluß der Wundheilung wurde an dieses Kabel ein Verstärker mit Schreiber angeschlossen. Die Untersuchungsmethode mittels DMS wurde von uns bereits in früheren Arbeiten mitgeteilt (1, 2, 3, 4) und hier nochmals modifiziert. Bei vier Tieren wurde eine selektiv proximale Vagotomie nach HOLLE bis zum ventro-caudalen proximalen "Grenzast" durchgeführt, bei weiteren sechs Tieren die gleiche Operation mit submucöser Pyloroplastik. Vier Tiere dienten als Kontrollgruppe. Der Beobachtungszeitraum erstreckte sich postoperativ von der 6. Woche bis zum 20. Monat. Die einzelnen Untersuchungsabschnitte dauerten ca. 4 Wochen. Eine längere Untersuchungsdauer ließ sich nicht erzielen, da sich das Isolationsmaterial an den DMS auflöste. Es wurde jeweils die Kontraktionskraft und ihre Frequenz am nüchternen Tier, nach einer standardisierten Fleischnahrung (Chappi) sowie nach intramusculärer Applikation von 0,5 - 1,0 - 1,5 mg Metoclopramid pro kg KG registriert.

Ergebnisse

Bei insgesamt 72 Einzelversuchen konnte am wachen Hund bei gleichzeitiger Messung der Antrum- und Pylorus-Aktivität kein Unterschied zwischen den verschieden (rechtwinklig) aufgenähten DMS
gefunden werden. Am nicht operierten Tier lassen sich grob drei
Motilitätsphasen unterscheiden: 1. eine Phase erhöhter Aktivität.
2. eine Phase allgemeiner Verlangsamung (mittlere Aktivität). 3.
eine temporäre Ruhepause, die durch salvenartig auftretende Kon-
traktionswellen unterbrochen wird. Am operierten Magen sind diese
Phasen nicht mehr eindeutig zu beobachten. Die Aktivität ist mit
kleinen Abweichungen am Antrum und Pylorus gleich.

Die Kontraktionskraft (Abb. 1) ist am Antrum etwa gleich stark
wie am Pylorus. Am nüchternen Magen ist sie nach SPV um ca. 15-
20%, nach SPV mit Pyloroplastik um ca. 50% geringer. Nach Fütterung ist diese bereits am nicht operierten Magen um ebenfalls
50% vermindert; durch eine SPV mit oder ohne Pyloroplastik wird
keine weitere Veränderung beobachtet.

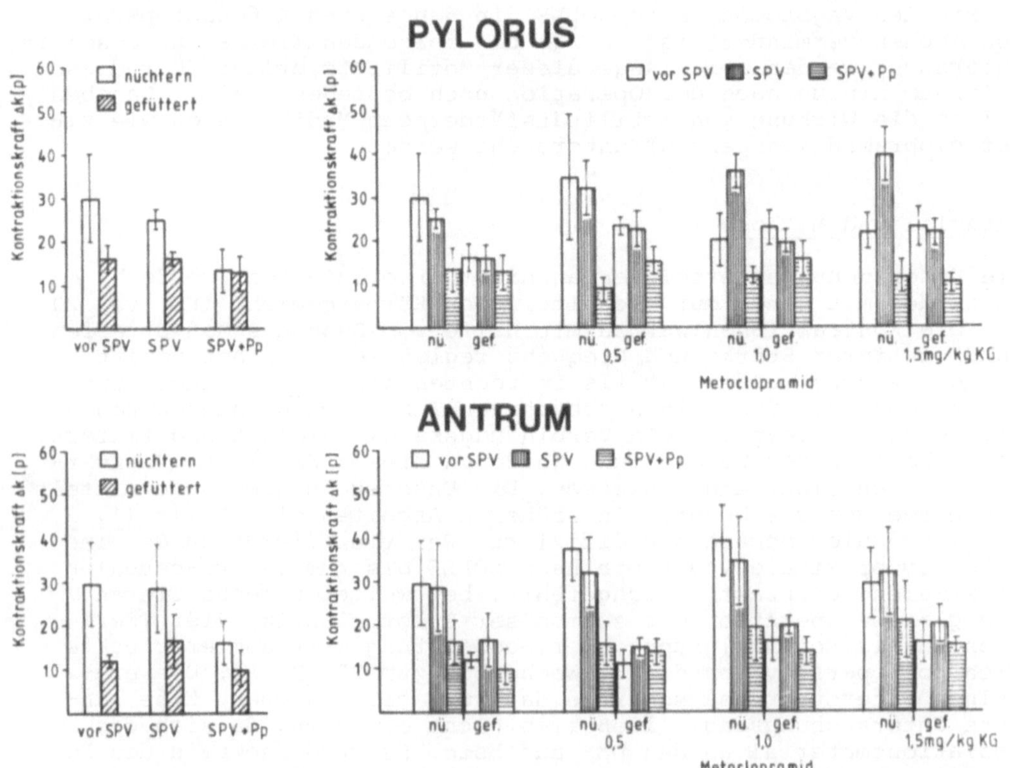

*Abb. 1. Veränderung der Kontraktionskraft an Antrum und Pylorus nach (SPV)
selektiv proximaler Vagotomie, (SPV+PP) selektiv proximaler Vagotomie mit
Pyloroplastik; nü. = nüchtern, gef.: = gefüttert*

Durch Metoclopramid (Paspertin) (in einer Dosis von 0,5 - 1,0
mg/kg KG) wird am nüchternen und am gefütterten Magen, vor und
nach der Operation (SPV und SPV mit Pyloroplastik) eine Verbesserung der Kontraktionskraft um ca. 25 - 30% beobachtet. Dabei
reagiert der nüchterne Magen schon deutlich bei einer Dosis von
0,5 mg/kg KG, während beim gefütterten und operierten Magen eine
signifikante Steigerung erst bei einer Dosis von 1,0 mg/kg KG zu
beobachten ist. Eine weitere Steigerung auf 1,5 mg/kg KG bringt
keine weitere Verbesserung, sondern eher wieder eine Abnahme.

Die Frequenz liegt beim nüchternen Magen bei ca. 2 Kontraktionen/
min und steigt nach Fütterung auf das Doppelte (4 Kontraktionen/
min) an. Hier findet sich kein Unterschied zwischen operiertem
und nicht operiertem Magen.

Durch Metoclopramid wird die Frequenz am gefütterten Magen nicht
signifikant verändert. Nüchtern ist am Pylorus, unabhängig von
der Operation, eine dosisabhängige Steigerung (schrittweise bis
auf 3 Kontraktionen/min bei 1,5 mg/kg KG) festzustellen. Am Antrum ist dies nicht zu beobachten (Abb. 2).

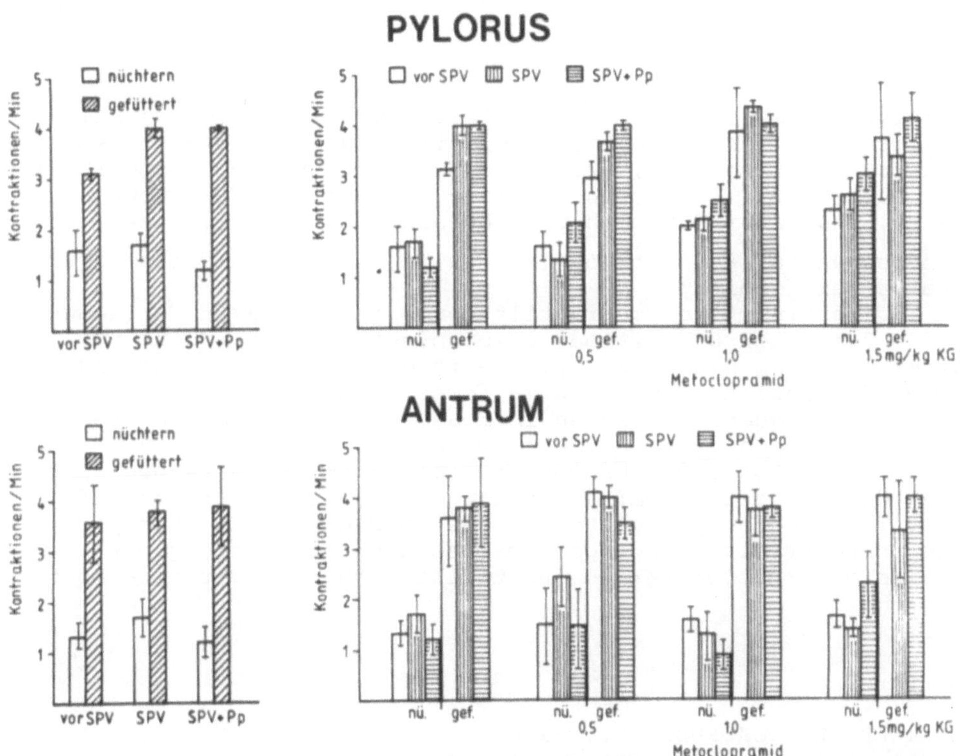

Abb. 2. *Veränderung der Frequenz am Antrum und Pylorus nach (SPV) selektiv
proximaler Vagotomie, (SPV+PP) selektiv proximaler Vagotomie mit Pyloroplastik; nü.: nüchtern, gef.: gefüttert*

Zusammenfassung

Bei 72 Einzelversuchen am wachen Hund wurde die mechanische Aktivität an Antrum und Pylorus vor und nach SPV, sowie nach SPV mit Pyloroplastik im nüchternen Zustand, nach Fütterung und nach Applikation von Metoclopramid (Paspertin) mittels Dehnungs-Meß-Streifen (DMS) untersucht:

1. Die mechanische Aktivität verhält sich im nüchternen Zustand anders als nach Fütterung.
2. Nüchtern wird durch eine SPV die Kontraktionskraft um ca. 15-20%, durch eine SPV mit Pyloroplastik um ca. 50% vermindert. Die Frequenz wird nicht beeinflußt.
3. Gefüttert verringert sich die Kontraktionskraft um ca. 50%. Die Frequenz steigt auf das Doppelte an. Ein ähnliches Verhalten zeigt sich nach SPV mit und ohne Pyloroplastik.
4. Durch Metoclopramid (Paspertin) ist vor und nach SPV sowohl mit als auch ohne Pyloroplastik eine Steigerung der Kontraktionskraft um bis zu 30% zu beobachten, während auf die Frequenz kein signifikanter Effekt zu sehen ist.
5. Die Veränderungen waren über den gesamten Beobachtungszeitraum (bis zum 20. postoperativen Monat) gleich.

Summary

In unanesthetized dogs, the mechanical activity of the antrum and pylorus was studied by means of strain gauge force transducers during fasting condition, after feeding, and following application of metoclopramide (Paspertin), before and after SPV without pyloroplasty, and after SPV with pyloroplasty respectively. Results:

1) The mechanical activity during fasting condition differs from that after feeding.
2) During fasting, the contractile force is decreased for about 15% - 20% after SPV without pyloroplasty and for about 50% after SPV with pyloroplasty. The frequency remains unchanged.
3) After feeding, the contractile force is decreased by about 50%, the frequency shows an increase of 100%. The same results can be obtained after SPV with or without pyloroplasty.
4) After metoclopramide the contractile force is increased up to 30%, during fasting, after feeding, and also before and after SPV. The frequency, however, shows no significant change.
5) The postoperative findings remained unchanged throughout the entire observation period (up to the 20th postoperative month).

Literatur

1. HELTZEL, W., OKUKUBO, F., BRÜCKNER, W.L., BAUR, H., HELLERER, O.: Gastric motility after selective proximal vagotomy and pyloroplasty. V. World Congr. Coll. Int. Chir. Digest, Sao Paulo, Septemb. 1978
2. HELTZEL, W., BRÜCKNER, W.L., SCHUPPE, H., HELLERER, O.: Gastric motility after stepwise denervation of the antrum. Surgical Research Society meeting, London, 5th January, 1979

3. OKUKUBO, F., BRÜCKNER, W.L., HELTZEL, W., HELLERER, O.:
   Gastric motility after SPV and pyloroplasty. Surgical Research Society of Southern Africa, 6th annual meeting, Johann-
   esburg, 9th May, 1977
4. OKUKUBO, F., BRÜCKNER, W.L., HELTZEL, W., HELLERER, O., SCHUP-
   PE, H.: Quantitative study of gastric motility after selective
   proximal vagotomy. VI. Congreso Mundial de Gastroenterologia,
   Madrid, Juno, 1978

Dr. med. W. Heltzel, Chirurgische Poliklinik der Universität
München, Pettenkoferstraße 8a, D-8000 München 2

40. Experimentelle Untersuchungen zur nichtinvasiven Messung des duodenogastralen Refluxes vor und nach Pyloroplastik

The Noninvasive Investigation of Duodenogastric Reflux Before and After Pyloroplasty

B. Leisner, W. L. Brückner, B. Mayer und S. Reiser

Klinik und Poliklinik für Radiologie der Universität München,
Chirurgische Poliklinik der Universität München

Dem Reflux von Galle und Pankreassekret in den Magen wird eine
pathogenetische Bedeutung u.a. bei der sog. alkalischen Gastritis,
dem Ulcus ventriculi und der Refluxösophagitis zugeschrieben. Die
Bedeutung des intakten Pylorus als Barriere gegen den duodeno-
gastralen (d.g.) Reflux ist umstritten (4).

Die meisten diesbezüglichen Untersuchungen wurden mit invasiver
Sondentechnik durchgeführt. Ihre Aussagekraft ist eingeschränkt,
da die Intubation des Ösophagus und Magens nicht als physiologisch angesehen werden kann. Wir versuchten daher, im Tierversuch
ein Modell der quantitativen, nicht invasiven Refluxbestimmung zu
entwickeln und damit die Auswirkung einer weiten Pyloroplastik auf
die Intensität des d.g. Refluxes zu prüfen.

Material und Methodik

Fünf Katzen erhielten nüchtern in Allgemeinnarkose mit Nembutal
in 47 Versuchen jeweils eine i.v. Injektion von 700 µCi Tc-99m-
Diäthyl-IDA. Die Verteilung des gallengängigen Radiopharmazeu-
ticums wurde in Bauchlage von dorsal mit einer Gammakamera mit
Pinhole-Kollimator über eineinhalb Stunden registriert. Die di-
gitalisierten Impulse wurden auf Magnetband in Teilbildern von
12 sec Dauer gespeichert. Unmittelbar vor Ende des Meßzeitraums
erfolgte die Markierung des Magenbinnenraums durch Instillation
von 200 µCi Tc-99m über eine gastrale Sonde. Nach Abschluß der
Untersuchung wurden mittels regions of interest-Technik Zeitak-
tivitätskurven von Leber, Gallenblase, Magen und gesamtem Abdomen an einem Prozeßrechner-gesteuerten Auswertesystem erstellt.

Folgende Versuchsanordnungen wurden gewählt:

a) Nüchternmessung mit und ohne Magensonde;
b) nach Stimulation der Gallenblase mit Ceruletid[1],

---

[1] Tacus. Firma Farmitalia.

c) nach Instillation einer fettfreien bzw. fettreichen Testmahlzeit[1],
d) wie b und c, jedoch 14 Tage und 2 Monate nach Anlegen einer weiten Heineke-Mikulicz-Pyloroplastik.

Nach 7 Monaten wurden die Tiere durch eine Überdosis Nembutal getötet und Magen und Duodenum histologisch untersucht.
Zur quantitativen Auswertung der Untersuchungsergebnisse wurden herangezogen:

a) Die Zeitspanne vom Setzen des choleretischen Reizes bis zum Entleerungsbeginn der Gallenblase.
b) Die Entleerungsrate der Gallenblase (Galleefflux), definiert als Impulsrate in der Gallenblasenregion nach Entleerung (I_{GMin}), bezogen auf die maximale Impulsrate vor Entleerung (I_{GMax}).

$$\text{Galleefflux} = \frac{I_{GMax} - I_{GMin}}{I_{GMax}}$$

c) Der Refluxindex, definiert als die Impulsrate in der Magenregion (I_{Magen}) bezogen auf die Entleerungsrate der Gallenblase.

$$RI = \frac{I_{Magen}}{\text{Galleefflux}}$$

Die statistsiche Prüfung erfolgte mit dem Wilcoxon-Test.

Ergebnisse

Die Ergebnisse sind in Tabelle 1 dargestellt.

Tabelle 1

	n	Refluxindex	Signifikanz	Refluxhäufigkeit
mit Sonde	10	$6,8 \pm 1,6$	o = 0,05	9/10
ohne Sonde prä-	9	$2,7 \pm 1,3$		6/9
" " postop	8	$0,2 \pm 0,1$	o = 0,002	2/8

	n	Beginn des Galleeffluxes	Signifikanz
Ceruletid	14	$7 \pm 1,12$ min	
Mahlzeit	15	$16 \pm 1,70$ min	o = 0,002

	n	Galleefflux	Signifikanz
Ceruletid	14	$0,65 \pm 0,05$	
Mahlzeit	15	$0,43 \pm 0,05$	o = 0,1

Bei Untersuchungen mit liegender Magensonde ergab sich ein signifikant höherer Refluxindex sowie eine größere Refluxinzidenz. Ohne medikamentöse oder alimentäre Stimulierung erfolgte über eine Dauer von 90 min keine nennenswerte Gallenblasenkontraktion. Der

---

[1] Instant-Haferschleim (Kölln), 40 ccm, bzw. 30 ccm mit zusätzlich 10 ccm Olivenöl in emulgierter Form.

Entleerungsbeginn der Gallenblase erfolgte nach Injektion von
Ceruletid i.m. signifikant rascher als nach Verabreichung der
Testmahlzeit. Die Entleerungsrate (Galleefflux) war nach Ceruletid
ebenfalls höher als nach alimentärem Reiz. Es konnte kein unterschiedliches Reaktionsmuster der Gallenblase bezüglich der fettfreien und fettreichen Testmahlzeit festgestellt werden.

Nach Anlage der Pyloroplastik war sowohl die Refluxhäufigkeit wie
die Intensität geringer. Makroskopisch und histologisch fanden
sich sieben Monate nach Operation keine Anzeichen einer Antrum-
gastritis, obwohl der Pylorus für Hegar 4 leicht durchgängig war.

Diskussion

Messungen des d.g. Refluxes wurden bisher überwiegend invasiv
über Bestimmung von Gallensäuren, Lysolecithin und Farbstoffen im
Magenaspirat und mit Röntgenkontrastmittel durchgeführt (1, 3).
Diese Untersuchungsbedingungen sind unphysiologisch, weil

1. Mechanische Reizung einen Reflux provozieren kann, wie durch
   unsere Ergebnisse bestätigt werden konnte (Tabelle 1).
2. Weil das Magenaspirat der Duodenalpassage entzogen wird und
   somit der Effekt der Magenentleerung unberücksichtigt bleibt.
Eine Quantifizierung ist im allgemeinen nicht möglich, da die
Menge der mit dem Duodenalinhalt zum Reflux kommenden Substanzen
unbekannt ist. Zum qualitativen Refluxnachweis nach Magenopera-
tionen wurde das sehr rasch in die Galle ausgeschiedene Tc-99m-
DAIDA bereits getestet und empfohlen (2, 4). Mit Hilfe der digi-
talen Meßwertverarbeitung und der regions of interest-Technik ist
es möglich, die in der Gallenblase enthaltene Menge von Tc-99m-
DAIDA zu bestimmen. Daher ist es sinnvoll, die absolute Tc-99m-
Radioaktivität der Magenregion auf die nach Reiz aus der Gallenblase entleerte Radioaktivitätsmenge zu beziehen.

Ceruletid i.m. ist als Kontraktionsstimulus offensichtlich Testmahlzeiten überlegen (Tabelle 1). Deren Fettgehalt hatte im gewählten Modell (Katze) keinen Einfluß auf die Latenzzeit zur
Gallenblasenkontraktion und auf deren Amplitude. Die weite, offene Heineke-Mikulicz-Pyloroplastik wurde in der Vorstellung angelegt, dadurch einen stärkeren d.g. Reflux zu erhalten. Es zeigte
sich jedoch, daß dieser früh- und spätpostoperativ signifikant
geringer war als präoperativ. Eine Erklärung hierfür kann die
postoperativ nachgewiesene Magenentleerungsbeschleunigung sein.
Diese ist zweifellos auf die intakt gebliebene antrale Innervation
zurückzuführen.

Aus unseren Ergebnissen geht hervor, daß die quantitative, nicht
invasive Refluxbestimmung mit Tc-99m-DAIDA möglich ist und damit
die Voraussetzungen für den klinischen Einsatz der Methode gegeben sind.

Zusammenfassung

Bei fünf anästhesierten Katzen wurde die Ausscheidung von Tc-99m-
Diäthyl-IDA in die Gallenblase und den Dünndarm und der Reflux
in den Magen mit einer Gammakamera dargestellt und mit einem Pro-

zeßrechnersystem ausgewertet. Die Untersuchung erfolgte nach Stimulation der Gallenblase durch Ceruletid und Testmahlzeiten vor und nach Heineke-Mikulicz-Pyloroplastik. Es zeigte sich, daß die Gallemarkierung mit Tc-99m-DAIDA zur nichtinvasiven Refluxmessung benutzt werden kann. Magensonden erhöhen die Refluxinzidenz. Ceruletid ist als Cholereticum erheblich wirksamer als die Testmahlzeiten. Bei intaktem Antrum erfolgt keine Zunahme des d.g. Refluxes durch Pyloroplastik.

Summary

In five anesthetized cats the excretion of Tc-99m-DAIDA into the gallbladder and the small bowel and the d.g. reflux were visualized by a gamma camera and analyzed by a digital computer. A d.g. reflux index was calculated following stimulation of the gallbladder by ceruletide and test meals, before and after a Heineke-Mikulicz pyloroplasty. It could be demonstrated that tracing of bile with TC-99m-DAIDA can be used as a noninvasive method for the evaluation of the d.g. reflux. Gastric intubation increases the d.g. reflux rate. Ceruletide is a much more effective choleretic agent than test meals. Despite a wide pyloroplasy neither an augmented d.g. reflux nor gastritis was seen, probably due to the preserved antral innervation.

Literatur

1. HOARE, A.M., KEIGHLEY, M.R.B., STARKEY, B., ALEXANDER-WILLIAMS, J.: Gut 19, 166-169 (1978)
2. LÖHLEIN, D., REICHELT, H.-G., HUNDESHAGEN, H., PICHLMAYR, R.: Chirurg 48, 588-591 (1977)
3. ROTHMUND, M., DEISLER, G., KAUFMANN, A., HÖHN, P.: Langenbecks Arch. Chir. 340, 167-178 (1976)
4. SONNENBERG, A., GIGER, M., KERN, L., BLUM, A.L.: Gastroenterology 76, 1252 (1979)

Dr. B. Leisner, Radiologische Universitäts-Klinik München, Ziemssenstraße 1, D-8000 München 2

41. Nahrungsstimulierte Säuresekretion bei Ulcus duodeni – Patienten vor und nach selektiv proximaler Vagotomie (SPV)

Gastric Acid Response to Food in Duodenal Ulcer Patients Before and After Selective Proximal Vagotomy (SPV)

H. W. Börger, Ch. Loweg und H. D. Becker

Aus der Klinik für Allgemeinchirurgie der Universität Göttingen
(Direktor: Prof. Dr. H.-J. Peiper)

Während das pentagastrinstimulierte Sekretionsverhalten bei Ulcus
duodeni-Patienten vor und nach SPV sehr intensiv untersucht worden
ist, ist über das Verhalten der nahrungsstimulierten Säuresekretion bisher wenig bekannt. In den vorliegenden Untersuchungen haben wir bei 32 Ulcus duodeni-Patienten neben einer konventionellen
Sekretionsanalyse mit Pentagastrin die durch intragastrale Titration erzielte nahrungsstimulierte Säuresekretion vor und nach
SPV ermittelt.

Material und Methodik

Bei 32 Patienten mit endoskopisch gesichertem Ulcus duodeni wurde
präoperativ sowie 3 Monate nach SPV eine Sekretionsanalyse (Pen-
tagastrin-Dosiswirkungskurve 0,75 - 12 µg/kg/h i.v.) sowie eine
intragastrale Titration mit einer 10 %igen Peptonlösung bei pH
5,5 durchgeführt. Die intragastrale Titration wurde in einer von
uns vorgenommenen Modifikation der Methode von FORTRAN und WALSH
(1)(s. Abb. 1) durchgeführt. Während der intragastralen Titration
wurden in regelmäßigen Abständen Blutproben zur radioimmunologischen Bestimmung der Serumgastrinspiegel gewonnen. Des weiteren
führten wir bei 20 Patienten 3 Monate postoperativ einen standardisierten Insulintest (Hollander-Kriterien) (2) durch.

Ergebnisse : Säuresekretion

In den ersten 15 min ist ein identischer Anstieg der Säuresekretion nach Nahrungsstimulation bei Ulcus duodeni-Patienten vor und
3 Monate nach SPV feststellbar. Im weiteren Verlauf besteht dann
ein signifikanter Unterschied (p < 0,05) vor und nach Vagotomie.
Die präoperative Maximalsekretion wurde von 28 + 2,4 mval/h durch
die Vagotomie auf 17 + 2,3 mval/h gesenkt (Reduktion 39%). Die
pentagastrinstimulierte maximale Säureausschüttung wurde durch
die SPV von 43,3 + 2,5 mval/h auf 20,9 + 1,8 mval/h gesenkt (Reduktion 51%).

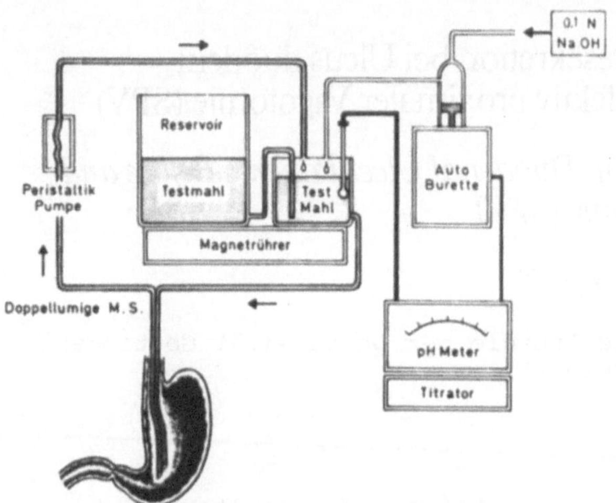

Abb. 1. Schematische Darstellung der intragastralen Titration

Serumgastrinspiegel

Die basalen Serumgastrinspiegel unterschieden sich prä- und postoperativ signifikant (33 ± 6,5 pg/ml prä op., 70 ± 11 pg/ml post op., p < 0,05). Durch Nahrungsstimulation kam es sowohl prä- als auch postoperativ zu einem signifikanten Anstieg der Serumgastrinwerte (s. Abb. 2). Die integrierte Gastrinausschüttung für 150 min (prä op.: 15 700 ± 1 830 pg/ml) unterschied sich von den postoperativen Werten (17 500 ± 2 040 pg/ml) nicht signifikant. Es ergab sich keine Korrelation zwischen der maximalen Säureausschüttung und den Serumgastrinspiegeln (r = 0,09).

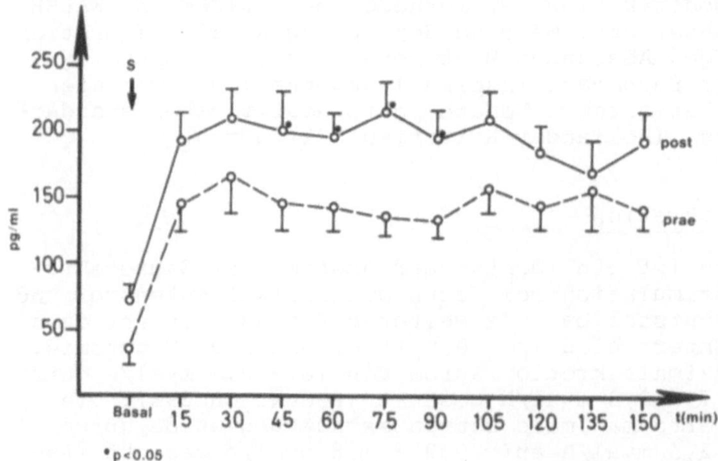

Abb. 2. Das Verhalten der nahrungsstimulierten Serumgastrinspiegel vor und nach SPV

Säuresekretion in Abhängigkeit vom Insulintest

Bei den 20 getesteten Patienten waren nach den Hollander-Kriterien 8 positiv und 12 negativ. Die maximale nahrungsstimulierte
Säureausschüttung bei den Insulin-positiven Patienten war postoperativ 23 $\pm$ 3,6 mval/h signifikant höher als bei den Insulin-
negativen Patienten (13 $\pm$ 2,4 mval/h, p $\lessgtr$ 0,05, s. Abb. 3 und 4).
Die prozentuale Reduktion der Säuresekretion betrug bei Insulin-
positiven Patienten 9%, bei den Insulin-negativen Patienten 56%.
Die Serumgastrinausschüttung lag bei den Insulin-positiven Patienten postoperativ mit 22 060 $\pm$ 2 390 pg/ml/150 min zwar über den
Insulin-negativen Patienten mit 14 200 $\pm$ 1 670 pg/ml/150 min, war
jedoch nicht signifikant unterschiedlich.

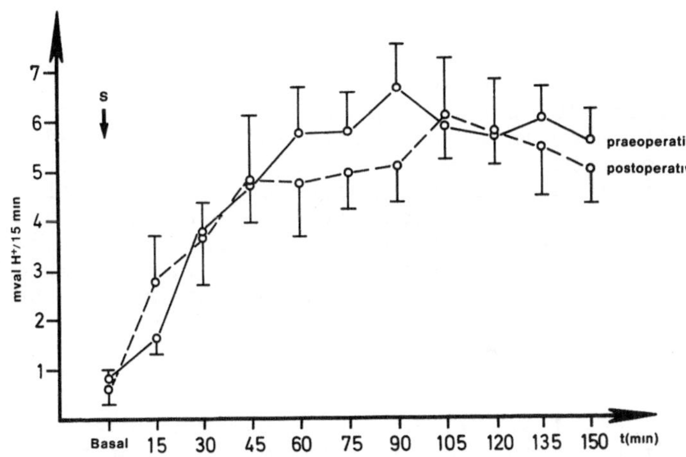

*Abb. 3. Das Verhalten der nahrungsstimulierten Säuresekretion bei Insulin-
positiven Ulcus duodeni-Patienten vor und nach SPV*

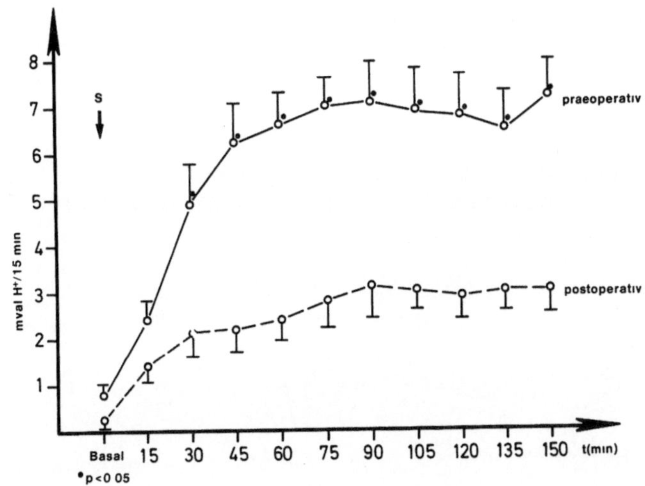

*Abb. 4. Das Verhalten der nahrungsstimulierten Säuresekretion bei Insulin-
negativen Ulcus duodeni-Patienten vor und nach SPV*

Zusammenfassung

Präoperativ wird die Magensekretion von Ulcus duodeni-Patienten durch die dosiswirkungsabhängige maximale Pentagastrinstimulation stärker erhöht als durch Nahrungsstimulation. Bei der postoperativen Kontrolle nach 3 Monaten besteht kein Unterschied zwischen Pentagastrin- und Nahrungsstimulation. Bei Insulin-negativen Patienten beträgt die postoperative Säurereduktion 56%; bei Insulin-positiven Patienten hingegen nur 9%. Die basalen Serumgastrin-spiegel sind postoperativ signifikant erhöht, während kein Unterschied zwischen den postprandialen Gastrinwerten oder den Insulin-positiven und Insulin-negativen Patienten besteht. Die intragastrale Titration stellt somit eine subtile Testmethode für die Frage nach einer vollständigen Vagotomie dar.

Summary

In duodenal ulcer patients the maximal acid secretion induced by pentagastrin is significantly higher than the meal-induced acid secretion (10% peptone, pH 5.5). Three months after SPV there is no difference in pentagastrin and meal-induced stimulation. There is a reduction of 56% in insulin-negative patients after SPV, but only of 9% in insulin-positive patients. Basal serum gastrin levels increased significantly after SPV, but there is no difference in postprandial serum gastrin levels and in insulin-positive and insulin-negative patients. Intragastric titration seems to be a subtle method for testing the completeness of SPV.

Literatur

1. FORTRAN, I.S., WALSH, I.H.: Gastric acid secretion rate and buffer content of the stomach after coting. Results in normal subjects and in patients with duodenal ulcer. J. clin. Invest. 52, 645 (1973)
2. HOLLANDER, F.: The Insulin test for the presence of intact nerve fibers after vagal operation for peptic ulcer. Gastroenterology 7, 607 (1946)

Dr. med. H.W. Börger, Klinik und Poliklinik für Allgemeinchirurgie der Universität Göttingen, Goßlerstraße 10, D-3400 Göttingen

42. Hemmung der Magensekretion durch intervenöses Gastric Inhibitory Polypeptid (GIP) beim Menschen

Inhibition of Gastric Secretion by i.v. Gastric Inhibitory Polypeptide (GIP) in Man

A. Schafmayer, H. D. Becker, H. W. Börger, E. F. Coelle, R. Arnold und W. Creutzfeldt

Aus der Klinik für Allgemeinchirurgie der Universität Göttingen (Direktor: Prof. Dr. H.-J. Peiper) und der Klinik für Innere Medizin, Abteilung für Gastroenterologie (Direktor: Prof. Dr. W. Creutzfeldt)

Intraduodenal verabreichte Säure stimuliert die Serum-GIP-Konzentration beim Hund und Menschen dosisabhängig (1). Da GIP die pentagastrinstimulierte Säuresekretion in denervierten Funduspouches signifikant hemmt (2), wurde vermutet, daß GIP ein physiologischer Regulator der Säuresekretion ist. In der vorliegenden Studie untersuchten wir daher den Effekt von intravenösem Gastric Inhibitory Polypeptid (GIP) sowohl auf die pentagastrin- als auch auf die nahrungsstimulierte Magensekretion beim Menschen.

Methodik

Bei 6 Probanden wurde die Magensäuresekretion durch eine Pentagastrininfusion in einer Dosierung von 0,75 und 1,5 µg/kg/h über 180 min stimuliert. Die Säure wurde in 10 min-Portionen über eine liegende Magensonde gesammelt. Nach 60 min wurde natürliches Schweine-GIP in einer Dosis von 0,5; 2 und 4 µg/kg für 1 Std intravenös verabreicht. Bei 4 Personen wurde die Säuresekretion mittels intragastraler Titration stimuliert (Peptonlösung 5%ig, pH 5,5, 250 ml intragastrisches Volumen). Nach 60 min wurde wiederum GIP in einer Dosierung von 1 und 2 µg/kg für eine Stunde infundiert. Während der Basal- und Versuchsperiode wurden in regelmäßigen Abständen Blutproben zur radioimmunologischen Bestimmung von GIP, Gastrin und Insulin gewonnen.

Ergebnisse

Während einer GIP Infusion in einer Dosierung von 0,5 µg/kg/h bei gleichzeitiger Pentagastrininfusion von 1,5 µg/kg/h stieg das immunoreaktive GIP auf Werte an, die vergleichbar waren mit solchen nach einer hochkalorischen Testmahlzeit. Nach einer Infusion von 2 und 4 µg/kg/h waren die Serum-GIP-Spiegel auf Werte

210

zwischen 3,3 und 6 ng/ml erhöht. Ähnlich hohe postprandiale GIP-
Spiegel wurden beim Menschen nur unter pathologischen Bedingungen
wie Ulcus duodeni und Fettsucht (3) beschrieben. Serumgastrin,
Insulin und Blutglucose zeigten während der Infusion von Pentagastrin und Blutglucose und verschiedener Dosierungen des GIP
keine signifikanten Veränderungen.

Der Effekt von 0,5; 2 und 4 µg/kg GIP auf die Magensäuresekretion während einer Infusion von 0,75 und 1,5 µg/kg Pentagastrin
ist in Abb. 1 dargestellt. Bei einer Dosierung von 0,5 µg/kg GIP
ist die Säuresekretion nur um 12 und 14 % gehemmt, während bei
einer Dosis von 2 µg GIP eine 40 - 60 % Hemmung auftritt; 4 µg/kg
GIP erzielte keine ausgeprägtere Hemmung. Intravenös gegebenes
GIP beim Menschen zeigte eine deutliche Reduktion des Magensaft-
volumens und nicht der Säurekonzentration. Jedoch kam es nach
4 µg/kg GIP auch zu einer Reduktion der Säurekonzentration. Die
nahrungsstimulierte Säuresekretion (Abb. 2) konnte nur mit einer
Dosis von 1 oder 2 µg/kg um 21 bis 30% gehemmt werden. Während der
intragastralen Titration kam es zu einem Anstieg der Serum-Ga-
strin-Spiegel, die jedoch bei gleichzeitiger Infusion von 2 µg/kg
GIP nicht verändert wurden. Serum-Insulin und Blutglucose zeigten
keine signifikanten Veränderungen während der Infusion von Gastric Inhibitory Polypeptid.

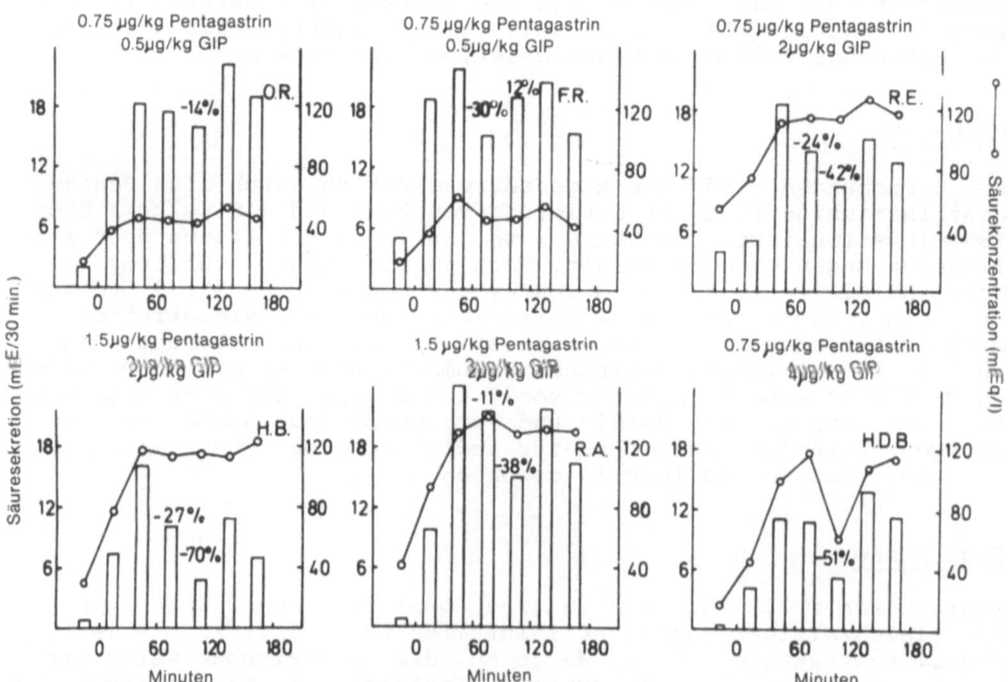

*Abb. 1. Verhalten der Magensäuresekretion während Stimulation mit Penta-
gastrin*

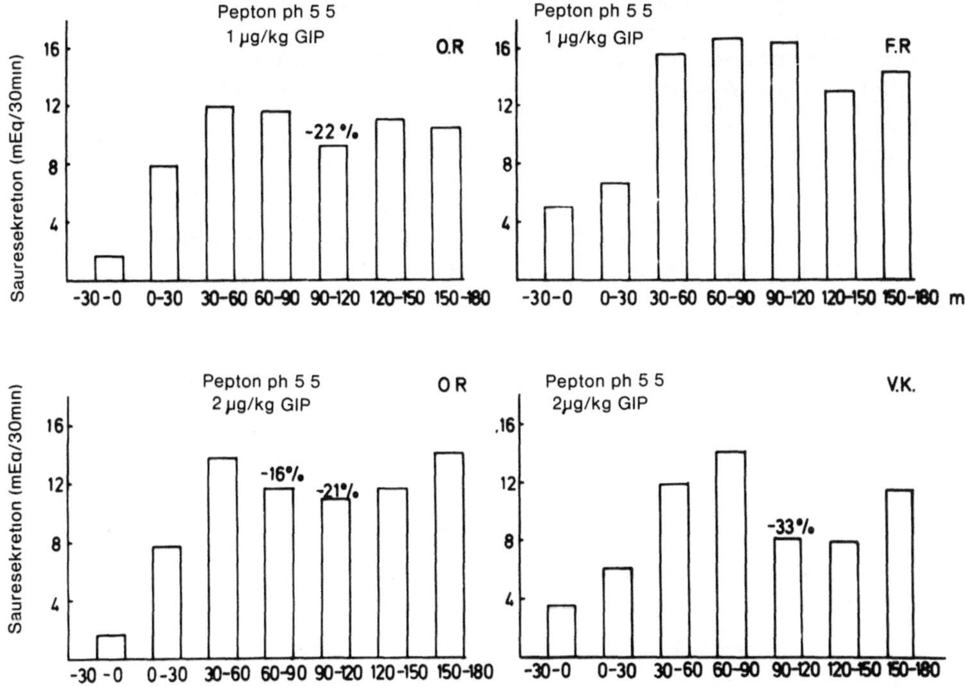

Abb. 2. Verhalten der Magensäuresekretion während intragastraler Titration

Zusammenfassung

GIP ist bei Normalpersonen mit innerviertem Magen nur in hohen pharmakologischen Dosen ein potenter Hemmer der Säuresekretion. Cholinerge Mechanismen scheinen den Hemmeffekt von GIP auf die Magensekretion zu beeinflussen.

Summary

Infusions of GIP in man with innervated stomach is only a potent inhibitor of gastric secretion in high pharmacological doses. Cholinergic mechanisms seem to have an influence on the inhibitory effect of GIP on gastric secretion.

Literatur

1. EBERT, M.D., ILLMER, K., CREUTZFELDT, W.: Release of Gastric inhibitory Polypeptide (GIP) by Intraduodenal Acidification in Rats and Humans and Abolishment of the Incretin Effect of Acid by GIP-Antiserum in Rats. Gastroenterology 76, 515-523 (1979)
2. SOON-SHION, P., DEBAS, H.T., BROWN, J.C.: Cholinergic inhibition of Gastric Inhibitory Polypeptide (GIP) Action. Gastroenterol. 76, No. 5. Part. 2, 1052

3. CREUTZFELDT, W., EBERT, R., WILLMS, B., FRERICHS, H., BROWN, J.C.: Gastric inhibitory polypeptide (GIP) and insulin in obesity: increased response to stimulation and defective feedback control of serum levels. Diabetologia 14, 15-24 (1978)

Dr. med. A. Schafmayer, Klinik für Allgemeinchirurgie der Universität Göttingen, Goßlerstraße 10, D-3400 Göttingen

43. Der Zusammenhang zwischen oraler Glucosetoleranz und Magenentleerung beim Ulcus duodeni-Patienten

The Relationship Between Oral Glucose Tolerance and Gastric Emptying in Duodenal Ulcer Patients

R. Bittner, H. G. Beger und M. Meves

Chirurgische Klinik und Poliklinik im Klinikum Charlottenburg der Freien Universität Berlin (Direktor: Prof. Dr. E.S. Bücherl)

Ulcus duodeni-Patienten zeigen gehäuft Störungen der oralen Glucosetoleranz (1), die nach einer Magenoperation noch verstärkt auftreten können (3). Ihre Ursache ist noch weitgehend ungeklärt. Ein Zusammenhang zur Magenentleerung wird zwar vermutet (1), konnte aber bislang nicht bewiesen werden.

Ziel der vorliegenden Studie ist es, die Beziehung zwischen dem Profil der oralen Glucosetoleranzkurve und dem Magenentleerungsverhalten abzuklären.

Methodik

Bei 50 Patienten (Geschlecht: ♂40, ♀10; Alter: 42 Jahre (Spannweite 19 - 74); Gewicht: 68,5 kg (Spannweite 40 - 96); Größe: 170 cm (Spannweite 152 - 189)) mit einem chronischen Ulcus duodeni (12 Untersuchungen erfolgten frühpostoperativ (8. - 14. Tag) nach selektiver proximaler Vagotomie (SPV)) wurde in insgesamt 54 Messungen die Halbwertszeit der Magenentleerung (T 1/2) und das Profil der oralen Glucosetoleranzkurve bestimmt. Beide Messungen fanden gleichzeitig nach Einnahme einer flüssigen Testmahlzeit (BSD "Fresubin": Volumen 300 ml; KH 80 g; Eiweiß 12,3 g; Fett 3,8 g) beim liegenden Patienten statt. Die T 1/2 wurde mit einer Isotopenmethode (2) bestimmt. Die Blutentnahmen zur Messung der Glucosekonzentration (Hexokinase-Methode) erfolgten bei -10, 10, 20, 30, 45, 60, 90, 120, 150 und 180 min. Ausgehend von den Medianwerten wurde die statistische Auswertung mit dem Wilcoxon-Test und mit dem Mann-Whitney-U-Test vorgenommen. Die Korrelationsberechnung erfolgte nach Spearman.

Ergebnisse

1. Nach dem Magenentleerungsverhalten (Normalwert der T 1/2 = 59 min) konnten 4 Patientengruppen unterschieden werden (Tabelle 1), wobei jede Gruppe auch charakteristische Veränderungen des

Tabelle 1. Magenentleerungstypen (bezogen auf den Normalwert der Halbwertszeit (T 1/2) der Magenentleerung von 59 min) und die dazugehörigen Charakteristica der Glucosetoleranzkurve

			BLUT-GLUCOSE (mg/100 ml)			
Entleerungstyp	n	t 1/2 (min)	Anstieg (mg/min)	Gipfel (mg/100ml)	Abfall (mg/min)	180 min-Wert (mg/100ml)
I Beschleunigt	12	42,5 (33-50)	2,2 (1,35-3,2)	185 (128-218)	0,89 (0,52-1,56)	68 (54-106)
II Funktionell verzögert	15	100 (80-180)	2,1 (0,6-5,1)	163 (106-204)	0,52 (0,04-1,23)	91 (73-170)
III Pylorusstenose	8	84 (60-171)	1,29 (0,33-3,7)	186 (139-230)	0,54 (0-0,82)	144,5 (99-163)
IV Frühpostoperativ	12	157,5 (64-180)	0,59 (0,2-1,95)	172,5 (109-235)	0,05 (0-0,96)	132 (96-235)

Profils der Glucosekonzentrationskurve zeigte. Die Patienten mit beschleunigter Magenentleerung (T 1/2 < 50 min) hatten nach Einnahme der Testmahlzeit einen raschen Anstieg der Glucose auf einen hohen Gipfel, dem auch ein rascher Abfall folgte. Die Patienten mit verzögerter Magenentleerung (T 1/2 > 80 min) ohne nachweisbarer Stenosierung der Pylorusregion hatten einen ähnlich raschen Anstieg, dann jedoch eine um 22 mg niedrigere Gipfelkonzentration (2 p < 0,1) und vor allem einen signifikant langsameren Abfall (2 p < 0,05), so daß bei 180 min nun eine um 23 mg signifikant höhere Konzentration gemessen wurde (2 p < 0,01). Die Patienten mit Entleerungsverzögerung aufgrund einer Pylosusstenose zeigten einen völlig anderen Kurvenverlauf. Hier war bereits der Anstieg signifikant langsamer (2 p < 0,02). Der Gipfel lag gleich hoch wie bei den Patienten mit beschleunigter T 1/2. Der Abfall war dann allerdings ebenfalls sehr langsam, so daß bei 180 min die Konzentration noch um nahezu 50 mg signifikant höher lag als der Nüchternwert (2 p < 0,01).

Die stärkste Entleerungsverzögerung fand sich bei den Patienten in der frühen postoperativen Phase nach SPV. Die Glucosekonzentration dieser Patienten stieg hier auch am langsamsten an und die höchste Konzentration wurde sogar erst bei 180 min gemessen.

2. Die Untersuchung der direkten Beziehungen zwischen der T 1/2 und einzelnen Eigenschaften der Glucosekonzentrationskurve unabhängig vom Entleerungstyp ergab eine signifikant positive Korrelation (2 p < 0,001) zwischen der T 1/2 und der Glucosekonzentration 180 min nach der Einnahme der Testmahlzeit.

Diskussion

Die Magenentleerung ist für das Glucoseangebot an den Darm und damit für die Glucoseresorption von entscheidender Bedeutung. Die Glucoseresorption ist die Störgröße im Regelkreis der Blutgluco-

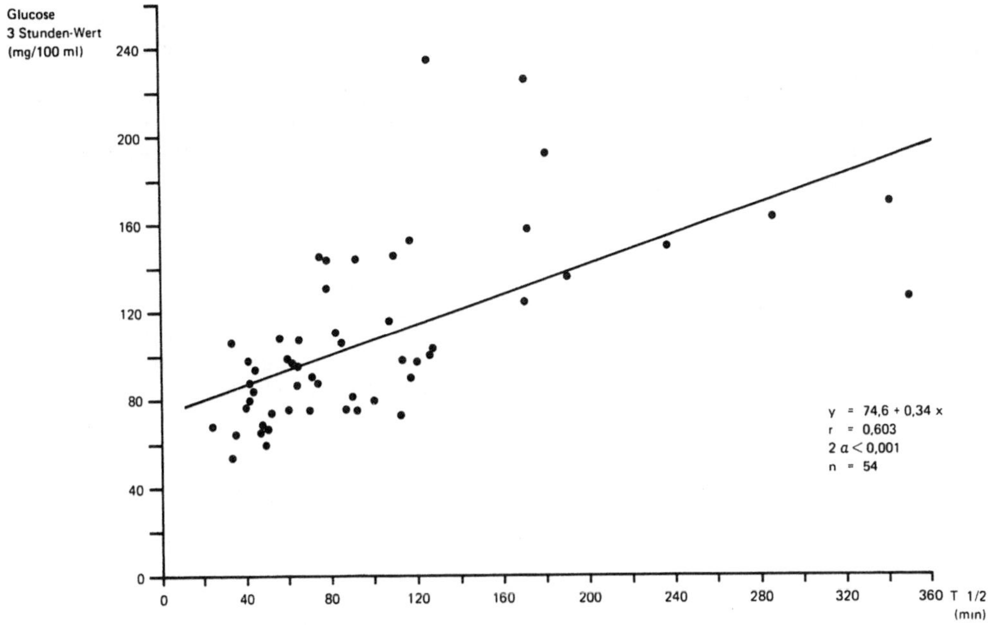

Abb. 1. Zusammenhang zwischen der Halbwertzeit der Magenentleerung (T 1/2) und der Glucosekonzentration 180 min nach Einnahme der flüssigen Testmahlzeit

sekonzentration. Von MEHNERT et al. (5) wurde daher postuliert, daß mit einem oralen Glucosetoleranztest auch die Glucoseresorption und die Magenentleerung miterfaßt werden. Dieses Postulat findet durch die dargestellten Ergebnisse Unterstützung. Es wird gezeigt, daß definierte Veränderungen des Magenentleerungsverhaltens zu charakteristischen Veränderungen des Profils der Glucosetoleranzkurve führen. Darüber hinaus wird bewiesen, daß eine zunehmende Verzögerung der Magenentleerung mit zunehmend höheren Glucosekonzentrationen gegen Ende der Testperiode verbunden ist. Der 180-Minuten-Glucosewert erweist sich als das härteste Kriterium zur Beurteilung der Magenentleerungsgeschwindigkeit.

Die Patienten mit Pylorusstenose und frühpostoperativ nach SPV zeigen entsprechend der verzögerten Entleerung auch einen verzögerten Anstieg der Glucose. Dieses ist bei den Patienten mit "funktioneller" Entleerungsverzögerung, d.h. ohne organischem Korrelat, nicht zu beobachten. Hier ist der Anstieg initial normal und sogar beschleunigt und erst im weiteren Verlauf kommt es zur Verzögerung. Ursache des "biphasischen" Verhaltens könnte sein, daß der erste Bolus, der rasch in das Duodenum gelangt, über eine Stimulierung hyperaktiver Osmoreceptoren (4) zur anschließenden Hemmung der weiteren Entleerung führt.

Zusammenfassung

In 54 Messungen bei 50 Ulcus duodeni-Patienten prä- und frühpostoperativ nach SPV, wobei simultan die Halbwertzeit der Magenentleerung (T 1/2) und das Profil der oralen Glucosetoleranzkurve bestimmt wurden, konnte ein direkter Zusammenhang zwischen einzelnen Formen der Entleerungsstörung und dem Profil der Glucosekurve nachgewiesen werden. Außerdem wurde zwischen der T 1/2 und der Glucosekonzentration 180 min nach Einnahme der Testmahlzeit eine signifikant positive Korrelation gefunden. Nach diesen Ergebnissen erweist sich der orale Glucosetoleranztest als eine wesentliche Orientierungshilfe zur Beurteilung der Magenentleerungsgeschwindigkeit.

Summary

In 50 patients with duodenal ulcer disease before the operation and early postoperatively after SPV there were performed simultaneously 54 measurements of halflife of gastric emptying (T 1/2) and of pattern of oral glucose tolerance curve. It could be shown that there is a close relationship between the type of disturbance of gastric emptying and the pattern of glucose curve. In addition it could be proved that there is a significant correlation between the T 1/2 and the 180-min.-glucose concentration.

Literatur

1. ARNOLD, R. CREUTZFELDT, W., EBERT, R., BECKER, H.D., BÖRGER, H.W., SCHAFMAYER, E.: Serum gastric inhibitory polypeptide (GIP) in duodenal ulcer disease: Relationship to glucose tolerance, insulin, and gastric release. Scand. J. Gastroent. 13, 41-47 (1978)
2. BITTNER, R., BEGER, H.G., MEVES, M., KRAAS, E., GÖGLER, H.: Influence of nutritive density of a meal on gastric emptying in duodenal ulcer patients. Gastrointestinal motility in health and disease. Ed. H.L. Duthie, p. 205-212. MTP Press Limited 1978
3. HUMPHREY, L.S., DYKES, J.R.W., JOHNSTON, D.: Effects of truncal selective and highly selective vagotomy on glucose tolerance and insulin secretion in patients with duodenal ulcer. Brit. med. J. 2, 112-116 (1975)
4. HUNT, J.N.: The osmotic control of gastric emptying. Gastroenterology 41, 49-51 (1961)
5. MEHNERT, H., HASLBECK, M., FÖRSTER, H.: Zur Prüfung der oralen Glucosetoleranz. Dtsch. med. Wschr. 97, 1763-1766 (1972)

Dr. R. Bittner, Chirurgische Klinik und Poliklinik, Klinikum Charlottenburg der FU Berlin, Spandauer Damm 130, D-1000 Berlin 19

44. Steigerung der Magenfundusdurchblutung durch H$^+$-Rückdiffusion – ein protektiver Mechanismus?

Stimulation of Blood Flow in Fundic Mucosa by H$^+$ Back Diffusion – a Protective Mechanism?

M. Starlinger[1], R. Schiessel[1], Chen Road Hung[2] und W. Silen[2]

[1] I. Chirurgische Universitätsklinik Wien
[2] Departments of Surgery, Harvard Med. School and Beth Israel Hosp.

Rückdiffusion von H$^+$ ist ein wichtiger Faktor in der Genese von akuten Ulcerationen der Magenschleimhaut (2). Die Menge der rückdiffundierenden H$^+$ ist abhängig von der intraluminalen [H$^+$] (1). Hingegen wird die intramurale [H$^+$] in der Schleimhaut, gemessen am intramuralen pH (pH$_i$), noch von anderen Faktoren reguliert (3).

Es lag die Vermutung nahe, daß hierbei die Mucosadurchblutung eine wesentliche Rolle spielt. Ziel dieser Studie war es, die Beziehung zwischen H$^+$ Rückdiffusion, Durchblutung und Ulceration der Fundusschleimhaut näher zu untersuchen.

Methodik

Bei Neuseeland-Kaninchen (3 kg) wurde in Barbituratnarkose ein Magenfunduspouch gebildet und zunächst mit Phosphatpuffer, 25 mM (pH 7,4) für 30 min und anschließend mit Lösungen verschiedener [H$^+$] bei 37°C perfundiert. Alle Lösungen hatten 300 mOsmol. Bei Kontrolltieren wurde während der gesamten Versuchsdauer Puffer als Perfusat verwendet. Der intramurale pH wurde mit Antimonmikroelektroden (Transidyne General, Ann Arbor, Mich.) gemessen (2). Zu diesem Zweck wurde die Seromuscularis des Pouches in einem kleinen Bereich (0,5 mm Durchmesser) entfernt und die Mikroelektrode (5 µ Spitzendurchmesser) 500 µ tief in die Lamina propria mucosae eingeführt. Eine Kalomelelektrode in Serosakontakt diente als Referenzelektrode. Der pH$_i$ wurde kontinuierlich über ein pH-Meter und angeschlossenen Schreiber (Radiometer, Kopenhagen) aufgezeichnet. Nach 30 und 60 min Perfusionsdauer wurde die Schleimhautdurchblutung (MBF) mit radioaktiven Mikrosphären (51 Cr, 85 Sr, 141 Ce, 9 µ, 3M St. Paul, Minn.) bestimmt (5). Der arterielle Mitteldruck betrug durchschnittlich 90 mm Hg während der ganzen Versuchsdauer. Alle Mägen wurden einem unbeeinflußten Untersucher zur Beurteilung von Ulcera vorgelegt.

Ergebnisse

Unter Pufferperfusion kam es zu einem Absinken des MBF, während
der pH_i konstant blieb. Eine intraluminale $[H^+]$ von 50 mÄqu führte
zu keinem Abfall des MBF, der pH_i blieb ebenfalls konstant (Tabelle 1). Weder unter Pufferperfusion noch unter 50 mÄqu intra-
luminaler $[H^+]$ wurden Ulcera beobachtet. 80 mM HCl in der Perfusionslösung hatte einen Anstieg des MBF um 80% zur Folge, der
pH_i kehrte nach kurzem, aber signifikantem Abfall (Duncan Test)
wieder auf Ausgangswerte zurück (Abb. 1). Nur bei einem von 7
Mägen wurden Ulcerationen beobachtet. Wir fanden eine lineare
Beziehung zwischen luminaler $[H^+]$ und MBF (r = 0,97, p < 0,001)
bis zu einer $[H^+]$ von 80 mÄqu. Weitere Steigerung der luminalen
$[H^+]$ führte nicht zu einer korrespondierenden Zunahme des MBF,
sondern zu einem deutlichen Absinken des pH_i und Ulcerationen in
allen Mägen. Ebenso sahen wir nach Vorbehandlung mit Vasopressin
(0,2 U/kgmin, i.a.) einen Abfall des pH_i und eine gleichzeitige
Blockierung des bei einer intraluminalen $[H^+]$ von 80 mÄqu zu
erwartenden Anstiegs des MBF. Entsprechend dem sauren pH_i waren
auch in dieser Gruppe alle Mägen exulceriert.

Tabelle 1. MBF und pH_i am Ende der Stabilisationsphase (30 min)
sowie nach 30 min Perfusion mit Lösungen verschiedener $[H^+]$ (60
min), bzw. Perfusion mit 80 mM HCl und gleichzeitiger Infusion von
Vasopressin intraarteriell (Vp) mit Beginn der Infusion 10 min
vor Ende der Stabilisationsphase. a = p < 0,005; b = p < 0,02;
c = p < 0,001 (Duncan Test)

$[H^+]$ mÄqu/l		0 (n = 4)		50 (n = 5)		80 (n = 7)		120 (n = 5)		80+Vp (n = 4)	
t (min)		30	60	30	60	30	60	30	60	30	60
MBF	$\bar{x}\pm$	1,78	1,17	1,83	1,79	1,65	2,95	2,00	1,80	2,00	0,04
(ml/min/g)	s	0,06	0,1a	0,3	0,1	0,05	0,2b	0,1	0,1	0,4	0,001c
pH_i	$\bar{x}\pm$	7,43	7,39	7,30	7,38	7,39	7,32	7,38	6,50	7,35	6,56
	s	0,06	0,05	0,1	0,1	0,05	0,04	0,06	0,05c	0,02	0,09c
ULCERATION		0		0		1		5		5	

Diskussion

Der intramurale pH ist ein sensitiver Indikator der durch H^+-Rück-
diffusion bedingten Gewebsacidose der Magenschleimhaut. Frühere
Untersuchungen konnten zeigen, daß ein Absinken des pH_i unter
6,9 mit einer hohen Frequenz von Ulcera vergesellschaftet ist
(3). Trotz der relativ hohen Permeabilität der Magenschleimhaut
des Kaninchens für H^+ kommt es bis zu einer intraluminalen Säurekonzentration von 80 mM nicht zu Gewebsacidose und Ulcera. Als
Ursache kann die gleichzeitige Erhöhung der Mucosadurchblutung
angesehen werden.

Es dürfte sich dabei um eine Form der Autoregulation handeln,
wie sie auch für die cerebrale Zirkulation bekannt ist. Auch dort
führen Veränderungen im extracellulären pH zu Änderungen der

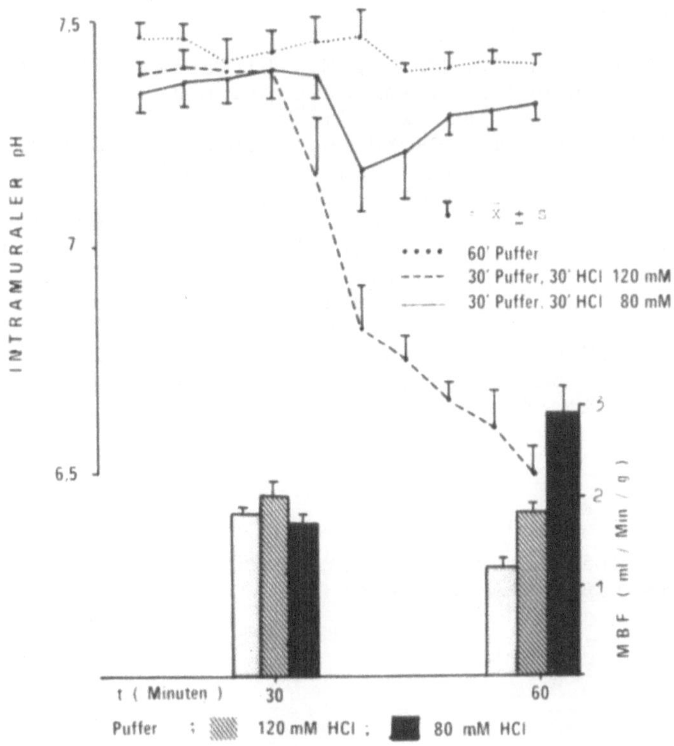

Abb. 1. Änderung von pH_i und MBF während Pufferperfusion (n = 4) bzw. vor und während Perfusion mit 80 mM HCl (n = 7) und 120 mM HCl (n = 5)

Durchblutung (<u>4</u>). Wird der stimulierende Einfluß der $[H^+]$ auf den MBF durch Vasopressin blockiert oder dieser Mechanismus durch hohes H^+ Angebot überfordert, sinkt der pH_i unter den kritischen Bereich ab und es entstehen Ulcera.

Zusammenfassung

H^+ Rückdiffusion führt im Fundus des Kaninchenmagens zu einer konzentrationsabhängigen Steigerung der Schleimhautdurchblutung. Bei über 80 mÄqu luminaler $[H^+]$ tritt kein weiterer Anstieg der Durchblutung auf, und es entstehen Ulcera. Wird der Durchblutungsanstieg bei 80 mÄqu durch Vasopressin blockiert, treten ebenfalls Ulcerationen auf. Es wird eine durch den extracellulären pH gesteuerte Autoregulation der Schleimhautdurchblutung angenommen.

Summary

H^+ back diffusion stimulates blood flow in rabbit fundic mucosa. This increase is linearly related to intraluminal $[H^+]$. The capacity of autoregulation is limited and high rates of H^+ back diffusion lead to a fall in intramural pH and development of ulcers. Vasopressin blocks the rise in blood flow and ulcers develop even at low rates of H^+ back diffusion.

Literatur

1. CHEUNG, R.S.K., FIELD, M., SILEN, W.: Effect of methylpredni-
   solon on hydrogen ion absorption in the canine stomach. J.
   Clin. Invest. 62, 262 (1978)
2. KIVILAAKSO, E., FROMM, D., SILEN, W.: Effect of the acid secre-
   tory state on intramural pH of rabbit gastric mucosa. Gastroent. 75, 760 (1978)
3. KIVILAAKSO, E., FROMM, D., SILEN, W.: Relationship between
   ulceration and intramural pH of gastric mucosa during hemorrhagic shock. Surgery 84, 70 (1978)
4. SEVERINGHAUS, J.W.: Outline of H^+ blood flow relationship in
   the brain. Scand. J. Lab. Invest. Suppl. 102, VIII K (1968)
5. STARLINGER, M., JAKESZ, R., BRATUSCH MARREIN, P., SCHIESSEL,
   R.: Regional gastric mucosal blood flow in hypovolemic shock.
   Res. Exp. Med. 175, 181 (1979)

Dr. M. Starlinger, I. Chirurgische Universitätsklinik Wien,
Alserstraße 4, A-1090 Wien

45. Sind Prostaglandine von Bedeutung für Schleimhautläsionen des Magens nach hämorrhagischem Schock?

Are Prostaglandins Important in the Development of Gastic Mucosal Lesions Following Hemorrhagic Shock?

L. Fiedler, H. P. Zahradnik und W. Lesch

Chirurgische Universitätsklinik, Universitäts-Frauenklinik und
Pathologisches Institut der Universität Freiburg

Magenschleimhautläsionen können durch hämorrhagischen Schock in
einem standardisierten Modell beim Ferkel erzeugt werden (3). Das
Verhalten endogener, gastraler Prostaglandine (PG) sollte hierbei
untersucht werden, da einigen PG's eine cytoprotektive Wirkung
am Magen zugeschrieben wird (4).

Methodik

Schockmodell: 9 heparinisierte Ferkel (1000E/4h) wurden in Pentobarbitalnarkose (30 mg/kg) durch Entbluten (15 ml/min) nach Erreichen eines. art. Mitteldruckes von 40 mm Hg 3h schockiert.
Druckkonstanz war während der Schockphase durch Anwendung des
"uptake"-Prinzips gewährleistet. Nach 3h erfolgte die Retransfusion des Restblutes. Die Tiere kamen nach 232 $\pm$ 10 min ($\bar{x} \pm$ SEM)
ad exitum. 4 Ferkel dienten als nicht schockierte Kontrolltiere
und wurden nach 7h getötet. Blutentnahmen erfolgten simultan
stündlich arteriell (A. fem.), zentralvenös (V. jug. ext.) und
postgastrisch-venös (V. gastroepiploica) über liegende Katheter.
Die Versuchsanordnung entsprach dem NORTONschen Modell (3).

PG-Messung: Es wurden PGE2, 13,14-dihydro-15-keto PGF2α (DHK-
PGF2α) und PGF2α im Plasma bestimmt. Die PG's bzw. der Metabolit
wurden durch Methanol- und Ätherextraktion gewonnen (2). Die Ex-
traktionsüberwachung erfolgte durch Bestimmung der heißen Wiederfindungsrate (PGE2 81,6 $\pm$ 2,1; DHK-PGF2α 83,5 $\pm$ 3,2; PGF2α 74,2
$\pm$ 1,4). Alle Werte wurden für diese Wiederfindungsrate korrigiert.
Die Anwendbarkeit der Methode konnte unter Annahme gleichen immunologischen Verhaltens durch Zugabe exogener PG's zu Plasmaproben
und Messung nach Extraktion gezeigt werden. Die PG-Bestimmung erfolgte mittels Radioimmunoassay (RIA). Als RIA-Qualitätskriterien
wurden intra- und inter-assay-Präzision und Sensitivität herangezogen (Tabelle 1). Die Auswertung der Ergebnisse erfolgte mittels
Varianzanalyse für symmetrische Modelle. Zusätzlich wurde für alle
gemessenen PG's bzw. Metabolite stichprobenartig die Parallelität
zwischen Standardkurve und Probenverdünnungsreihe zur Testung

Tabelle 1. RIA-Qualitätskriterien für Prostaglandinmessungen in Schweineplasma ($\bar{x}$)

Intra-Assay-Präzision (%)		PGE2	DHK-PGF2α	PGF2α
B/B$_O$	60%	3,8	13,3	–
B/B$_O$	50%	4,6	12,7	9,8
B/B$_O$	20%	7,4	6,4	1,0
Inter-Assay-Präzision (%)		(n=6)	(n=9)	(n=2)
B/B$_O$	60%	11,0	16,8	–
B/B$_O$	50%	5,8	16,0	13,0
B/B$_O$	20%	7,2	9,9	18,5
Sensitivität (pg)		4	14	27

gleichen immunologischen Verhaltens der Antigene überprüft. Die standardisierte makroskopische und mikroskopische Beurteilung der Magenpräparate zeigte ausnahmslos die Effizienz des Schockmodells mit typischen Schleimhautveränderungen, während Kontrollmägen makroskopisch und mikroskopisch unauffällig waren.

Ergebnisse

PGE2 steigt während des hämorrhagischen Schocks im arteriellen, zentralvenösen und postgastrisch-venösen Plasma kontinuierlich von 43,52 bzw. 63 pg/ml auf 129,133 bzw. 291 pg/ml nach 4h an, DHK-PGF2α nimmt von 386,439 bzw. 529 pg/ml auf 939,786 bzw. 1340 pg/ml zu, PGF2α nimmt von 236,199 bzw. 261 pg/ml auf 192,181 bzw. 108 pg/ml ab. Alle angegebenen Werte sind arithmetische Mittelwerte. Die Veränderungen sind für das Verhalten von PGE2, DHK-PGF2α und den Quotienten DHK-PGF2α/PGF2α signifikant gegenüber den Kontrollgruppen. Die wichtigsten Ergebnisse sind in den Abbildungen 1 und 2 zusammengestellt. Durch die simultane Abnahmetechnik konnte gezeigt werden, daß die höchste Konzentrationszunahme von PGE2 und DHK-PGF2α beim schockierten Ferkel postgastrisch-venös auftritt, ebenso die Veränderungen des Quotienten DHK-PGF2α/PGF2α , geringere Plasmakonzentrationsanstiege arteriell, am geringsten zentralvenös.

Diskussion

Das Versuchsmodell erlaubt eine Differenzierung organspezifischer PG-Veränderungen am Magen von allgemein schockbedingten Effekten auf PG-Plasmaspiegel, umso mehr, als auch die hohe pulmonale Abbaurate von E- und F-Prostaglandinen nicht berücksichtigt werden muß. Die Befunde zeigen eindeutig eine Veränderung des gastralen PG-Metabolismus im vorliegenden Modell. Die Ergebnisse werden mit Membranpotential stabilisierenden Eigenschaften der PG und einer Beeinflussung der Na$^+$ Pumpe in Zusammenhang gebracht. Das in der Literatur mitgeteilte Verhalten von cyclischem AMP (1) und prostaglandinselnsibler Adenylcyclasesysteme (5) korrespondiert gut mit unseren Befunden. Weitere denkbare Schleimhaut protektive Wirkungsmechanismen der PG im vorliegenden Versuchsmodell können in der vasodilatatorischen Wirkung der E-Prostaglandine und einer

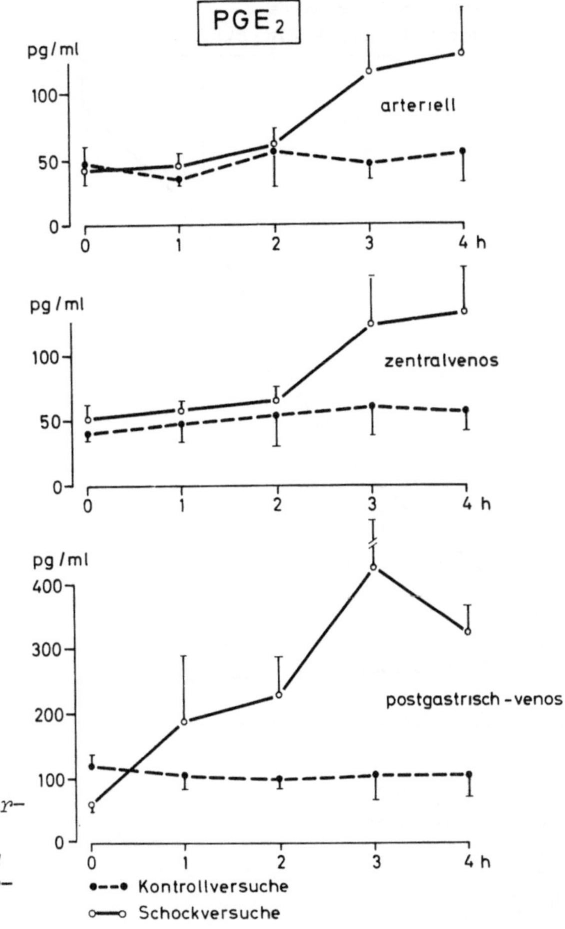

Abb. 1. Verhalten von PGE2 im ar-
teriellen, zentralvenösen und
postgastrisch-venösen Plasma im
hämorrhagischen Schock beim Fer-
kel (x̄ ± SEM)

möglichen Antagonisierung des Renin-Angiotensin-Systems durch
E-Prostaglandine gesehen werden. Eine protektive Wirkung von
Prostaglandinen der E- und F-Gruppe in der Magenschleimhaut ist
im hämorrhagischen Schock beim Ferkel anzunehmen.

Zusammenfassung

In einem hämorrhagischen Schockmodell am Ferkel wurden PGE2,
13,14-dihydro-15-keto PGF2α (DHK-PGF2α) und PGF2α im arteriellen,
zentralvenösen und postgastrisch-venösen Plasma gemessen. PGE2
und DHK-PGF2α stiegen während des Schocks postgastrisch-venös an,
weniger arteriell, am geringsten zentralvenös. Die Veränderungen
waren signifikant. Der Quotient DHK-PGF2α/PGF2α war signifikant
gegenüber dem Kontrollkollektiv erhöht. Auf Grund der Befunde
wird eine Schleimhaut-protektive Wirkung am Magen für die gemessenen Prostaglandine bzw. Metabolite im hämorrhagischen Schock
angenommen.

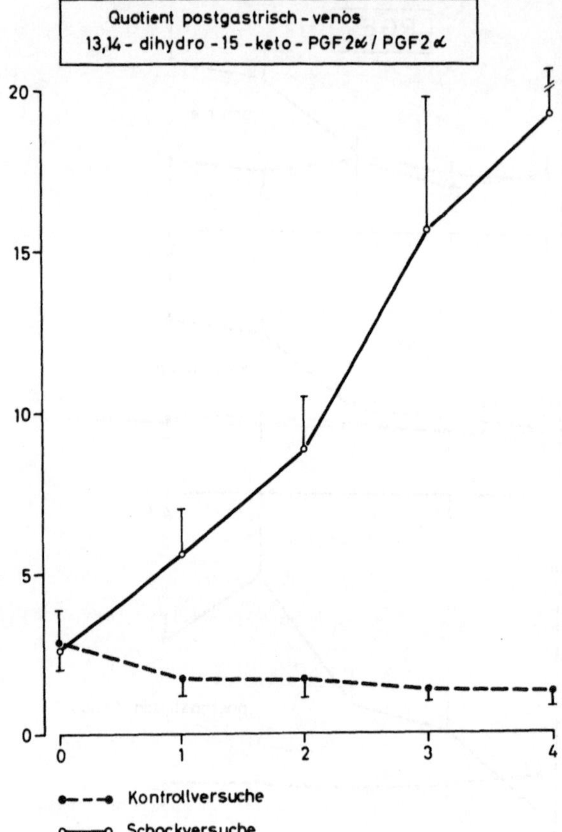

Abb. 2. Verhalten des Quotienten 13,14-dihydro-15-keto PGF2α/PGF2α im hämorrhagischen Schock beim Ferkel ($\overline{x} \pm SEM$)

Summary

PGE2, 13,14-dihydro-15-keto PGF2α (DHK-PGF2α) and PGF2α were determined in arterial, central-venous and postgastric-venous plasma in a hemorrhagic shock model in mini pigs. PGE2 and DHK-PGF2α significantly increased in all samples; highest values could be measured in postgastric-venous plasma, less in arterial, least in central-venous plasma. The ratio DHK-PGF2α/PGF2α was significantly increased during hemorrhagic shock in comparison with controls. A protective effect of certain E- and F-prostaglandins on gastric mucosa during hemorrhagic shock is assumed.

Literatur

1. CHAUDHARY, T.K., JACOBSON, E.D.: Prostaglandin cytoprotection of gastric mucosa. Gastroenterology <u>74</u>, 58 (1978)
2. KEIRSE, M.I.N.C., TURNBULL, A.C.: Extraction of prostaglandins from human blood. Prostaglandins <u>4</u>, 607 (1973)
3. NORTON, L., NOLAN, P., SALES, J.E.L., EISEMAN, B.: A swine stress ulcer model. Ann. Surg. <u>176</u>, 133 (1972)

4. ROBERT, A., NEZAMIS, J.E., LANCASTER, C., HANCHAR, A.J.: Cytoprotection by prostaglandins in rats. Gastroenterology $\underline{77}$,
   433 (1979)
5. SIMON, B., KATHER, H.: Distribution of prostaglandin-sensitive
   adenylate cyclase in human upper gastrointestinal tract. Digestion $\underline{17}$, 264 (1978)

PD Dr. L. Fiedler, Chirurgische Universitätsklinik Freiburg, Hug-
stetterstraße 55, D-7800 Freiburg i.Br.

46. Wirkung von Prostacyclin auf die gastrointestinale Durchblutung im hypovolämischen Schock

The Influence of Prostacyclin on Gastrointestinal Blood Flow During Hypovolemic Shock

R. Jakesz. M. Starlinger, P. Bratusch-Marrein, R. Schiessel und M. Schemper

I. Chirurgische Universitätsklinik (Vorstand: Prof. Dr. A. Fritsch), I. Med. Univ. Klinik (Vorstand: Prof. Dr. E. Deutsch), Wien

Prostacyclin (PGI 2) ist eine bei allen Species physiologisch vorkommende Substanz, die aus Arachidonsäure synthetisiert wird. An Wirkungen sind besonders eine starke Vasodilatation sowie eine Thrombocytenaggregation bekannt. Die physiologische Rolle der Prostaglandine unter Normalbedingungen ist nicht genau bekannt. Es gibt jedoch Hinweise dafür, daß Prostaglandine in die Kontrolle des regionalen Blutflusses vieler Organe miteinbezogen werden (2). Die vorliegende Studie sollte zwei Fragen klären:

1. Besitzt Prostaglandin eine unterschiedliche Wirkung auf die Durchblutung der verschiedenen gastrointestinalen Organe?
2. Gibt es Organe, bei denen Prostacyclin die im hämorrhagischen Schock verminderte regionale Perfusion normalisiert?

Methodik

Die Untersuchungen erfolgten an Sprague-Dawley Ratten mit einem durchschnittlichen Körpergewicht von 200-250 g. Die Narkose wurde mit intraperitonealer Gabe von Urethan durchgeführt. Danach wurden alle Tiere tracheostomiert. Der linke Ventrikel via Art. carotis communis dext. sowie die Art. und Vena femoralis dext. wurden kanüliert.Die Durchblutungsmessung erfolgte mit radioaktiven Mikrosphären (Durchmesser 9 μm, 3M Comp., St. Paul, Minn., USA) nach ARCHIBALD et al. (1). Es wurden drei verschiedene Isotope, 141 Ce, 51 Cr und 85 Sr, für 3 Messungen im Abstand von 15 min in der angegebenen Methodik (3) verwendet. Es wurden 2 Gruppen zu je 6 Tieren gebildet: 1. Normovolämie, 2. Schock. Nach Gewinnung eines Ausgangswertes wurde bei der ersten Gruppe PGI 2 in einer Dosierung von 0,5 μg/kg/min insgesamt 30 min durch den Vena femoralis-Katheter infundiert. Nach 15 min erfolgte die zweite, nach 30 min die dritte Durchblutungsmessung. Bei der 2. Gruppe erfolgte, nach Bestimmung des Ausgangswertes, durch Blutentzug auf 40 mm Hg ein hämorrhagischer Schock. 15 min nach Erreichen des

steady state wurde die zweite Durchblutungsmessung durchgeführt
und danach Prostacyclin in einer Dosierung von 0,5 µg/kg/min über
15 min bis zur Abschlußmessung infundiert. Als Kontrollgruppe
dienten Tiere, bei denen nach 15 min nur das Lösungsmittel von
PGI 2 infundiert wurde. Nach der letzten Durchblutungsmessung
wurde die Magenmucosa, getrennt in Antrum und Corpus, der obere
Dünndarm, das Pankreas, die Leber, die Milz, beide Nieren und ein
Teil der Bauchwandmuskulatur entnommen und gewogen. Die Messungen
aller Proben erfolgten in einem Gamma-Counter.

Zur Überprüfung der Methodik wurden bei insgesamt 12 narkotisierten Tieren Durchblutungsmessungen beider Nieren mit allen 3 Iso-
topen durchgeführt. Diese ergab eine signifikante direkte Korrelation (r = 0,9   x=0,15 + 0,95y, p < 0,001). Zur Untersuchung
einer Dosiswirkungsbeziehung in der Magendurchblutung erfolgte
die Messung des Corpus- und Antrummucosablutflusses mit steigenden
PGI 2 Dosen: 0,2; 0,3; 0,4; und 0,5 µg/kg/min unter Normalbedingungen. Die statistische Auswertung erfolgte nach dem Vergleich
für multiple Mittelwerte nach Scheffé.

Ergebnisse

Versuche ohne Schock. Die Ergebnisse der Durchblutung von Magen,
Dünndarm und Pankreas unter PGI-2-Infusion zeigt Abb. 1. Dabei
konnte ein statistisch signifikanter Anstieg der Antrummucosa-
durchblutung und der Corpusmucosadurchblutung bereits nach 15 min,
eine signifikante Steigerung der Pankreasdurchblutung erst am
Ende der Beobachtungszeit nachgewiesen werden. Die Steigerung der
Dünndarmdurchblutung um mehr als 50% erreichte keine statistische
Signifikanz. Die Durchblutungsänderungen in den übrigen untersuchten Organen unter PGI 2 zeigt Tabelle 1. Es kommt zu einem drasti-
schen Blutflussabfall in Leber, Milz und Muskeln, die Nierendurchblutung wird nicht beeinflußt.

Tabelle 1. Durchblutung von Leber, Milz, Niere und Muskel mit
PGI 2 in Normovolämie und im hypovolämischen Schock

| | PGI 2 | | | Schock | PGI 2 | |
	0'	15'	30'	0'	15'	30'
Leber	0,56+0,13	0,34+0,1	0,45+0,3	0,47+0,06-xx	-0,23+0,14	0,18+0,1
Milz	0,70+0,38-xx	-0,28+0,08	0,23+0,16	0,79+0,42-x	-0,23+0,19	0,20+0,26
Niere re	2,2 ± 1,3	2,0 +0,65	2,4 ± 1,4	3,31+0,51-x	-2,18+0,61	1,55+0,77
Niere li	2,6 ± 1	2,24+0,78	2,26+1,59	3,87+0,84-x	-2,24+0,81	1,82+0,83
Muskel	0,16+0,1 -xx	-0,08+0,03	0,09+0,03	0,16+0,07-x	-0,07+0,03	0,05+0,02

n = 6 $\bar{x} \pm \sigma$; xx p < 0,01; x p < 0,05.

Hypovolämischer Schock. Die Perfusion der Magenschleimhaut, des
Dünndarms und des Pankreas sinkt im hämorrhagischen Schock beträchtlich ab. Die PGI 2-Infusion steigert in allen 4 untersuchten Regionen die regionale Durchblutung über den Ausgangswert
(Abb. 2). In den übrigen Organen kommt es durch den hämorrhagi-

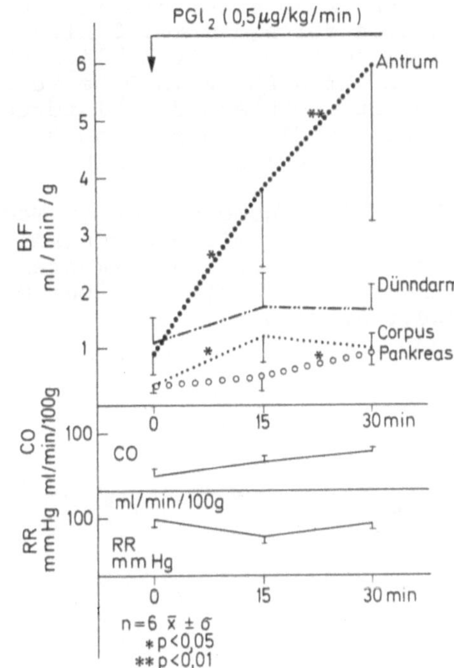

*Abb. 1. Ergebnisse der Organdurch-
blutung unter PGI 2 in Normovolämie. B.F.: Blutfluß, CO: Cardiac
output, RR: Blutdruck*

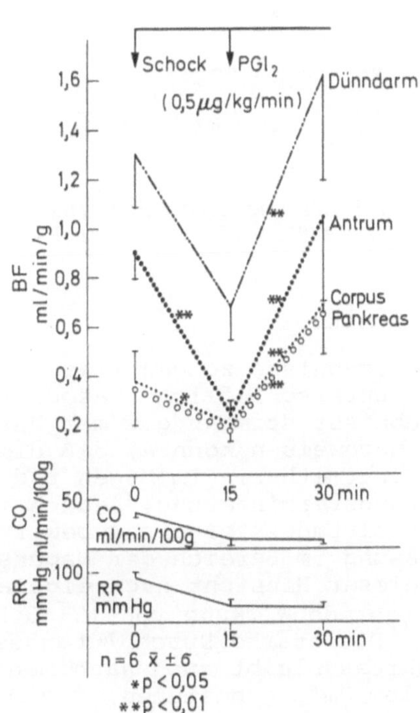

*Abb. 2. Organdurchblutung im hämorrha-
gischen Schock mit PGI 2. B.F.: Blutfluß, CO: Cardiac output, RR: Blutdruck*

schen Schock zu einer signifikanten Verminderung der Durchblutung,
die jedoch durch die PGI 2 nicht verbessert werden kann, sondern
zum Teil noch weiter erheblich absinkt. Wie Abb. 1 ferner zeigt,
kommt es durch PGI 2 in Ruhe zu einer mäßigen Erhöhung des Cardiac output, während der Blutdruck eine leicht sinkende Tendenz
aufweist. Cardiac output und Blutdruck werden im hämorrhagischen
Schock durch PGI 2 nicht beeinflußt (Abb. 2).

Die Durchblutungsmessungen an Magencorpus und Antrum zeigen, daß
eine steigende Dosierung von PGI 2 zu einer Erhöhung des Blutflusses nach einer signifikanten linearen Korrelation führt. Diese lineare Korrelation ist bei Messung nach 15 und nach 30 min
nachweisbar (Abb. 3).

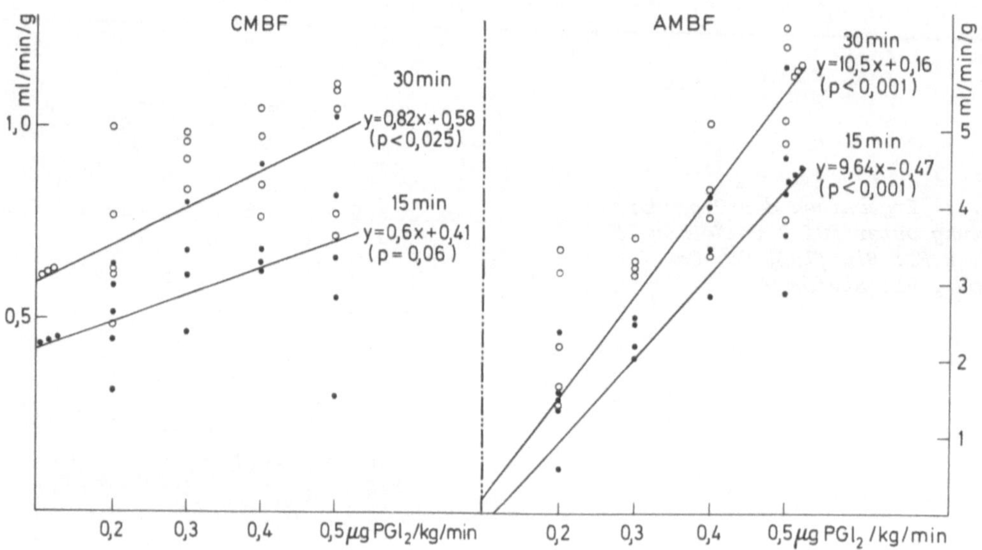

Abb. 3. Beziehung zwischen Corpusmucosa-Blutfluß (CMBF), Antrummucosa-
Blutfluß (AMBF) und steigender PGI 2-Dosierung

Diskussion

Die Ergebnisse zeigen klar, daß PGI 2 an verschiedenen Organen
eine unterschiedliche vasodilatatorische Wirkung besitzt. Diese
Ergebnisse stimmen gut mit Untersuchungen von BILL (2) überein,
der nachweisen konnte, daß die Hemmung der Prostaglandinsynthese
mit Indomethacin im Magen und Dünndarm eine signifikante Durch-
blutungsverminderung, jedoch in der Leber eine signifikante
Durchblutungssteigerung bewirkt. Wir fanden die stärkste Beeinflussung im Bereich der Magenschleimhaut. Prostacyclin übertrifft
in dieser Hinsicht nach eigenen Untersuchungen die durchblutungs-
steigernde Wirkung von 15-16 Dimethylprostaglandin bei weitem
(3). Die starke Durchblutungssteigerung am Magen, Dünndarm und
Pankreas bleibt auch nach manifestem hämorrhagischem Schock in
vollem Umfang bestehen, die Durchblutung der anderen Organe wird

durch PGI 2 weiter abgesenkt. Die selektive Beeinflussung verschiedener gastrointestinaler Stromgebiete durch pharmakologische
Dosen von PGI 2 läßt zwar keine Rückschlüsse auf die physiologische Bedeutung der Substanz in der Regulation der gastrointestinalen Durchblutung zu, eröffnet jedoch möglicherweise therapeutische Anwendungsmöglichkeiten bei speziellen Indikationen (z.B.
Stress-Ulcusprophylaxe, Mesenterica-Ischämie).

Zusammenfassung

Es wurde die Auswirkung einer kontinuierlichen PGI 2-Infusion
auf die Durchblutung mehrerer Organe in Normovolämie und im
hämorrhagischen Schock bestimmt. PGI 2 konnte den Blutfluß im
Magen, Pankreas und Dünndarm bei normovolämischen Tieren steigern.
An denselben Organen konnte durch PGI 2 die im Schock verminderte
Durchblutung auf Ausgangswerte angehoben werden. Zwischen der
PGI 2-Dosis und dem Mucosablutfluß des Magens konnte eine lineare
Korrelation nachgewiesen werden.

Summary

The influence of a continuous PGI 2 infusion on blood flow of
various organs was tested in normovolemia and in hemorrhagic
shock. PGI 2 increased the blood flow of stomach, pancreas and
jejunum in normovolemic animals. The reduced blood flow due to
hemorrhagic shock was increased to preshock values in stomach,
pancreas, and jejunum. A linear correlation was found between
the dose of PGI 2 and mucosal blood flow of the stomach.

Literatur

1. ARCHIBALD, L.H., MOODY, F.G., SIMMONS, M.A.: Measurement of
   gastric mucosal blood flow with radioactive microspheres. J.
   appl. Physiol. 38, 105 (1951)
2. BILL, A.: Effects of indomethacin on regional blood flow in
   conscious rabbits - a microsphere study. Acta physiol. scand.
   105, 437 (1979)
3. JAKESZ, R., STARLINGER, M., BRATUSCH-MA_REIN, P., SCHIESSEL,
   R.: Pharmakologische Beeinflussung der regionalen Magenschleim-
   hautdurchblutung der Ratte. Langenbecks Arch. Chir. Suppl.
   1979, 79

Dr. R. Jakesz, I. Chirurgische Universitätsklinik, Alserstraße 4,
A-1090 Wien

47. The Peptidergic Neural Control of the Feline Pylorus

R. Edin[1], J. Lundberg[2], A. Dahlström[3], T. Hökfelt[2], L. Terenius[4], and H. Ahlman[1]

[1] Dept. of Surgery III, University of Göteborg, Sweden.
[2] Dept. of Histology, Karolinska Institute, Stockholm, Sweden.
[3] Institute of Neurobiology, University of Göteborg, Sweden.
[4] Dept. of Medical Pharmacology, University of Uppsala, Sweden.

By immunohistochemistry the three neuropeptides enkephalin (ENK), substance P (SP) and vasoactive intestinal polypeptide (VIP) were all localized to numerous nerve fibres in the circular smooth muscle layer and the myenteric plexus of the feline pylorus (1, 3). After pretreatment with vinblastine to block intraaxonal transport of transmitter peptides within neurons ENK and VIP immunoreactive nerve cell bodies could be demonstrated in the myenteric plexus of the pylorus. Immunohistochemical studies of the thoracic and abdominal vagal nerve trunks in man and cat have also demonstrated the presence of various peptides within nerve fibres (4). This study was undertaken to study the effects of the three peptides on the motor activity of the pyloric sphincter of the cat _in vivo_. The effects of pharmacological blocking agents on these motor responses and on the motor responses obtained at electrical efferent vagal nerve stimulation were also investigated.

Material and Methods

28 adult cats of both sexes (1.8 - 2.0 kg) were used. The animals were fasted for 24 h but had free access to water. After induction of anesthesia with ether, chloralose was given i.v. in a dose of 30-60 mg/kg. The abdomen was opened and the adrenals were ligated bilaterally.

Recording of gastric motility was made by a method described by MARTINSON (5), where gastric volume was recorded at a constant intraluminal pressure (5-10 cm H_2O) by means of a large flaccid balloon inserted via the mouth and connected to a volume recorder via a wide plastic catheter.

Recording of transpyloric flow was made by a method described by EDIN et al. (1). A wide glass tube was introduced into the distal end of the antrum via a gastrostomy and fixed with a ligature just proximal to the pyloric sphincter. A similar glass tube was brought up from the duodenum immediately distal to the sphincter so that the pylorus was isolated from both the stomach and duodenum with intact blood and nerve supply. Physiological saline (38 $^{\circ}$C) was led from a reservoir with a large fluid surface to the pylorus via the proximal tube. The distal tube was connected to a flowmeter and a recorder, and the saline was recirculated by a pump to the perfusion reservoir. The reservoir was adjustable to different levels for changes in the inflow pressure, but was usually kept at 10 cm H_2O. By this system a pyloric contraction was recorded as a marked reduction or cessation of the transpyloric flow while a dilatation was recorded as an increased flow.

The distal ends of the cervical vagal nerves were introduced into silver ring electrodes insulated from the surrounding tissue. Stimulation was given with high threshold parameters (8-10 V, 8-10 Hz, 2-5 msec) according to MARTINSON (5). Blood pressure was recorded via one of the femoral arteries.

Peptides, acetylcholine and naloxone were injected or infused via a catheter that was introduced via the splenic artery in retrograde direction with the tip at the junction with the celiac artery. Ink infusions after the experiments through this catheter showed distribution to the stomach, pylorus and proximal duodenum. Pretreatment with atropine, guanethidine was given into the femoral vein. Hexamethonium was given as a bolus dose intravenously followed by a constant intraarterial infusion.

Peptides and Drugs

leu[5] and met[5] ENK (Bachem, Switzerland) 0.08-0.16 µmol;
SP (professor V. Mutt, Karolinska Institute) 0.80-1.60 nmol;
VIP (professor V. Mutt, Karolinska Institute) 0.03-1.30 nmol;
Acetylcholine chloride, ACh (Roche) 0.3-0.6 µmol.

Naloxone, Nal (Endo) was given with an infusion rate of 0.1-0.4 mg/kg bwt./min at a total dose of 6.9-16.6 µmol (nerve stimulation experiments) or as bolus doses of 0.30-1.20 µmol.
Atropine sulfate, Atr (Merck) 0.2 mg/kg i.v.
Guanethidine sulfate, Gua (CIBA) 2 mg/kg i.v.
Hexamethonium chloride, Hex (Merck) 25 mg/kg i.v. followed by 50 $\pm$ 10 mg/kg/h i.a.

Results

In 8 cats electrical stimulation of the vagi resulted in a prompt gastric contraction and a contraction of the pylorus with latency of 5-20 sec. After pretreatment with Atr (and Gua) the procedure still resulted in a pyloric contraction but a <u>gastric relaxation</u>. During infusion of Nal after the administration of Atr there was in all cats an increasing blockade of the pyloric contraction at nerve stimulation. A total blockade was obtained in 6/8 cats at a total dose of 6.9 µmol of Nal. In the two other animals there was a dosedependent delay of the pyloric response and a final blockade at a highest dose of 16.6 µmol. The Atr resistant gastric relaxation was also affected but to a less degree.

When either met- and leu-ENK (5 + 4 cats) were injected an imme-
diate powerful contraction of the pylorus and a minor gastric relaxation of short duration (up to 5 min) were elicited. Administration of equimolar doses of Nal completely blocked these motor
responses (Fig. 1A). The specificity of Nal blockade was tested
by injection of ACh, which induced pyloric and gastric contractions after Nal in all animals. Injection of SP (5 cats) induced
powerful contractions of both the pylorus and the stomach with a
duration up to 3 min. Both motor responses were effectively prevented by pretreatment with Atr (Fig. 1B).

On the other hand when VIP was injected (6 cats) prompt relaxatory responses of both the pylorus and the stomach with a similar
duration were obtained (Fig. 1C). These motor responses were
neither blocked by Hex nor Atr/Gua.

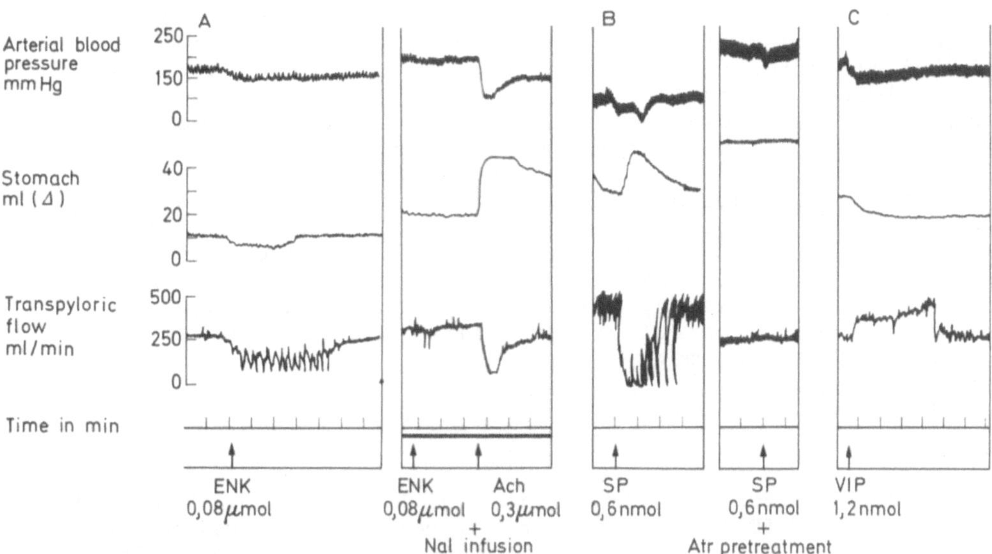

Fig. 1

Discussion

The vagally induced noncholinergic, nonadrenergic pyloric contraction was completely blocked by high doses of Nal infused via
the celiac artery, while the gastric relaxation was only partly
antagonized. Since ENK-ergic neurons have been demonstrated both
in the vagus and within the pylorus mainly in the circular muscle
layer and in intramural myenteric neurons (4, 3), opioid receptors may be responsible for these motor responses. This hypo-
thesis was further corroborated, when physiological doses of natural ENKs induced similar motor responses i.e. pyloric contraction and gastric relaxation. The blocking effect of Nal seemed
to be selective for such ENK-ergic motor responses in so far the
ACh-induced motor responses were unaffected by Nal infusion.

Also the two other peptides, SP and VIP, demonstrated within neurons of the feline pylorus and antrum by immunohistochemistry
(2) had potent motor actions on the pyloric sphincter and stomach. Physiological doses of SP induced contractile responses from
both systems, while VIP induced relaxatory responses. The actions
of SP were effectively antagonized by Atr indicating a neural
transmission including a final cholinergic neuron. The pharmacological agents used in this study did not block the actions of
VIP, suggesting separate transmission mechanisms for the neuropeptides studied.

Summary

By immunohistochemistry the three neuropeptides enkephalin,
substance P, and VIP were all localized to numerous nerve fibers
in the smooth muscle layer and the myenteric plexus of the feline
pylorus. The motor activity of the pylorus was studied by recording changes in the volume flow of body-warm saline through the
sphincter at constant perfusion pressure in anesthetized cats.
Efferent electric stimulation of the cervical vagi (8 V; 5 ms;
8 Hz) elicited a noncholinergic, nonadrenergic pyloric contraction, which was blocked by infusion of the opiate receptor antagonist naloxone. The peptides were injected into a regional
gastric artery to the pylorus antrum. Enkephalin and substance P
in micronanomolar doses resulted in a prompt contraction of 3 - 5
min duration. Equimolar doses of naloxone blocked the enkephalin-
induced contraction, and atropine blocked the SP contraction. On
the other hand, VIP caused a prompt dilatation, which could not
be blocked in this study. Alltogether the findings suggest a
peptidergic motor control of the feline pylorus using several
transmission mechanisms.

Zusammenfassung

Durch Immunohistochemie wurden die drei Neuropeptide Enkephalin,
Substanz P und VIP im Bereich zahlreicher Nervenfasern in der
Muscularis mucosae und im Plexus myentericus des Katzenpylorus
aufgefunden. Die motorische Aktivität des Pylorus wurde untersucht, indem bei konstantem Perfusionsdruck die Veränderungen
des Volumenflusses einer körperwarmen Salzlösung durch den
Sphincter von anästhesierten Katzen aufgezeichnet wurden. Effe-
rente elektrische Stimulation der Vagusäste im Halsbereich (8 V;
5 ms; 8 Hz) lösten eine nichtcholinerge, nichtadrenerge Kontraktion des Pylorus aus, die man mit dem Opiatrezeptor-Antagonisten
Naloxon blocken konnte.

Die Peptide wurden in eine Arterie des Magens injiziert, die
sich im Bereich des Pylorus und Antrums befand. Enkephalin und
Substanz P riefen in nanomolaren Dosen eine sofortige Kontraktion
von 3-5 min Dauer hervor. Äquimolare Dosen von Naloxon blockten
die mit Enkephalin induzierte Kontraktion, und Atropin blockte
die Kontraktion, die durch die Substanz P hervorgerufen wurde.
Andererseits verursachte VIP augenblicklich eine Dilatation, welche im Rahmen dieser Untersuchungen nicht geblockt werden konnte.

Zusammenfassend sei gesagt: Die Ergebnisse lassen vermuten, daß eine peptidgesteuerte Kontrolle des Katzenpylorus vorliegt, bei der mehrere Überträgermechanismen benützt werden.

References

1. EDIN, R., AHLMAN, H., KEWENTER, J.: The vagal control of the feline pylorus. Acta physiol. scand. (in press) (1979a)
2. EDIN, R., LUNDBERG, J., AHLMAN, H., DAHLSTRÖM, A., HÖKFELT, T., TERENIUS, L., KEWENTER, J.: On the VIP-ergic innervation of the feline pylorus. Acta physiol. scand. (in press) (1979b)
3. EDIN, R., LUNDBERG, J., TERENIUS, L., DAHLSTRÖM, A., HÖKFELT, T., KEWENTER, J., AHLMAN, H.: Evidence for vagal enkephalinergic neural control of the feline pylorus and stomach. Gastroenterology (in press) (1980)
4. LUNDBERG, J., HÖKFELT, T., KEWENTER, J., EDIN, R., PETTERSSON, G., AHLMAN, H., DAHLSTRÖM, A., TERENIUS, L., UVNÄS-WALLENSTEIN, K., NILSSON, G., SAID, S.: Substance P, VIP and enkephalinlike immunoreactivity in the human vagal nerve. Gastroenterology 77, 468-471 (1979)
5. MARTINSON, J.: Studies on the efferent vagal control of the stomach. Acta physiol. scand. Suppl. 255 (1965)

R. Edin, M.D., Dept. of Surgery III, University of Göteborg, Sahlgrenska sjukhuset, S-413 45 Göteborg

48. Zur regionalen Organdurchblutung des Splanchnicusgebietes bei Beatmung mit positiv-endexpiratorischem Druck

Regional Blood Flow in Splanchnic Organs During Positive End-Expiratory Pressure Ventilation

J.Beyer, R.Schosser, P.Conzen, W.Funk, P.Beckenlechner und K.Meßmer

Institut für Chirurgische Forschung (Direktor: Prof.Dr.Dr.h.c. W. Brendel) und Herzchirurgische Klinik (Direktor: Prof. Dr. W. Klinner) der Universität München

Komplikationen im Bereich der Splanchnicusorgane, z.B. gastrointestinale Blutungen oder Leberfunktionsstörungen, können schwerwiegende Probleme in der Intensivmedizin darstellen. Als eine der Ursachen wird eine Beeinträchtigung der Organdurchblutung diskutiert (1, 4), wie sie sich u.a. aufgrund einer Verminderung des Herzzeitvolumens (HZV) bei Beatmung mit positiv-endexpiratorischem Druck (PEEP) entwickeln kann. Um Art und Ausmaß derartiger Reaktionen zu erfassen, wurden tierexperimentell die Auswirkungen von PEEP-Beatmung auf Gesamthämodynamik und regionale Organdurchblutung (RBF) untersucht.

Material und Methodik

Zehn Hunde (mittleres KG 18,9 $\pm$ 1,6 kg) wurden in Pentobarbital-Narkose mit einem volumengesteuerten Servo-Respirator 900[1] beatmet. Nach den chirurgischen Versuchsvorbereitungen und einer 20-minütigen Stabilisierungsphase wurden die hämodynamischen Ausgangswerte bestimmt. Anschließend erfolgte zur Messung des RBF die Injektion von 2-3 x 10^6 radioaktiver Microspheres (MS) in den linken Vorhof. Nach Volumenauffüllung mit Dextran 60 (5-8 ml/kg x 10 cm H_2O PEEP) wurden die Messungen bei PEEP 10 (cm H_2O), PEEP 20 und PEEP 0 wiederholt. Nach Versuchsende wurden die Tiere durch KCl-Injektion getötet und anschließend seziert.

Ergebnisse

Bei nahezu unverändertem arteriellen Mitteldruck fiel bei PEEP 10 das HZV signifikant auf 74 $\pm$ 19% (p < 0,02) des Ausgangswertes, bei PEEP 20 auf 57 $\pm$ 19% (p <0,025). Der erhöhte intrathorakale Druck, eine der Ursachen für die Beeinträchtigung der Herzkreis-

---

[1] Siemens Elema A.G., Erlangen.

funktion, führte zu einer signifikanten Zunahme des pulmonalarteriellen Mitteldruckes und der absoluten Vorhofdrucke; die transmuralen Vorhofdrucke nahmen jedoch leicht ab.

Das verminderte HZV zeigte eine Umverteilung zugunsten von Gehirn, Herz und Nebennieren; die Nierendurchblutung nahm geringfügig ab. Die Durchblutung des sog. präportalen Splanchnicusgebietes (≃ Pfortaderfluß) änderte sich entsprechend dem HZV: Der Anteil am HZV blieb in allen Phasen des Versuchs im Mittel bei 19,8%-22,3%. Im einzelnen waren die Änderungen der Organdurchblutung aber unterschiedlich ausgeprägt. So nahm der RBF des Magens bei PEEP 10 überproportional um 39% (p < 0,005), bei PEEP 20 um 49% ab (p < 0,02). Lokale Unterschiede fanden sich insofern, als der RBF des Magenfundus in der Kontrollphase mit 0,219 ml/g x min nur die Hälfte des entsprechenden Wertes des Magenantrums betrug (0,480 ml/g x min); dieser Unterschied blieb auch während PEEP-Beatmung erhalten. Der Dünndarm zeigte während der ganzen Versuchsdauer einen 2-3fach höheren RBF als der Magen mit einer unter PEEP zwar signifikanten, aber nur mäßiggradigen Verminderung der Durchblutung um 17% (PEEP 10; p < 0,01) bzw 29% (PEEP 20; p < 0,01). Die höchsten RBF-Werte wurden - ohne lokalen Gradienten - mit 0,860 ml/g x min am Dickdarm gemessen. Die Abnahme des RBF war, wie am Dünndarm, verhältnismäßig gering (-19% bzw. -32%). Die nutritive Organdurchblutung der Leber über die A. hepatica zeigte gegenüber dem Ausgangswert von 0,247 ml/g x min ebenfalls nur einen leichten, nicht signifikanten Rückgang um 17% unter PEEP 10 und um 20% unter PEEP 20. Neben einer erheblichen Schwankungsbreite der Gesamtleberdurchblutung fielen innerhalb des Organs ausgeprägte Unterschiede bezüglich der Perfusion der einzelnen Leberlappen sowie hinsichtlich der PEEP-induzierten Änderung der Durchblutungsverhältnisse auf. So war neben einer extremen Verminderung der arteriellen Leberdurchblutung gelegentlich auch eine Zunahme unter PEEP zu beobachten. Der RBF des Pankreas fiel überproportional um 34% (PEEP 10; p < 0,10) bzw. 65% ab (PEEP 20; p < 0,005). Die Durchblutung der Milz entsprach mit einer Abnahme um 20% (p < 0,10) bzw. 45% (p < 0,02) weitgehend dem Rückgang des HZV.

Diskussion

Die Ergebnisse der Untersuchung bestätigen die Beobachtungen zahlreicher anderer Autoren, daß PEEP-Beatmung das HZV beträchtlich vermindern kann. Wenn diese Nebenwirkung - abhängig von der kardialen Ausgangssituation, der Volumenbilanz u.a. - auch nicht in jedem Fall eintreten muß, so ist doch zu bedenken, daß die angestrebte Verbesserung der Lungenfunktion unter dem Aspekt des O_2-Transports häufig kaum ausreichen wird, die reduzierte Förderleistung des Herzens zu kompensieren. Aus der Minderperfusion kann dann eine regionale oder lokale Hypoxie resultieren.

Aufgrund unserer Ergebnisse kann gefolgert werden, daß das Risiko einer kritischen Abnahme der nutritiven Organdurchblutung am Magen besonders hoch ist; diese könnten darauf beruhen, daß das Gefäßsystem des Magens offenbar nicht über die Möglichkeit der Autoregulation verfügt (2) und somit der vasoconstrictorischen Wirkung einer sympathicoadrenergen Reaktion, wie sie bei einer

signifikanten Verminderung des HZV anzunehmen ist, stärker als
andere Organe ausgesetzt ist. Dieser Mechanismus könnte das
Auftreten von sog. Streßulcera begünstigen (4).

Auf einen weiteren Aspekt der Splanchnicusdurchblutung bei PEEP-
Beatmung hat HEDLEY-WHYTE hingewiesen: Er stellte bei einem Groß-
teil seiner PEEP-beatmeten Patienten Anzeichen einer eingeschränkten Leberfunktion fest und diskutierte in diesem Zusammenhang die
ursächliche Bedeutung der Abnahme von arterieller und portalve-
nöser Leberdurchblutung (1, 3). Unsere Ergebnisse zeigen zwar
eine relativ geringe Beeinträchtigung der arteriellen Perfusion;
trotzdem scheint auch uns angesichts des stärker reduzierten
Pfortaderflusses und seiner Bedeutung für die Leberfunktion (1)
die Möglichkeit PEEP-bedingter Leberfunktionsstörungen nicht aus-
geschlossen.

Schließlich muß möglicherweise das Pankreas zu denjenigen Organen
gezählt werden, die von einer kritischen Minderperfusion infolge
PEEP-Beatmung bedroht sein können. Für eine Bestätigung dieser
Annahme fehlen bisher allerdings Mitteilungen in der Literatur
bzw. eigene klinische Beobachtungen.

<u>Zusammenfassung</u>

An 10 Hunden wurden die Auswirkungen von Beatmung mit positiv-
endexpiratorischem Druck (PEEP) auf Gesamthämodynamik und regionale Organdurchblutung (RBF) im Splanchnicusgebiet überprüft. Die
Untersuchungen führten zu folgenden Ergebnissen und Schlußfolgerungen:
1. PEEP führt zu einer signifikanten Verminderung des Herzzeitvolumens (HZV).
2. Die Gesamtdurchblutung im sog. präportalen Splanchnicusgebiet,
   und somit auch der Pfortaderfluß, nehmen entsprechend dem HZV
   ab. Die im einzelnen zu beobachtende Umverteilung begünstigt
   Dünn- und Dickdarm zu Lasten von Magen und Pankreas.
3. Die arterielle Leberdurchblutung wird verhältnismäßig wenig
   beeinträchtigt.
4. Die festgestellten Veränderungen der regionalen Organdurchblutung können die bei PEEP-beatmeten Patienten zu beobachtenden
   Komplikationen von Seiten der Splanchnicusorgane teilweise erklären.
5. PEEP sollte nur bei strenger Indikation und unter sorgfältiger
   Überwachung des Patienten angewandt werden.

<u>Summary</u>

An experimental study was performed on 10 dogs to evaluate the
effect of positive end-expiratory pressure ventilation (PEEP) on
hemodynamics and regional blood flow (RBF). The following con-
clusions can be drawn from the results of this study:
1) PEEP leads to a significant reduction of cardiac output (CO).
2) Total blood flow to the preportal splanchnic organs, and con-
   sequently the portal venous flow, decreases in proportion to
   the reduction of CO. Within the splanchnic area, there is a
   redistribution of RBF in favour of the small and large inte-
   stines, at the expense of stomach and pancreas.

3) The arterial blood flow to the liver is only moderately affected.
4) The observed changes of RBF may in part contribute to the complications of the splanchnic organs occuring in PEEP-ventilated
   patients.
5) PEEP should be used only when strictly indicated; close monitoring of organ function appears mandatory in these patients.

<u>Literatur</u>

1. HEDLEY-WHYTE, J., BURGESS, G.E., FEELEY, T.W., MILLER, M.G.:
   Applied Physiology of Respiratory Care, pp. 27-35. Boston:
   Little, Brown & Comp. 1976
2. JACOBSON, E.D., SCOTT, J.B., FROHLICH, E.D.: Hemodynamics
   of the stomach. I. Resistance-flow relationship in the gastric
   vascular bed. Am. J. Dig. Dis., New Series 7, 779 (1962)
3. JOHNSON, E.E., HEDLEY,WHYTE, J.: Continuous positive-pressure
   ventilation and portal flow in dogs with pulmonary edema. J.
   Appl. Physiol. 33, 385-389 (1972)
4. SKILLMANN, J.J.: Pathogenesis of peptic ulcer: A selective
   review. Surgery 76, 515-523 (1974)

Dr. J. Beyer, Institut für Chirurgische Forschung der Universität
München im Klinikum Großhadern, Marchioninistraße 15, D-8000
München 70

49. Ergebnisse eines definierten therapeutischen Konzepts der endoskopischen Neodymium-YAG-Laser-Therapie bei Patienten mit oberer Gastrointestinalblutung

Effect of Planned Treatment Policy in Patients with Upper Gastrointestinal Bleeding Using Endoscopic Neodymium-YAG Laser Therapy

H. Rohde, K. Thon, M. Fischer, K. H. Vestweber, H. Stöltzing, Ch. Ohmann und W. Lorenz

Klinik für allgemeine Chirurgie und Abteilung für experimentelle Chirurgie und pathologische Biochemie der Philipps-Universität Marburg

Die endoskopische Neodymium-YAG-Laser-Therapie führt zu sichtbarer Blutstillung (1). Erste eigene Ergebnisse (2), auch unter Verwendung eines definierten therapeutischen Konzepts (3), ließen Zweifel bezüglich der Besserung der Prognose aller Kranker mit oberer Gastrointestinalblutung aufkommen, zumal methodische, instrumentelle und personelle Probleme berücksichtigt werden müssen (4). Deshalb wurde in einer prospektiven Studie durch Vergleich einer Patientengruppe mit und einer ohne Laser-Therapie die Wirkung dieser Behandlungsmethode auf die Häufigkeit von Rezidivblutungen, Notfalleingriffen und Letalität geprüft.

Methodik

105 Kranke mit Meläna und/oder Hämatemesis, die bei der Notfallendoskopie Zeichen der sichtbar-aktiven Blutung (5) aufwiesen, wurden im Zeitraum vom 1.10.1977 bis 15.9.1979 in die Studie aufgenommen. Eine Ausschlußklausel gab es nicht. Der Laser wurde nur bei sichtbar-aktiver Blutung eingesetzt, nicht dagegen bei Läsionen mit den Zeichen der vorausgegangenen Blutung oder ohne Blutungszeichen (5). Kranke, die aus technischen (Laser defekt) oder anatomischen Gründen (Läsion nicht erreichbar) keine Laser-Therapie hatten, stellten die Vergleichsgruppe dar. Verwendet wurde der Medilas der Fa. MBB, München, das Endoskop F9-RL von ACM und der von Nath entwickelte Quartz-Leiter. Alle Kranken erhielten Cimetidine (1200 mg/Tag) mindestens für 10 Tage. Kranke mit peptischen Ulcera waren innerhalb 24-72 Std nach Notfallendoskopie zu operieren (möglichst SPV mit Ulcusumstechung oder -excision), solche mit Oesophagusvaricen wurden elektiv sklerosiert (starres oder flexibles Endoskop, Aethoxysklerol, Fa. Kreussler, Wiesbaden). In ein spezielles Dukomentationsblatt mit definierter Terminologie z.B. für endoskopische Diagnosen, Rezidivblutung

und Noteingriff, wurden die Befunde über 10 Tage während des
Klinikaufenthalts der Kranken eingetragen und bei Studienende
ausgewertet.

Die Ergebnisse sind in Tabelle 1 zusammengefaßt.

Tabelle 1. Ergebnisse bei 105 Kranken mit (n=62) und ohne (n=43)
endoskopischer Neodymium-YAG-Laser-Therapie. Es sind jeweils
Kranke mit allen Arten von Läsionen mit sichtbar-aktiver Blutung
zusammengefaßt

Merkmal	Patienten mit dem Merkmal (%)	
	mit Laser (n=62)	ohne Laser (n=43)
Rezidivblutung	57	59
Noteingriff	13	41
Elektiveingriff	10	0
Letalität	24	27
Alter (J., $\tilde{x}$,Bereich)	50 (21-92)	59 (18-83)
Geschlecht ($\male$: $\female$)	46 : 16	33 : 10

Schlußfolgerungen

Die Ergebnisse dieser Studie mit der endoskopischen Neodymium-
YAG-Laser-Therapie sind desillusionierend, erlauben jedoch kein
endgültiges Urteil wegen der Heterogenität des Krankengutes.
Randomisierte Studien bei definierten Läsionen und Blutungsakti-
vitäten sind ethisch gerechtfertigt und nötig.

Zusammenfassung

In einer prospektiven Studie wurde bei 105 Kranken mit Meläna
und/oder Hämatemesis der Verlauf an Hand eines speziellen Doku-
mentationsblattes und einer definierten Terminologie geprüft.
Der Laser-Einsatz erfolgte ausschließlich bei sichtbar-aktiver
Blutung während der Notfallendoskopie. Patienten, die aus technischen (Laser defekt) oder anatomischen Gründen (Läsion nicht
erreichbar) keine Laser-Therapie hatten, stellten die Vergleichsgruppe. Die Rezidivblutungsrate mit (57%) und ohne (59%) Laser-
Therapie lag hoch, auch nach Aufschlüsselung pro Läsionsart. In
der Gruppe mit Laser-Therapie mußten weniger Noteingriffe vorgenommen werden (13% bzw. 41%), die Letalität war jedoch gleich
(24% bzw. 27%).

Schlüsselwörter

Obere Gastrointestinalblutung - Notfallendoskopie - Neodym-YAG-
Laser-Therapie.

Summary

In a prospective trial with and without laser therapy the outcome on 105 patients was evaluated according to a defined protocol and terminology. Only patients with actively bleeding lesions during early endoscopy had laser therapy. Patients showing evidence of recent bleeding or no bleeding had none. Defects of the laser equipment or impossibility of reaching a bleeding lesion prevented its use in some patients (control group). There was no difference concerning rate of recurrent bleeding or mortality. Controlled trials with defined groups of patients are urgently needed.

Key words

Gastrointestinal bleeding - early endoscopy - neodymium-YAG-laser - endoscopic treatment.

Literatur

1. KIEFHABER, P., NATH, G., MORITZ, K.: Endoscopic control of massive gastrointestinal hemorrhage by irradiation with a high-power neodymium-YAG-laser. Progr. Surg. 15, 140 (1977)
2. ROHDE, H., THON, K., FISCHER, M., VESTWEBER, K.H., TROIDL, H., LORENZ, W.: Endoskopische Blutstillung im oberen Gastrointestinaltrakt mit dem Neodymium-YAG-Laser. Fortschr. gastroent. Endoskopie 10, 42 (1979)
3. ROHDE, H., THON, K., FISCHER, M., STÖLTZING, H., ELSÄSSER, H. P., HAIBACH, L., OHMANN, Ch., LORENZ, W.: A pilot study of endoscopic Nd-YAG-laser therapy during urgent endoscopy for patients with active upper gastrointestinal bleeding according to a defined therapeutic concept. Endoscopy 11, 279 (1979)
4. THON, K., ROHDE, H., FISCHER, M., STÄLTZING, H., ELSÄSSER, H.P., HAIBACH, L., OHMANN, Ch., LORENZ, W.: Methodical, instrumental, and personal problems with endoscopic Nd-YAG-laser therapy in upper gastrointestinal bleeders. Endoscopy 11, 279 (1979)
5. FORREST, J.A.H., FINLAYSON, N.D.C., SHEARMAN, D.J.C.: Endoscopy in gastrointestinal bleeding. Lancet 2, 394 (1974)

Dr. H. Rohde, Klinik für allgemeine Chirurgie der Philipps-Universität Marburg, Robert-Koch-Straße 8, D-3550 Marburg

50. Ernährungsfistel über eine kontinente Jejunostomie

A Techniaue for Continent Feeding Jejunostomy

P. Kujath, H.-P. Bruch und E. Schmidt hmidt

Chirurgische Univeristätsklinik Würzburg (Direktor: Prof. Dr. med. E. Kern)

Einleitung

Bei inoperablen Tumoren der Speiseröhre und des Magens stellt sich die Problematik einer ausreichenden Ernährung für den Patienten. Meist bedeuten ungenügende Nahrungsaufnahme und weitgehende Immobilisierung eine rasche Zunahme des körperlichen Verfalls. Seit zwei Jahren wird glatte Darmmuskulatur als Sphincterersatz frei transplantiert. Nach den erfolgreichen Ergebnissen der kontinenten Colostomie (3), des perinealen Schließmuskelersatzes bei Analatresie (4), der kontinenten Ileostomie (1) und beim Blasensphincterersatz sollte diese Methode jetzt für eine Ernährungsfistel im Jejunalbereich erprobt werden.

Gegenüber quergestreifter Muskulatur hat die glatte Muskulatur physiologische Vorteile: so besteht die Möglichkeit einer freien avaskulären Transplantation; glatte Muskulatur kontrahiert sich aufgrund ihrer Automatie auch nach Denervation; ferner ist ihr die Aufrechterhaltung eines Dauertonus über unbeschränkte Zeit möglich. Da glatte Muskulatur nach ihrer Befreiung aus dem Gewebeverband sich stark kontrakiert, ist eine Dehnung auf den optimalen Arbeitsbereich für eine erfolgreiche Transplantation unbedingt notwendig. Aufgrund von Voruntersuchungen am isolierten Muskelstreifen konnte für das Arbeitsoptimum eine Dehnung von etwa 100% der Ausgangslänge ermittelt werden.

Methodik

Bei 15 Bastardhunden wurde die oberste Jejunumschlinge nach Roux y-förmig ausgeschaltet und nach außen zum Epigastrium abgeleitet. Dabei wurde ein 6 cm langes Teilstück für das Transplantat reseziert. Der Dünndarm wurde End zu Seit anastomosiert. Das Resektat wurde der Länge nach aufgeschnitten, sorgfältig von der Schleimhaut befreit und in physiologischer Kochsalz- oder Neomycinlösung gespült. Dieser Streifen glatter Muskulatur wurde nun als freies Transplantat verwandt und um den nach außen führenden Jejunumschenkel geschlungen. Es wurde darauf geachtet, daß das Transplantat etwa die Hälfte der Circumferenz des Jejunums einnahm. Nach

einer Vernähung Stoß auf Stoß wurde das Transplantat auf das
Doppelte seiner Ausgangslänge und somit auf das Arbeitsoptimum
gedehnt. Es wurde Serosa auf Serosa transplantiert, so daß die
innere Zirkulärschicht nach außen zu liegen kam. Dieses Verfahren
hat sich im Dünndarmbereich bewährt, da übersehene Schleimhaut-
inseln zu kleinen Cysten zwischen der Transplantatmanschette und
dem Dünndarm führen können.

Postoperativ wurden die Hunde bei Nahrungskarenz einen Monat
lang viermal täglich über einen in den Jejunumschenkel vorgescho-
benen Katheter ernährt. Sie erhielten eine Elementardiät, die
über 50 kcal/kg Körpergewicht lag.

Ergebnisse

Die Jejunostomie war absolut kontinent. Da keinerlei Sekretion
nach außen bestand, wurden die Tiere nicht beeinträchtigt. Die
Hunde hatten keine Gewichtszunahme oder Zeichen einer Malabsorption. Dumpingsymptome und Diarrhoen traten nicht auf. Über die
Perfusionsmanometrie konnte ein Druck von durchschnittlich 60
mm Hg und Druckspitzen bis zu 100 mm Hg nachgewiesen werden. Die
histologische Aufarbeitung der kontinenten Jejunostomie zeigte
ein vollständiges Angehen des Transplantates; die jetzt außen
liegende Zirkulärschicht war als Zeichen guter funktioneller Aktivität deutlich hypertrophiert. Das Einsprossen von Gefäßen in
das Transplantat konnte im Tuschemikroangiogramm demonstriert
werden.

Gelegentlich kam es nach Zeitabläufen von etwa zwei Monaten zum
spontanen äußeren Zuwachsen des Stomas; das Jejunum blieb jedoch
auch nach über sechs Monaten sondierbar.

Diskussion

Die freie Transplantation glatter Muskulatur als Schließmuskeler-
satz hat sich in den letzten zwei Jahren bewährt. Die erfolgreiche
Funktion konnte histologisch, elektronenmikroskopisch, mikroangiographisch und mit der Perfusionsmanometrie bewiesen werden. Die
bislang nur bei Hunden erprobte Modifikation der Operation nach
MAYDL (2) kann jetzt auch bei entsprechender Indikation klinisch
angewandt werden. Mit vollbilanzierten Formeldiäten ist eine ausreichende Ernährung gewährleistet (5). Die absolute Kontinenz, Motilität und problemlose Anwendung bedeuten einen Fortschritt gegenüber der Witzel-Fistel und der parenteralen Ernährung.

Zusammenfassung

Die Ernährung ist das Hauptproblem bei inoperablen gastro-ösopha-
gealen Tumoren. Bei 15 Bastardhunden wurde die oberste Jejunumschlinge nach Roux y-förmig ausgeschaltet, nach außen abgeleitet
und der Dünndarm End-zu-Seit anastomosiert. Um den zum Epigastrium
herausgeführten Schenkel wurde eine manschettenförmige Sphincter-
plastik aus autologer Dünndarmmuskulatur nach dem Würzburger Verfahren gelegt. Die Jejunostomie war absolut kontinent. Die Hunde

konnten lange Zeit über eine Sonde mit Elementardiät ernährt
werden, ohne daß eine Gewichtsabnahme oder Beeinträchtigung ein-
trat. Die Motilität und problemlose Anwendung bedeuten einen
Fortschritt gegenüber der Witzel-Fistel und der parenteralen Ernährung.

Summary

Nutrition is the main problem with inoperable gastroesophageal
tumors. In 15 mongrel dogs the topmost jejunal loop was discon-
nected in a 'y' shape after Roux and diverted outwards, the small
intestine anastomosed end-to-side. A sphincter plastic made of
autologous small intestine muscles after the Würzburg method was
wrapped as a sleeve around the thigh diverted to the epigastrium.
The jejunostomy was absolutely continent; the dogs could be fed
an elementary diet by means of a probe without their loss of
weight or malaise. The mobility and the uncomplicated application
signify improvement on the gastric fistula and parenteral feeding.

Literatur

1. BRUCH, H.-P., SCHMIDT, E., GREULICH, M., KUJATH, P.: The continent valve-ileostomy. Eur. Surg. Res. im Druck
2. MAYDL, K.: Über eine neue Methode zur Ausführung der Jejunostomie. Wien. med. Wschr. $\underline{42}$, 697 (1892)
3. SCHMIDT, E., BRUCH, H.-P., GREULICH, M., ROTHAMMER, A., ROMEN,
   W.: Kontinente Colostomie durch freie Transplantation autologer Dickdarmmuskulatur. Chirurg $\underline{50}$, 96 (1979)
4. Schmidt, E., BRUCH, H.-P.: Dickdarmmuskelautotransplantation
   zur Behandlung der Inkontinentia alvi. Zeitschrift f. Kinder-
   chir. $\underline{27}$, 187 (1979)
5. YEUNG, C.K., YOUNG, G., HACKETT, A.F., HILL, G.L.: Fine needle
   catheter jejunostomy - an assessment of a new method of nutri-
   tional support after major gastrointestinal surgery. Br. J.
   Surg. $\underline{66}$, 727 (1979)

Dr. med. P. Kujath, Chirurgische Universitätsklinik, Josef-Schneider-Straße 2, D-8700 Würzburg

51. Die gesteigerte Enzymaktivität bei Morbus Crohn und Colitis ulcerosa

Enhanced Enzymatic Activity of Crohn's Disease and Ulcerative Colitis

S.v.Bary, H.Kortmann, E.B.Tremmel und U.Seemüller

Chirurgische Klinik (Direktor: Prof. Dr. G. Heberer) und Abteilung
für Klinische Chemie und Klinische Biochemie (Leiter: Prof. Dr.
H. Fritz) der Universität München

Der aggressive, mit Bindegewebszerstörung einhergehende Verlauf
von Morbus Crohn und Colitis ulcerosa läßt eine gesteigerte Enzymaktivität bei diesen Erkrankungen vermuten. SHALEV et al. (4)
berichteten 1976 über eine erhöhte Kollagenpeptidase im Serum von
Patienten mit Morbus Crohn. Ziel der vorliegenden Untersuchungen
ist der Nachweis eines gewebeständigen Korrelats, d.h. von Enzymen in der Darmwand, deren Aktivität bei dem vermehrten Kollagenabbau mit daraus resultierender Geschwürsentstehung gesteigert
sein müßte.

Methodik

Als Maß des Kollagenabbaus wurde der Gehalt an der für den Kolla-
genstoffwechsel charakteristischen Aminosäure Hydroxyprolin in
der Darmwand bestimmt. Hierzu wurde die von der Arbeitsgruppe
WOESSNER (5) angegebene Methode zur Messung kollagenolytischer
Aktivitäten am endogenen Substrat verwendet. Zur Reproduzierbar-
keit dieser Methode liegen umfangreiche eigene Ergebnisse für die
Wundheilung des Rattencolon sowie des menschlichen Colon vor (2).
Nach der Aufarbeitung und Inkubation der Gewebeproben mit dem
modifizierten 'uterus-pellet-assay' wurde der Gehalt der Amino-
säure Hydroxyprolin pro Testansatz bestimmt. Mit dem spezifischen
Kollagenase-Inhibitor EDTA und dem niedermolekularen Proteinasen-
Inhibitor EGLIN B sollte die gewebeständige kollagenolytische
Aktivität in vitro gehemmt werden. In 25 Testreihen mit zahlrei-
chen, zum Teil parallel durchgeführten Testansätzen (n=17) wurden
Gewebe aus gesundem Darm, d.h. freien Resektionsrändern (n=52),
Morbus Crohn des Ileum (n=45), Morbus Crohn des Colon (n=14) und
Colitis ulcerosa (n=6) aufgearbeitet. Die Präparate stammten aus
den freien Resektionsrändern von 13 Patienten mit Colon- bzw.
Rectum-Ca, 6 Crohn-Kranken mit Befall des Ileum und 2 des (Ileo)-
Colon sowie von einem Colitis ulcerosa-Darm.

Ergebnisse

Der Hydroxyprolingehalt pro 12,1 mg Sediment der aufbereiteten
Gewebeproben beträgt für das gesunde, aus dem freien Resektions-
rand entnommene Colon 1,95 ± 0,05 µg als Mittelwert aus allen
Testansätzen (inkubiert/nicht inkubiert; mit/ohne Trypsinakti-
vierung; mit/ohne EDTA; mit/ohne EGLIN). Die Werte bei Morbus
Crohn des Ileum (4,72 ± 0,25 µg) und Colon (5,44 ± 0,35 µg) sowie der Colitis ulcerosa (7,12 ± 0,64 µg) liegen signifikant über
denen des gesunden Darmes (Abb. 1).

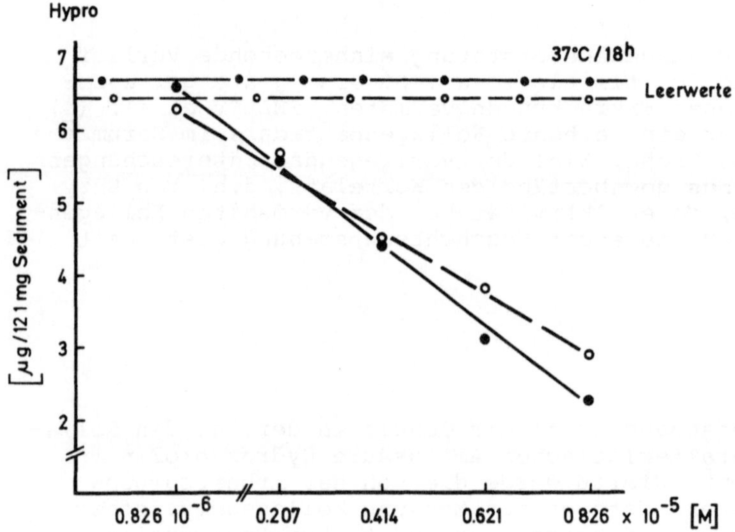

*Abb. 1. Die gewebeständige Kollagenolyse, ausgedrückt in µg Hydroxyprolin pro
12,1 mg Sediment, in 117 Testansätzen mit Gewebe aus dem Darm von Patienten
mit Morbus Crohn und Colitis ulcerosa im Vergleich zum gesunden Colon*

Durch EDTA konnte in 9 vergleichbaren, d.h. parallelen Testansätzen nur 5 x eine Hemmung der gewebeständigen Kollagenolyse
bei Morbus Crohn und Colitis ulcerosa erzielt werden.

EGLIN B senkt den Hydroxyprolinwert als Ausdruck der gehemmten
Kollagenolyse in 6 von 7 Testansätzen bis zu 60% (Tabelle 1). Die
Hemmwirkung ist dosisabhängig und linear zur zugesetzten Inhibi-
tormenge (Abb. 2).

Diskussion

Die vorliegenden Ergebnisse sprechen für eine gesteigerte kollagenolytische Enzymaktivität in der Darmwand von Patienten mit Morbus Crohn und Colitis ulcerosa. Daraus resultiert ein vermehrter

Tabelle 1. Hemmung der gewebeständigen Kollagenolyse bei Morbus Crohn und Colitis ulcerosa durch EGLIN B

Gewebe	OHNE EGLIN µg/12,1 mg Sediment	MIT EGLIN µg/12,1 mg Sediment
M. Crohn / Ileum	6.64	2.66
M. Crohn / Ileum	6.45	2.89
M. Crohn / Ileum	4.86	5.57
M. Crohn / Ileum	4.24	3.17
M. Crohn / Ileum	4.85	3.24
M. Crohn / Colon	5.13	4.64
C. ulcerosa	6.45	5.09

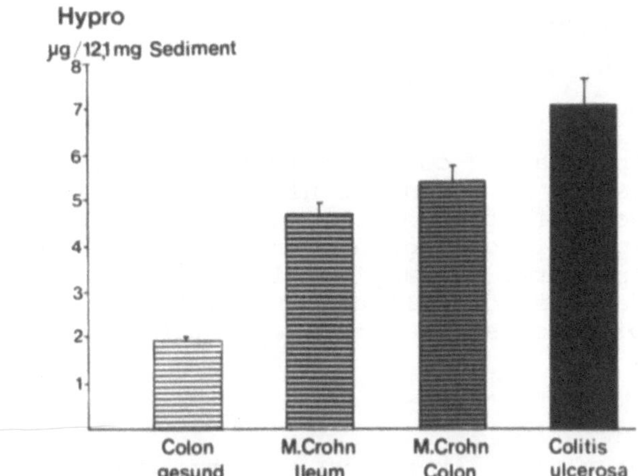

Abb. 2. Dosisabhängige, lineare Hemmwirkung von EGLIN B auf die gewebeständige Kollagenolyse bei Morbus Crohn (n=117)

Kollagenabbau als Ausdruck der Bindegewebszerstörung mit daraus resultierender Geschwürsentstehung. Im Gegensatz zur eindeutigen Hemmwirkung von EDTA - als Chelatbildner gruppenspezifischer Inhibitor für echte Kollagenasen - am endogenen und exogenen Substrat von gesundem menschlichen Colon (1) ergeben sich für den Morbus Crohn und die Colitis ulcerosa widersprüchliche Ergebnisse. Die Kollagenase scheint daher in der Enzym-Substrat-Kaskade beim Kollagenabbau der entzündlichen Darmerkrankung von sekundärer Bedeutung zu sein. Die eindeutige Hemmung der Kollagenolyse durch EGLIN B ist ein Hinweis auf eine dominierende Rolle der Elastase. EGLIN B ist eine neue Hemmsubstanz für Serumproteasen, die aus dem Blutegel Hirudo medicinalis durch Gelfiltration und Ionenaustauschchromatographie in reiner Form isoliert werden konnte (3). EGLIN hemmt neben Chymotrypsin und Subtilisin die Granulozytenproteasen Elastase und Kathepsin G. Das aus 70 Aminosäuren zusammengesetzte EGLIN B mit einem Molekulargewicht von 8670 besitzt

einen ungewöhnlich hohen Gehalt an hydrophoben Aminosäuren, aber
weder Methionin noch Isoleucin, Zystein und keine Disulfidbrücke.
Trotz dieser strukturellen Besonderheit ist EGLIN in neutraler
und schwach saurer Lösung sowie gegenüber unspezifischer Proteolyse stabil.

Diese in vitro-Ergebnisse werden jetzt in einem tierexperimentellen Modell auf ihre in vivo-Relevanz hin überprüft.

Zusammenfassung

1. Im Darm von Patienten mit Morbus Crohn und Colitis ulcerosa
   findet sich eine gesteigerte gewebeständuge kollagenolytische
   Aktivität.
2. Durch den spezifischen Kollagenase-Inhibitor EDTA kann keine
   eindeutige Hemmung erzielt werden.
3. EGLIN B, eine neue Hemmsubstanz für Serinproteasen wie Elastase, hemmt eindeutig und dosisabhängig.

Summary

1. An enhanced collagenolytic activity in the bowel tissue samples of M. Crohn and ulcerative colitis is demonstrated.
2. No inhibition of the collagenolytic activity was found when the
   specific collagenase inhibitor EDTA was applied.
3. In vitro, the application of EGLIN B resulted in a significant
   decrease of collagenolysis. EGLIN is a recently detected inhibitor of serine proteases such as Elastase.

Literatur

1. BARY, S.v., KORTMANN, H., BILLING, A.: Experimentelle Untersuchung der enzymatischen Aktivität des Dickdarms. Langenbecks
   Arch. Chir. (Suppl.) 47-51 (1978)
2. BARY, S.v.: Klinische und experimentelle Untersuchung zur
   Wundheilung des Dickdarms unter besonderer Berücksichtigung der
   gewebeständigen Fibrinolyse und Kollagenolyse. Habilitationsschrift, München, 1979
3. SEEMÜLLER, U., MEIER, M., OHLSSON, K., MÜLLER, H.-P., FRITZ,
   H.: Isolation and characterization of a low molecular weight
   inhibitor (of chymotrypsin and human granulocytic elastases
   and cathepsin G) from leeches. Hoppe-Seyler's Z. Physiol.
   Chem. 358, 1105-1117 (1977)
4. SHALEV, E., STOJAN, B., FAHRLÄNDER, H.: Kollagenpeptidase bei
   Morbus Crohn. Dtsch. Med. Wschr. 101, 685-687 (1976)
5. WOESSNER, J.F.: A latent form of collagenase in the involuting
   rat uterus and its activation by a serine protease. Biochem.
   J. 161, 522-542 (1977)

Priv.-Doz. Dr. S. v. Bary, Chirurgische Klinik der Universität
München, Nußbaumstraße 20, D-8000 München 2

52. Konzentration der Spurenelemente nach Jejunoileostomie wegen extremer Fettsucht

Concentration of the Trace Elements After Jejunoileostomy in Extreme Obesity

J. Galbas, R. Goral, J. Hryniewiecki und T. Tuszewski

Klinik für Allgemeine und Gastroenterologische Chirurgie der Medizinischen Akademie in Poznań - Polen (Direktor: Prof. Dr. hab. med. R. Góral)

Der Dünndarm ist das wichtigste Organ zur Aufschlüsselung und Absorption der zugeführten Nahrung. Die radikale Verkürzung des Dünndarmes führt zum Kurzdarmsyndrom, dessen Folgen unter anderem Gewichtsabnahme, Durchfall, Elektrolytstörungen, Verschlechterung der Leberfunktion sowie Anämie und Herabsetzung der Infektabwehr sind (1, 2, 5).

Das Ziel der Jejunoileostomie, die seit einigen Jahren zur chirurgischen Behandlung der Fettsucht angewandt wird, ist die Verkürzung des aktiven Nahrungsweges um etwa 80% (1, 2, 3). Nach der Operation kommt es somit zu einem "kontrollierten" Kurzdarmsyndrom, das auch gute Gelegenheit zum kontinuierlichen Studium sämtlicher metabolischer Störungen bietet, die durch die verkleinerte Resorptionsfläche entstehen (2, 5).

Das Ziel unserer Arbeit ist die Wertung der Konzentration einiger Spurenelemente nach chirurgischer Behandlung der Fettsucht mittels Jejunoileostomie. Die Ergebnisse sollen sowohl nachweisen, ob und in was für einem Grade die Behandlung auf die Senkung der Konzentration der einzelnen Spurenelemente des Blutserums wirkt und ob nach der Operation eine Ergänzung der Verluste unbedingt notwendig ist.

Material und Methodik

Die Untersuchungen wurden an 30 Patienten im Alter von 23 bis 45 Jahren durchgeführt. Das Körpergewicht schwankte zwischen 100 - 184 kg. Das Übergewicht betrug nach Broca durchschnittlich 103%. An allen Kranken wurde eine typische Jejunoileostomie nach PAYNE und DE WIND (3) vorgenommen, wobei 80% des Dünndarms aus dem Absorptionsprozess ausgeschaltet wurden (Abb. 1).

Vor dem Eingriff als auch 3, 6, 12 und 24 Monate nach der Operation wurden die Konzentrationen von Eisen, Zink, Kupfer und Calcium mit Hilfe einer absorptiven Atom-spektrometrischen Methode im Blutserum festgestellt (4).

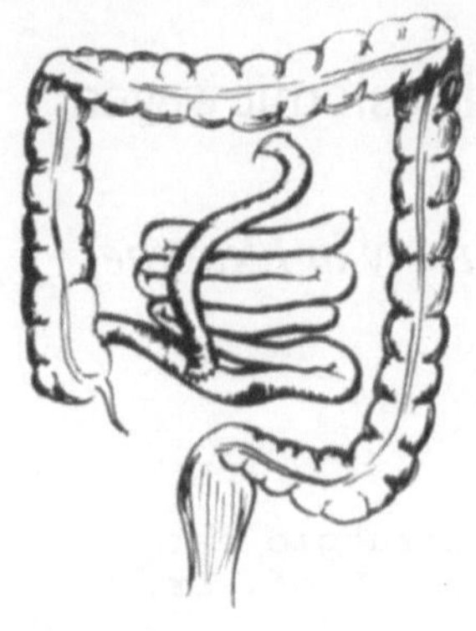

*Abb. 1. Schema der Jejunoileostomie, wie
sie bei unseren Patienten durchgeführt wurde. End-zu-Seit Anastomose zwischen proxi-
malem Jejunum (35 cm Länge) und distalem
Ileum (10 bis 15 cm)*

Ergebnisse

Vor dem Eingriff wurde bei allen Patienten eine normale Konzentration der oben erwähnten Spurenelemente notiert. Die durchschnittliche Eisenkonzentration betrug 1,41 ng/ml (N.W. 0,5 - 1,5
ng/ml), für Zink fand sich ein Mittelwert von 0,63 ng/ml (N.W.
0,5 - 1,2 ng/ml), die durschnittliche Kupferkonzentration betrug
1,41 ng/ml (N.W. 0,7 - 1,4 ng/ml) und für Calcium fanden wir
101,8 ng/ml (N.W. 90 - 100 ng/ml).

Im postoperativen Zeitraum wurden folgende Änderungen wahrgenom-
men:

Eisen: Bis zu einem Jahr nach der Operation fiel die durchschnittliche Konzentration dieses Elementes stufenweise ab und blieb im
späteren Zeitraum im mittleren Normbereich (nach 12 Monaten durchschnittlich 0,92 ng/ml und nach 24 Monaten 0,91 ng/ml). Während
zweijähriger Beobachtung wurde bei keinem der Kranken ein patho-
logischer Wert festgestellt (Abb. 2).

Zink: Die durchschnittliche Konzentration dieses Elementes blieb
während 24-monatiger Beobachtung nach der Jejunoileostomie unverändert wie vor dem Eingriff im unteren Normbereich. Nach 3
Monaten betrug die Konzentration durchschnittlich 0,65 ng/ml, nach
6 Monaten 0,67 ng/ml, nach einem Jahr 0,86 ng/ml und nach zwei
Jahren 0,76 ng/ml. Dennoch wurden nach der Behandlung auch erniedrigte Zinkkonzentrationen bestimmt: Nach Ablauf von 3 Monaten
bei 20%, nach einem halben Jahr bei 33% und nach zwei Jahren bei
30% der Untersuchten (Abb. 2).

Kupfer: Ein halbes Jahr nach der Jejunoileostomie wurde ein Absinken der Konzentration dieses Elementes, im weiteren Verlauf
jedoch auch eine Stabilisation im unteren Normbereich beobachtet.
6 Monate nach der Operation betrug die durchschnittliche Kupferkonzentration 0,80 ng/ml, nach einem Jahr 0,92 ng/ml und nach
zwei Jahren 0,76 ng/ml. Erniedrigte Werte wurden ein halbes Jahr
nach dem Eingriff bei 38% und nach zwei Jahren bei 41% der Untersuchten notiert (Abb. 2).

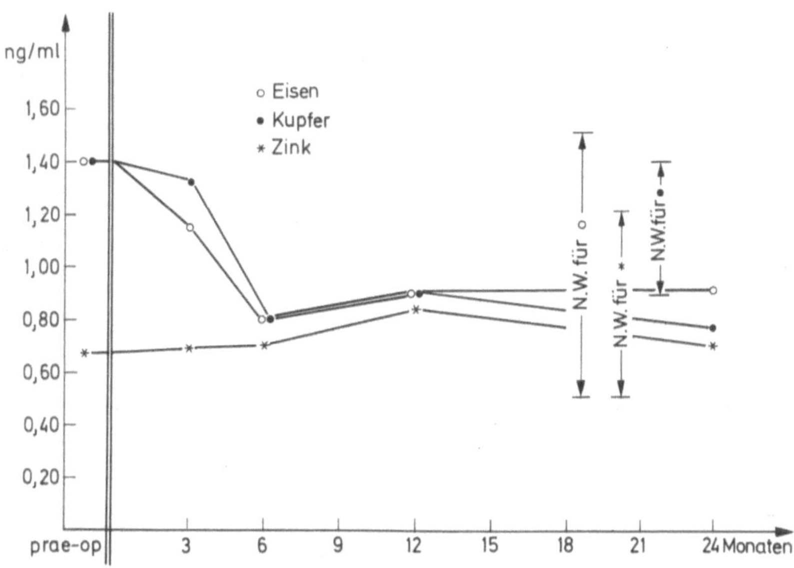

Abb. 2. Konzentration von Eisen, Zink und Kupfer im Serum (Mittelwerte)

<u>Calcium</u>: Bis zu einem halben Jahr nach der Jenunoileostomie wurde ein Rückgang der durchschnittlichen Konzentration des Calciums bis zur unteren Normgrenze (88,9 ng/ml) beobachtet. Während dieser Zeit wurden bei 23% der Untersuchten erniedrigte Werte notiert und in einigen Fällen traten Symptome einer Tetanie auf. Im weiteren Verlauf wurde ein rascher Anstieg der durchschnittlichen Konzentration dieses Elementes und eine Stabilisierung deutlich oberhalb der oberen Normgrenze beobachtet. Ein Jahr nach der Jejunoileostomie betrug die durchschnittliche Calciumkonzentration 118,7 ng/ml und nach zwei Jahren 120,2 ng/ml. Diese Erscheinung kann man einer ausgleichenden Mobilisation des Calciums aus den Knochen zuschreiben. Dennoch wurden zwei Jahre nach der Behandlung bei 17% der Untersuchten weiterhin eine pathologische Erniedrigung der Konzentration dieses Elementes notiert (Abb. 3).

Diskussion

Die Verkürzung des aktiven Nahrungsweges und die Verringerung der Absorption des Darms führt mithin, außer zu den schon bekannten Störungen, auch zu einer Senkung der Konzentration einiger Spurenelemente des Blutserums. Die obengenannten Störungen, z.B. Elektrolyt- und Leberfunktionsstörungen, haben aber vorübergehenden Charakter und bilden sich 12 bis 18 Monate nach der Jejunoileostomie deutlich zurück (<u>5</u>, <u>6</u>).

Bei einer ziemlich erheblichen Gruppe der Patienten notiert man aber einen Mangel obengenannter Spurenelemente, sogar zwei Jahre nach der Jejunoileostomie. In dieser Zeit ist der Adaptationsprozeß der aktiven Darmschlinge schon weit vorgerückt, wovon die Regression anderer schon genau kennengelernter und beschriebener Störungen, verbunden mit der Jejunoileostomie, zeugt (<u>1</u>, <u>3</u>, <u>5</u>, <u>6</u>).

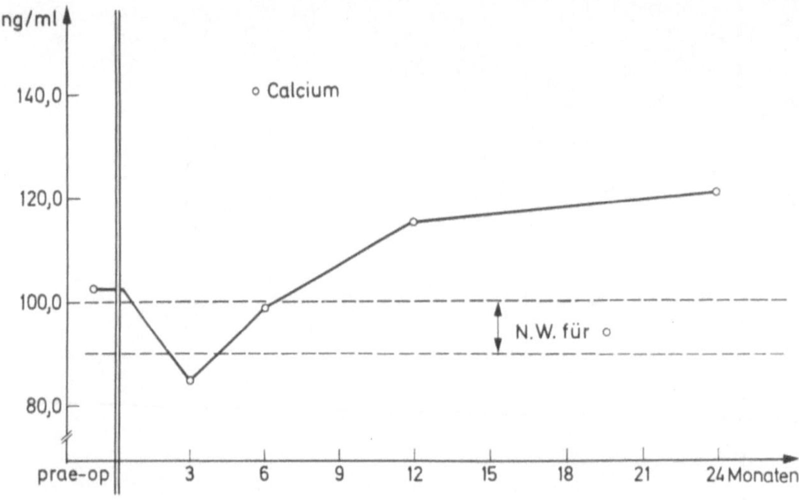

Abb. 3. Calciumkonzentration im Serum (Mittelwerte)

Aus den bei uns durchgeführten Untersuchungen ergibt sich die Notwendigkeit einer Ergänzung der Defizite, besonders in den Bereichen von Zink, Kupfer und Calcium durch eine Zugabe entsprechender Arzneimittel mindestens bis zu zwei Jahren nach der Jejunoileostomie. Im späteren Zeitraum empfiehlt es sich, weitere suczessive Kontrolluntersuchungen vorzunehmen,und im Notfalle müssen die erniedrigten Spurenelemente ergänzt werden.

Zusammenfassung

Die seit einigen Jahren zur chirurgischen Behandlung extremer Fettsucht angewandte Jejunoileostomie führt auch zum Absinken einiger Spurenelemente im Serum. Hiervon werden vor allem Zink, Kupfer und Calcium betroffen. Durch zunehmende Adaptation des aktiven Dünndarmabschnitts kommt es jedoch innerhalb von einigen Monaten zu einer weitgehenden Normalisierung der übrigen nach Jejunoileostomie bekannten Störungen. Die Spurenelemente müssen jedoch nach unseren Erfahrungen wenigstens für zwei Jahre überwacht und substituiert werden, und in einigen Fällen mußte die Substitution auch über diesen Zeitpunkt hinaus fortgeführt werden.

Summary

Jejunoileostomy has been performed for several years in extreme obesity and leads to a decrease of several microelements in blood serum. Mainly zinc, cooper, and calcium are concerned. But the increasing adaptation of the active parts of the short bowel within a few months is followed by extensive normalization of the other disturbances after jejunoileostomy.

As our experience shows, microelements have to be controlled and substituted after jejunoileostomy for at least 2 years, and in some cases we had to go on even after this time.

Literatur

1. GÓRAL, R., TUSZEWSKI, M.: Operative Behandlung der Fettsucht mit jejunoilealem Bypass. Zbl. Chir. 102, 337-345 (1977)
2. HUSEMANN, B.: Malabsorption caused by jejunoileostomy as surgical therapy of extreme adipositas. Chirurg 45, 13-18 (1974)
3. PAYNE, J.H., DE WIND, L.T., SCHWAB, C.E., KERN, W.H.: Surgical treatment of morbid obesity. Sixteen years of experience. Arch. Surg. 106, 432-441 (1973)
4. PINTA, M.: Spectrométrie dé absorption atomique. Aplications á l'analyse chimique. Paris: Masson et Ci. 1971
5. TUSZEWSKI, M., GÓRAL, R.: Function and morphological picture of the liver in obese patients before and after jejunoileostomy. Acta Chir. Scand. 144, 503-508 (1978)
6. TUSZEWSKI, M., WOSZCZYK, J., RUSZKOWSKA, J.: Leberfunktion und Konzentration der Serumelektrolyte bei wegen extremer Fettsucht regelmäßigen Typs operierten Kranken. Zbl. Chir. 102, 351-356 (1977)

Prof. Dr. hab. med. R. Góral, Klinik für Allgemeine und Gastro-enterologische Chirurgie der Medizinischen Akademie, Przybyszews-kistraße 49, 60-355 Poznań, Polen

53. Untersuchungen zur Biomechanik und zur nervalen Steuerung des Sphincter ani internus

Investigation of Biomechanics and of Neural Regulation of the Sphincter Ani Internus

H.-P. Bruch, E. Schmidt, K. Trenkel und D. Pake

Chirurgische Universitätsklinik Würzburg (Direktor: Prof. Dr. E. Kern)

Einleitung

Der Musculus sphincter ani internus ist ein aganglionärer, mito-chrondrienarmer Muskel, der nur sehr geringe Stoffwechselanfor-derungen stellt. Mit minimalem Energieaufwand erhält er den suffizienten Verschluß des Enddarmes. 75% der Druckentwicklung (4) im Analkanal steuert dieser glatte Muskel. Er wird damit zum wesentlichsten Organ des menschlichen Kontinenzapparates. Die Funktion ist eindeutig definiert. Zur Biomechanik und nervalen Steuerung des menschlichen Schließmuskels finden sich dagegen nur wenige Daten. Ziel der Untersuchungen war es daher, quantitative Daten am isolierten menschlichen Organ zu erarbeiten.

Methodik

Die Untersuchungen wurden durchgeführt an 40 intraoperativ entnom-menen menschlichen Sphincteren. Aus den Sphincteren wurden, dem Faserverlauf folgend, 1 cm lange und 3 mm breite Streifen ge-schnitten, die sofort in carbogendurchperlter Tyrodelösung (37°C, pH 7,3) inkubiert wurden. Als Versuchsanlage diente die nach Pei-per modifizierte Anordnung von Magnus. Die Muskelstreifen wurden in zirkulierender Tyrodelösung zwischen zwei Haken eingehängt. Die isometrischen Spannungsänderungen wurden über Dehnungsmeß-streifen aufgenommen, verstärkt und von einem Schreiber regis-triert. Ruhedehnungskurven und Arbeitsdiagramme wurden erstellt, ausgehend von der Ruhelänge L_O (Vorspannung < 10 dyn/mm^2) durch Steigerung der Präparatlänge. Um die Reaktionen verschiedener Muskelstreifen untereinander vergleichbar zu machen, mußten die auftretenden Spannungsänderungen auf den Präparatequerschnitt be-zogen werden.

Die Zugabe der Effektoren Adrenalin, Acetylcholin, Propranolol, Dociton, ATP und ADP erfolgte in kumulativen Dosen von 10^{-3} bis maximal 10^3 µg/ml oder in jeweils maximal wirksamer Dosis. Die größtmögliche isometrische Spannungsentwicklung wurde ermittelt durch Depolarisation in kaliumreicher Tyrodelösung (135 mVal/l).

Die Berechnung der Ruhedehnungs- und Dosiswirkungskurven erfolgte mit einem Digitalcomputer nach der Methode der kleinsten Fehlerquadrate entsprechend der allgemeinen Form $y = ae^{bx} + c$ (Korrelationskoeffizient in jedem Fall > 0,9). Alle Längenänderungen und Konzentrationsstufen fanden Berücksichtigung.

Ergebnisse

Wie zu erwarten, besitzt der Sphincter ani eine extreme Anpassungsbreite. Die Ruhedehnungskurve wird beschrieben durch die Formel $y = 7,88\ e^{0,017x}$. Daraus läßt sich ableiten, ln 2/b = 41. Das heißt, der Muskel muß um 41% gedehnt werden, damit sich seine Spannung verdoppelt (Abb. 1). Das Arbeitsmaximum liegt bei L/L_O = 2,5 oder bei 250 % Dehnung. Die Kontraktionsamplitude nach Depolarisation erreicht 1340 $\pm$ 250 dyn/mm^2 am Arbeitsmaximum.

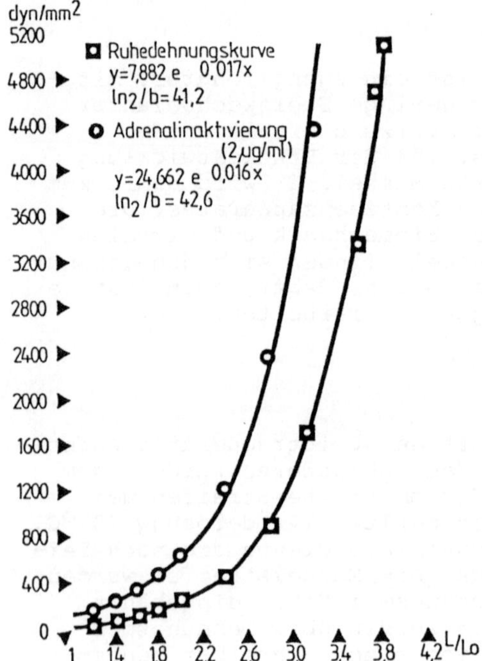

Abb. 1. Sphincter ani internus

Die adrenerg induzierte Kontraktion (2 µg/ml) entspricht rund 80% (oder 1139 $\pm$ 190 dyn/mm^2) der Kaliumkontraktur. Nach adrenerger Stimulation wird die Ruhedehnungskurve steiler (Abb. 1). Der adrenalinabhängigen Kontraktion geht stets eine kurzfristig (0,5 bis 2 min) dauernde Erschlaffung voraus, die die Spannung unter das Ausgangsniveau senkt. Der Spannungsverlust kann durch Propranolol (1 µg/ml), der folgende Anstieg durch Dociton (1 µg/ml) unterdrückt werden. Acetylcholin in maximaler Dosierung (2 µg/ml) wirkt geringfügig relaxierend, die musculäre Antwort ist jedoch nicht konstant. Durch ATP und ADP wird eine adrenalininduzierte Kontraktion vollständig ausgelöscht (Abb. 2). Die benötigte Dosis erreicht jedoch die Größenordnung von 1 mg/ml.

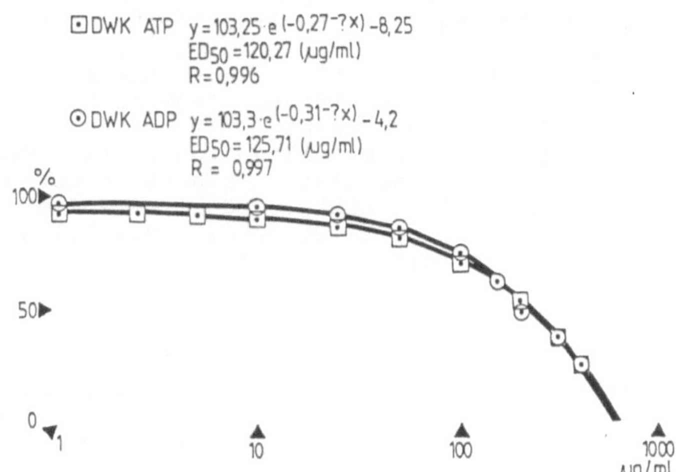

Abb. 2. Sphincter ani internus aktiviert mit Adrenalin (2 µg/ml)

Diskussion

Der musculus sphincter ani internus besitzt, wie die übrigen
Sphincteren (1) des gastrointestinalen Traktes, vornehmlich
Halteökonomie. Seine maximale Kontraktionskraft erreicht daher
nur etwa 1500 dyn/mm^2; ein geringer Wert im Vergleich zur Dick-
darm- (40-60.000 dyn/mm^2) oder Dünndarmmuskulatur (8.000 dyn/
mm^2). Es entspricht jedoch dem Ökonomieprinzip des Organismus,
die musculären Strukturen allein den mechanischen Forderungen
optimal anzupassen. In diesem Sinne kann sicher auch die extreme
Dehnbarkeit des glattmusculären Sphincterapparates gedeutet werden. Während sich die Spannung der intestinalen Sphincteren normalerweise bei 20% Dehnung verdoppelt (1), muß der Sphincter ani
internus beim Erwachsenen im Schnitt um 40% distendiert werden.
In Einzelfällen wurden Werte um 60 - 70% beobachtet. Der Sphincter vermag so dynamisch auf den Volumen- und Konsistenzwechsel
der Faeces zu reagieren. Vor Überdehnung bleibt er weitgehend
geschützt.

Auch die Innervation des Sphincters besitzt eigene Prinzipien,
die bereits durch die Aganglionose definiert sind. RAYNER (3) und
BURNSTOCK (2) vermuten einen wesentlichen Einfluß des hemmenden
purinergen Systems auf die Defäkationserschlaffung. STELZNER (5)
ist der Ansicht, daß der Defäkationskontraktion, die als gesteigerte Peristaltik aufzufassen ist, eine Relaxationswelle voraus-
läuft, die den Sphincterapparat erfaßt.

Aus den in vitro Experimenten am desafferentierten Muskel lassen
sich nun folgende Schlüsse ziehen:

1. Acetylcholin wirkt selbst in maximaler Dosierung nur geringfügig relaxierend, die musculäre Antwort auf den Stimulus ist
   inkonstant. Eine direkte Steuerung des Tonus scheint daher un-
   wahrscheinlich.
2. Die Transmitter des purinergen Systems veranlassen vollkommen
   gleichsinnig die Erschlaffung, die durch direkte Wirkungen auf

den Muskel bedingt sein dürfte. Die ED_{50} erreicht mit 123 $\pm$ 30 µg/ml jedoch eine Konzentration, die weit über den Spiegeln physiologischer Transmitter liegt. Man kann auch hier davon ausgehen, daß ein bedeutender direkter Einfluß auf die Relaxation nicht ausgeübt wird.

3. Der alphaadrenerg vermittelten Kontraktion des Sphincters geht eine betaadrenerg induzierte Dilatation voraus, die auch in vitro nur kurze Zeit anhält. Möglicherweise findet so die von STELZNER (5) geforderte descendierende Relaxationswelle eine einfache physiologische Erklärung.

Zusammenfassung

Die Kontraktionskraft des sphincter ani internus entspricht der der anderen Sphincteren des Intestinaltraktes. Seine Dehnbarkeit ist doppelt so groß. Acetylcholin bewirkt eine geringfügige inkonstante Erschlaffung. Die halbmaximale Wirksamkeit der Transmitter des hemmenden purinergen Systems erfordert bereits so hohe Konzentrationen, daß das purinerge System für die Steuerung des Muskeltonus von untergeordneter Bedeutung sein dürfte. Ein adrenerger Stimulus dagegen führt primär über Beta-Receptoren zu einer kräftigen Erschlaffung, gefolgt von einer starken alphaadrenergen Kontraktion.

Summary

The contraction capability of the shincter ani internus corresponds to that of the other sphincters, the muscle itself being twice as expandable. Acetylcholine creates slight relaxation. The transmitters of the inhibiting purinergic system have a semimaximal effectivity of 123 $\pm$ 30 µg/ml. The purinergic system is therefore probably of minor importance for the regulation of muscle tone. On the other hand, an adrenergic stimulation leads primarily, by means of ß-receptors, to a strong relaxation followed by a powerful α-adrenergic contraction.

Literatur

1. BRUCH, H.-P., SCHMIDT, E.: unveröffentlichte Ergebnisse
2. BURNSTOCK, G.: Purinergic receptors. J. theor. Biol. <u>62</u>, 491 (1976)
3. RAYNER, V.: Observations on the functional internal anal sphincter of the vervet monkey. J. Physiol. <u>213</u>,' 27 (1970)
4. SCHWEIGER, M.: Eine Methode zur Differenzierung zwischen dem Anteil der glatten und quergestreiften Analsphinctermuskulatur am Ruhetonus. Langenbecks Arch., Suppl. 1979, Beitr. 29
5. STELZNER, F.: Die anorectalen Fisteln. 2. Aufl., S. 9-13. Berlin-Heidelberg-New York: Springer 1976

Dr. H.P. Bruch, Chirurgische Universitätsklinik Würzburg, Josef-Schneider-Straße 2, D-8700 Würzburg

54. Welchen Anteil hat der Musculus shincter ani externus und Musculus puborectalis an der analen Druckzone?

Contribution of Anal External Sphincter and Puborectal Muscle to Anal Pressure

U. Schiller und R. Schlemminger

Aus der Klinik für Allgemeinchirurgie der Universität Göttingen
(Direktor: Dr. H.-J. Peiper)

Die anale Hochdruckzone wird von dem M. sphincter ani internus,
M. sphincter ani externus und M. puborectalis gebildet. Dabei
werden in der Literatur dem M. sphincter ani externus und dem
M. puborectalis ausschließlich phasisches Kontraktionsverhalten
zugeordnet. In der vorliegenden Untersuchung galt es, das Kontraktionsverhalten dieser beiden Muskel zu untersuchen.

Methodik

An 8 gesunden Hunden sowie an 4 Hunden, bei denen der M. sphincter
ani internus durchtrennt worden war, wurden analmanometrische
Untersuchungen im wachen und narkotisierten (Trapanal-Alloferin-
Narkose) Zustand durchgeführt. Die analmanometrischen Untersuchungen wurden unter Verwendung der Durchzugmanometrie mit dauerper-
fundierten Kathetern vorgenommen. Dabei wird ein mit 4 seitlichen,
1 mm großen Öffnungen versehener perfundierter Katheter, der eine
punktförmige Druckabnahme gewährleistet, mit konstanter Geschwin-
digkeit durch den Analkanal geführt (3). Zur Charakterisierung
der registrierten analen Druckkurven wurde der maximale anale
Ruhedruck (MARD) sowie die maximale anale Ruhelänge (MARL) gemessen.

Ergebnisse

Der MARD am gesunden, wachen Hund beträgt nach 45-minütiger Durchzugmanometrie in ununterbrochener Folge (= analer Ruhetonus)
43,6 (Schwankungsbereich 35-50) mm Hg; die MARL 2,9 (2,3 - 3,4)
cm. Der MARD am narkotisierten und relaxierten Hund beträgt 48
(40 - 57,5)mm Hg, die MARL 2,8 cm (2,0 - 4,2). Nach kompletter
Durchtrennung des M. sphincter ani internus beträgt der MARD
(wach) nach 45-minütiger Durchzugmanometrie in ununterbrochener
Folge 20,5 (13 - 28) mm Hg und die MARL 2,0 (1,3 - 2,8) cm. Unter Relaxationsnarkose ist der MARD 30,0 (27 - 38) mm Hg und die
MARL 2,3 (1,8 - 2,8) cm.

Diskussion

Es kann festgestellt werden, daß die bislang als quergestreift
definierten Muskel M. sphincter ani externus und M. puborectalis nach Ausschaltung der willkürlichen Komponente, sei es durch
den Streß der Dauermanometrie oder durch Blockierung der motori-
schen Endplatte mittels Muskelrelaxantien, einen Dauertonus besitzen, der bisher nur glatten Muskelfasern zugesprochen wurde.
Diese manometrischen Befunde decken sich mit elektromyographischen
Untersuchungen von FLOYD und WALLS (1) und KERREMANS (2), die im
M. sphincter ani externus und M. puborectalis im Gegensatz zur
übrigen Skelettmuskulatur unterschiedliche Fasertypen mit verschiedener Länge und Färbung nachweisen konnten. Daraus kann gefolgert werden, daß der M. sphincter ani externus und der M. puborectalis eine Doppelfunktion erfüllem: Willkürliche Kontraktion
und Aufrechterhaltung eines Dauertonus.

Zusammenfassung

Unter Relaxationsnarkose verbleibt dem isolierten M. sphincter
ani externus und dem M. puborectalis ein konstanter Druck um 30
mm Hg. Das bedeutet, daß die Muskel, denen bisher nur phasisches
Kontraktionsverhalten zugeordnet wurde, auch die Fähigkeit zu
tonischer Kontraktion besitzen und damit am Aufbau des analen
Ruhedruckes beteiligt sind.

Summary

During anesthesia and relaxation the separated M. sphincter ani
ext. and the M. puborectalis have a constant pressure of 30 mm
Hg. Therefore, these muscles also have the ability to make tonic
contractions and not only phasic contractions. This means that
these muscles are also responsible for the anal tonic basal pressure.

Literatur

1. FLOYD, W.F., WALLS, E.W.: Electromyography of the sphincter
   ani externus in man. J. Physiol. 122, 599-609 (1953)
2. KERREMANS, R.: Morphological and physiological aspects of
   anal continence and defecation. Ed. Arscia S.A. Bruxelles,
   Belgien 1969
3. WALDECK, F., SIEWERT, R., JENNEWEIN, H.M., WEISER, F.: Das
   Druckprofil im unteren Ösophagussphinkter beim Menschen und
   seine Beeinflussung durch Gastrin, Calcitonin und Glucagon.
   Dtsch. med. Wschr. 98, 1059-1063 (1973)

Dr. U. Schiller, Klinik und Poliklinik für Allgemeinchirurgie der
Universität Göttingen, Robert-Koch-Straße 40, D-3400 Göttingen

55. Experimenteller Verschluß der A. Mesenterica superior: Weitere Beweise für den Einfluß von Histamin und Diaminoxidase auf die Schockentwicklung

Experimental Occlusion of the Superior Mesenteric Artery: Further Evidence of the Influence of Histamine and Diamine Oxidase in the Development of Shock

C.-D. Stahlknecht, J. Kusche, A. Schmal und W. Lorenz

Chirurgische Klinik und Abteilung für Experimentelle Chirurgie und Pathologische Biochemie der Universität Marburg

"Intestinale Schockfaktoren" wurden bisher in großer Zahl beschrieben. Dabei kann unterstellt werden, daß es das Ziel dieser Untersuchungen war, durch die Kenntnis von Schockfaktoren zu einer Verbesserung der Therapie zu gelangen. Als Voraussetzung für einen therapeutischen Ansatz ist allerdings der bloße Nachweis eines vasoaktiven Prinzips am Schockmodell nicht ausreichend. Nötig sind vielmehr die chemische Identifizierung des vasoaktiven Faktors, Kenntnisse über Vorkommen, Stoffwechselwege, quantitatives Ausmaß seiner Freisetzung sowie deren Wirkung auf den Organismus.

Beim akuten, zeitlich begrenzten Verschluß der A. mesenterica superior (AMS-V) wurden die genannten Punkte für Histamin und das Enzym seines oxidativen Abbaus, Diaminoxydase (DAO), geprüft (1 - 4). Dem Histamin wurde eine schockverschärfende Wirkung, der DAO dagegen eine protektive Rolle zugesprochen.

Sollte diese Hypothese zutreffend sein, so war von dem Einsatz von Histaminreceptorantagonisten eine Abschwächung der Schockentwicklung nach AMS-V zu erwarten. Dies wurde in der vorliegenden Arbeit am Kaninchen untersucht, wobei auch bei dieser Species zunächst die bei Hund und Schwein bereits nachgewiesene Histaminfreisetzung nach AMS-V gezeigt werden mußte.

Material und Methoden

Randomisierte Versuchsreihen wurden an 72 Kaninchen (Großsilber, beiderlei Geschlechts; 4,0 (3,3 - 5,5) kg) durchgeführt. Narkose, operatives Vorgehen bei der Durchführung des AMS-V, Blutdruckmessung und Bestimmung der Überlebenszeit erfolgten nach KUSCHE et al (2).

1. Zur Plasmahistaminbestimmung wurden je 6 Tiere vor der Laparotomie mit 100 mg/kg Aminoguanidin (AG), dem spezifischen Hemm-

stoff der DAO, und 50 ml Macrodex (zur Verhinderung einer Thrombocytenaggregation) behandelt und a) einer 90-minütigen AMS-V oder b) einer Scheinoperation unterzogen. Die Scheinoperation beinhaltete Darstellung und Anschlingung der A. mesenterica superior, aber _keine_ Abklemmung. Die Blutentnahmen, deren Zeitpunkte in Tabelle 1 dargestellt sind, erfolgten über einen Jugularisvenenkatheter.

Tabelle 1. Histaminkonzentration in der V. jugularis bei zeitlich begrenzter, akuter intestinaler Ischämie. Die Blutentnahme erfolgte aus der linken V. jugularis. Zur Verhinderung einer Thrombocytenaggregation, die zu erhöhten Plasmahistaminwerten führt, wurden die Versuchstiere vor der Laparotomie mit Macrodex behandelt. 6 Kaninchen pro Versuchsgruppe, $\tilde{n}$ (Range); Prüfung von H_0 im Mann-Whitney-Test

Zeitpunkt der Blutentnahme	Histaminkonzentration im Plasma [ng/ml]		Signifikanz
	Mesenterialarterienverschluß	Scheinoperation	
10 min nach Infusion von 50 ml Macrodex	10,3 (9,0–11,0)	10,0 (7,5–18,0)	n.s.
10 min nach Darstellung der A. mesenterica superior	9,8 (7,0–11,0)	10,5 (6,5–18,0)	n.s.
80 min nach Abklemmung der A. mesenterica superior	12,3 (7,0–17,5)	11,0 (10,0–17,0)	n.s.
3 min nach Lösen der Abklemmung	23,3 (15,5–28,5)	11,0 (8,0–20,0)	p<0,02
10 min nach Lösen der Abklemmung	24,3 (17,0–28,5)	11,5 (8,5–19,0)	p<0,02
20 min nach Lösen der Abklemmung	25,0 (14,5–32,0)	11,5 (9,0–18,5)	p<0,05

2. Zur Prüfung der Wirkung von Histaminreceptorantagonisten wurde bei allen Versuchstieren ein 90-minütiger AMS-V durchgeführt. Je 10 Versuchstiere erhielten vor Laparotomie über eine Ohrvene a) 0,9%iges NaCl, b) 100 mg/kg AG, c) 100 mg/kg AG, 0,1 oder 0,5 mg/kg Dimethpyrindene und 5 mg/kg Cimetidine.

Die _Plasmahistaminbestimmung_ war, da das Kaninchen hohe Histaminkonzentrationen in den Thrombocyten aufweist, nur unter bestimmten Vorsichtsmaßnahmen bei Probennahme und Aufarbeitung möglich. In vorgespülten Monovetten (Sarstedt), die 0,6 ml 5% Natrium-EDTA enthielten, wurden 5,4 ml Blut aus der V. jugularis aufgenommen. Die Proben wurden bei $10^{\circ}C$ im Wasserbad temperiert und möglichst rasch weiterverarbeitet. Nach einer ersten Zentrifugation (5 min; 7800 x g; $10^{\circ}C$) wurden 4 ml des Überstandes entnommen und ein zweites Mal zentrifugiert (20 min; 48000 x g; $10^{\circ}C$). 3 ml dieses Überstandes wurden dann in Reagenzgläsern mit 1,0 ml 2M $HClO_4$ vermischt und bei $-18^{\circ}C$ gelagert. Die fluorometrische Histaminbestimmung wurde nach LORENZ et al. durchgeführt (_3_).

Zur _statistischen_ Beschreibung der Ergebnisse wurden der Median ($\tilde{x}$) und Range verwendet. Die Prüfung von H_0 erfolgte mit Hilfe des Mann-Whitney Testes.

Ergebnisse

Plasmahistamin (Tabelle 1): Unter Berücksichtigung der angegebenen Vorsichtsmaßnahmen bei der Probennahme lagen die Ausgangswerte der Plasmahistaminkonzentration bei ca. 10 ng/ml und waren sehr gut reproduzierbar. Während des operativen Eingriffs selbst (Scheinoperation) sowie während der intestinalen Ischämie kam es zu keiner nennenswerten Erhöhung der Plasmahistaminspiegel in der Peripherie. Erst die Wiederdurchströmung der Mesenterialgefäße führte zu einem sofortigen und beträchtlichen Anstieg der Plasmahistaminkonzentration.

Wirkung von Histaminreceptorantagonisten (Tabelle 2): Gegenüber NaCl-behandelten Kontrolltieren verkürzte der DAO-Hemmstoff AG die Überlebenszeit der Versuchstiere von 99 auf 30 min ($p < 0,01$). Eine Verabreichung von H_1- und H_2-Histaminreceptorantagonisten in der in Experiment 1 angegebenen Dosis verlängerte zwar die Überlebenszeit um 26% in der NaCl- und um 50% in der AG-Gruppe. Aber erst eine Steigerung der Dosis von Dimethpyrindine von 0,1 auf 0,5 mg/kg (Experiment 2) zeigte die volle Reversibilität der AG-bedingten Verkürzung der Überlebenszeit ($p < 0,01$).

Tabelle 2. Einfluß von Histaminreceptorantagonisten auf die Überlebenszeit von Kaninchen nach experimenteller intestinaler Ischämie. H_1 (H_1-Receptorantagonist): Dimethpyrindine (Fenistil); H_2 (H_2-Receptorantagonist): Cimetidine (Tagamet); [a] Dosis in mg/kg; AG: Aminoguanidin (100 mg/kg), n = 10 Kaninchen pro Gruppe

Zuordnung	Behandlung Substanz	Dosis	Überlebenszeit [min] x (range)
Exp. 1 Jan. 1979	NaCl	–	99 (61 – 375)
	NaCl	H_1 0,1[a]	125 (50 – 305)
		H_2 5,0	
	AG	–	30 (5 – 60)
	AG	H_1 0,1	45 (10 – 325)
		H_2 5,0	
Exp. 2 März 1979	AG	–	31 (11 – 76)
	AG	H_1 0,5	130 (55 – 255)
		H_2 5,0	

Schlußfolgerungen

1. Nach AMS-V läßt sich beim Kaninchen, ebenso wie beim Hund und beim Miniaturschwein, eine Freisetzung von Histamin in den Kreislauf eindeutig nachweisen.
2. Eine Hemmung des oxydativen Histaminabbaues durch AG führt zu einer Verkürzung der Überlebenszeit nach AMS-V. Am Hund und am Miniaturschwein wurde nachgewiesen, daß beim AMS-V die Verabreichung von AG mit gesteigerten Plasmahistaminkonzentrationen verbunden ist.

3. Am Versuchsmodell des AMS-V wurde die Wirkung eines künstlich
   erzeugten Enzymdefektes, d.h. der AG-bedingte Ausfall der
   DAO, aufgehoben durch Antagonisten gegen das sich vermehrt an-
   sammelnde Substrat Histamin.
4. Diese Ergebnisse bedeuten einen direkten Beweis für die Wirksamkeit von Histamin und einen indirekten Beweis für die protektive Wirkung der DAO bei intestinaler Ischämie.

Zusammenfassung

Am Schockmodell des zeitlich begrenzten Verschlusses der A.
mesenterica superior waren bisher beim Hund und Miniaturschwein
eine Freisetzung von Histamin sowie eine Verschärfung der Schockentwicklung durch eine Hemmung des Histaminabbaues über das Enzym
Diaminoxydase nachgewiesen worden. Der gleiche pathobiochemische
Vorgang wurde nun auch beim Kaninchen gezeigt. Durch Histaminreceptorantagonisten konnte die histaminbedingte Verschärfung des
Schocks nach Hemmung der Diaminoxydase vollständig aufgehoben
werden. Da im menschlichen Intestinaltrakt Histamin und Diaminoxydase sehr ähnlich wie bei den untersuchten Säugern verteilt
sind, ist auch in der Klinik bei intestinalen Durchblutungsstö-
rungen mit den aufgezeigten pathobiochemischen Vorgängen zu
rechnen.

Summary

In shock produced by temporary superior mesenteric artery occlusion the plasma histamine concentration was enhanced following
release of the mesenteric blockade. Furthermore, an inhibition
of the diamine oxidase catalysed histamine inactivation resulted
in an aggravation of the shock development. These processes,
already shown in dogs and mini pigs, were also observed in rabbits. Histamine receptor antagonists abolished the effect of the
enhanced histamine concentration appearing in the circulation
following inhibition of diamine oxidase. In human intestinal
tract a fairly similar distribution of histamine and diamine
oxidase was found as in the mammals studied. Thus the indicated
pathobiochemical processes should be reckoned with in patients
suffering from circulatory disorders of the intestinal tract.

Literatur

1. KUSCHE, J., RICHTER, H. HESTERBERG, R., LORENZ, W.: Brit. J.
   Surg. 60, 904 (1973)
2. KUSCHE, J., RICHTER, H., SCHMIDT, J., HESTERBERG, R., FRIED-
   RICH, A., LORENZ, W.: Agents Actions 5, 431 (1975)
3. KUSCHE, J., STAHLKNECHT, C.-D., LORENZ, W., REICHERT, G.,
   RICHTER, H.: Agents Actions 7, 81 (1977)
4. KUSCHE, J., STAHLKNECHT, C.-D., LORENZ, W., REICHERT, G.,
   DIETZ, W.: Agents Actions 9, 49 (1979)
5. LORENZ, W., BARTH, H., THERMANN, M., SCHMAL, A., DORMANN, P.,
   NIEMEYER, I.: Hoppe-Seyler's Z. Physiol. Chem. 355, 1097 (1974)

Dr. C.-D. Stahlknecht, Zentrum für Operative Medizin I, Philipps-
Univ. Marburg, Robert-Koch-Straße 8, D-3550 Marburg (Lahn)

56. Eine spannungsfreie Überbrückung von Bauchwandbrüchen durch ein Kohlenstoffasertuch

Closure of Abdominal Wall Defects Without Tension Using a Carbon Cloth Implant

E. Kampshoff[1], R. Neugebauer[1], L. Claes[2] und G. Helbing[2]

[1] Abteilung für Allgemeine Chirurgie (Leiter: Prof. Dr. Ch. Herfarth)
[2] Abteilung für Unfallchirurgie, plastische und Wiederherstellungschirurgie (Leiter: Prof. Dr. C. Burri) der Universität Ulm

Fragestellung

Plastische Verfahren zum Verschluß von rezidivierenden Bauchwandbrüchen mit ortsständigen Materialien scheitern oft an der zu hohen Spannung, die auf die Nähte wirkt. Es ist deshalb gelegentlich notwendig, Fremdmaterialien zum Überbrücken von größeren Lücken zu benützen. In der Verhangenheit wurden viele Materialien autologer, homologer und heterologer sowie alloplastischer Natur verwendet. Dabei kommt es häufig zum Versagen durch den Verlust an mechanischer Festigkeit und durch ungenügendes biologisches Einwachsen (1). In jüngster Zeit wurden als Sehnen- und Bandersatz Kohlenstoffasern vorgeschlagen (3, 4). Hierbei handelte es sich um ein Material von hoher Zugfestigkeit mit einer ausgezeichneten Biokompatibilität (2). Da sich dieses Material auch als Netz und Tuch verarbeiten läßt, wurde die Frage erörtert, ob sich ein Kohlenstoffasertuch als Bauchwandersatzplastik verwenden läßt.

Methode

Als Implantationsmaterial wurde ein Gewebe aus Kohlenstoffasern (SIGRATEX KDS) verwendet. Es handelt sich hierbei um ein Gewebe in Satinbindung mit einem Flächengewicht von 240 g/m^2. SIGRATEX weist in Kette und Schluß die gleichen Verhältnisse an Kohlenstoffasern auf. Die einzelnen Faserbündel bestehen aus 3000 Filamenten. Die zur Verarbeitung notwendige Epoxidharzschicht wurde vor Implantation entfernt. So kamen reine Kohlenstoffasern zur Implantation. Die Versuche wurden an 40 3,5 kg schweren Kaninchen vom Aufzuchtstamm CHBB:CH durchgeführt. Nach Setzen eines Defektes rund um den Nabel wurde an 20 Tieren ein Carbonfasertuch von der Größe 7 x 5,5 cm implantiert. Bei.10 Tieren wurde lediglich ein Defekt in den Bauchdecken gesetzt und darüber lediglich die Haut verschlossen. Die Bauchdecken 10 weiterer ge-

sunder Tiere dienten als Kontrolle. Von den implantierten Tieren
wurden 10 am 11. postoperativen Tag und 10 nach 12 Wochen getötet.
Die Bauchdecken wurden zunächst klinisch untersucht, sodann wurde
an einem Teil eine physikalisch mechanische Zugfestigkeitsprüfung
durchgeführt. Diese Untersuchung erfolgte an der Instron-Material-
prüfmaschine an standardisierten Proben, die hantelförmig zuge-
schnitten wurden, wobei der Übergang Implantat - natürliches Gewebe besondere Beachtung fand. Zur histologischen Untersuchung
kamen nicht nur die Bauchdecken, sondern auch die parenchymatö-
sen Organe Lunge, Leber, Milz und Nieren, um einen Abtransport
und die Reaktion der Gewebe zu studieren. Zur Auswertung standen
Paraffinschnitte zur Verfügung, die mit Hämatoxilin-Eosin und
nach van Gieson gefärbt wurden.

Ergebnisse

Die klinische Untersuchung der operierten Tiere mit fehlender
Bauchdecke zeigte monströse Hernien. Ein Tier mußte wegen Wund-
dehiscenz getötet werden. Die Tiere mit implantiertem Carbontuch
überlebten alle und zeigten keinerlei Zeichen einer Hernie. Makroskopisch hatte sich im Bereich des Implantates eine Bindege-
webskohlenstoffplatte entwickelt, bei der der Kohlenstoff reizlos eingewachsen war. Zur Bauchhöhle hin fanden sich geringe Ad-
härenzen von Darmteilen, insgesamt hatte sich ein Neoperitoneum
gebildet. Die histologische Untersuchung der Implantate am 11.
Tag zeigte eine beginnende Durchwachsung des Kohlenstoffaser-
netzes mit Bindegewebe und reichlicher Fibroblastenaktivität.
Zur Abdominalhöhle hin hatte sich eine Mesothelschicht gebildet.
Fremdkörperriesenzellen waren immer zu finden. 12 Wochen nach
der Operation waren jetzt vermehrt bindegewebige Strukturen mit
kollagenen Fasern in Verlaufsrichtung der Zugbeanspruchung zu
finden. Immer noch waren reichlich Fibroblasten vorhanden, die
Fremdkörperriesenzellen waren ebenso zu beobachten. In den par-
enchymatösen Organen Lunge, Leber, Milz und Nieren fanden sich,
vorwiegend in den Lungen-Septen einzelne abtransportierte Koh-
lenstoffpartikel. Hier waren sie völlig reizlos eingeheilt. Gra-
nulome und toxische Reaktionen konnten nicht gefunden werden.
Die Zugfestigkeitsprüfung ergab im Mittel für die normalen Bauchdecken eine Festigkeit von 38 + 12,2 Newton , für die Hernien
20,2 + 12,5 Newton, für die Proben 11 Tage nach Implantation
20 + 11,9 Newton und nach 3 Monaten Verweildauer im Gewebe 72,8
+ 16,8 Newton (Abb. 1).

Diskussion

Wird eine Bauchwandhernie unter Spannung verschlossen, so kommt
es mit großer Wahrscheinlichkeit durch das Auseinanderweichen
der Wundränder im Laufe der Zeit erneut zum Rezidiv. Es ist deshalb notwendig, diese Spannung wenn möglich zu vermeiden. Mit
den Kohlenstoffasernetzen ist ein alloplastisches Material vorhanden, das nach unseren Untersuchungen an Kaninchen primäre ausreichende Festigkeit gibt und spannungslos eingenäht werden kann.
Die gute Biokompatibilität läßt ein reizloses Einheilen zu. Durch
das Einwachsen von kollagenen Fasern in die Kohlenstoffprothese
sowie um die einzelne Kohlenstoffaser wird ein tragfähiger Binde-

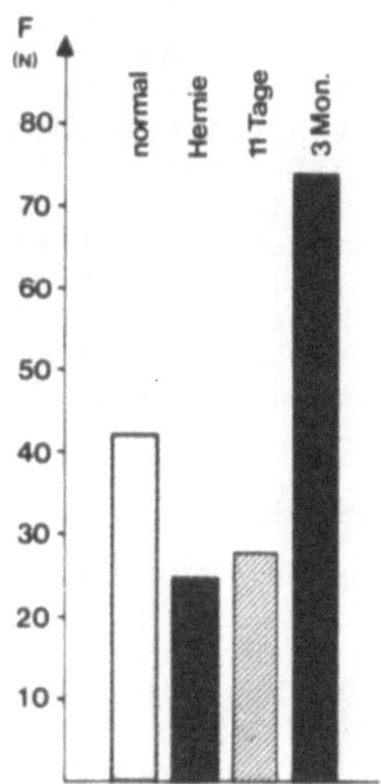

*Abb. 1. Mittelwerte der Zugfestigkeit der
einzelnen Versuchsgruppen*

gewebs-Kohlenstoffverband geschaffen, bei dem das natürliche Gewebe die Tragfähigkeit beim Bruch einzelner Fasern übernehmen
kann.

Zusammenfassung

An 20 Kaninchen wurde ein Bauchdeckendefekt mit einem Kohlenstoff-
fasertuch (SIGRATEX KDS) verschlossen. Nach 11 Tagen und 3 Monaten Implantationszeit wurden an den Proben Zugfestigkeitsprüfun-
gen sowie histologische Untersuchungen durchgeführt. Als Kontrolle dienten 10 Tiere mit operativ gesetzten Hernien und 10
gesunde Tiere. Die Zugfestigkeitsprüfung der Proben nach 3 Monaten Implantationszeit ergab eine um das Doppelte höhere Festigkeit als die der natürlichen Bauchdecken. Schon nach 11 Tagen
war eine Festigkeit erreicht, die der des Narbengewebes nach 3
Monaten entsprach. Histologisch konnte ein gutes Einwachsen von
Bindegewebe mit Bildung von gerichteten kollagenen Fasern gefunden werden. Bindegewebe umhüllte auch die einzelnen Kohlenstofffasern. Eine geringe Fremdkörperriesenzellreaktion war immer vorhanden. Aus diesen Ergebnissen kann geschlossen werden, daß sich
ein Kohlenstoffasertuch zum Verschluß von Bauchwandbrüchen eignet.

Summary

On 20 rabbits a defect in the abdominal wall was closed by a
carbon cloth (SIGRATEX KDS). A tensile force test and a histological examination was performed. Eleven days and 3 months after

implantation, 10 animals with an operative-produced abdominal
wall hernia and 10 normal animals were controls. A tensile force
test on the specimen 3 months after implantation revealed a
strength twice as high as on the normal abdominal wall. Eleven
days after surgery the strength was equal to the scar tissue of
the hernias. Histologically, a connective tissue ingrowth into
the implant was observed, which enveloped the single carbon fibers. Collagen fibers in the direction of the carbon filaments
were present. Foreign body giant cells were always seen. These
results indicate that a carbon cloth seems to be suitable for
the repair of abdominal wall hernias.

Literatur

1. ARNAUD, J.P., ELAY, R., ADHOFF, M., GRENIER, J.F.: Critical
   Evaluation of Prosthetic Materials in Repair of Abdominal Wall
   Hernias. Am. J. Surg. 133, 338-345 (1977)
2. HELBING, G., BURRI, C., MOHR, W., NEUGEBAUER, R., WOLTER, D.:
   The Reaction of Tissue to Carbon Particles. 1st European Conference: Evaluation of Biomaterials, Straßbourg 1977
3. JENKINS, D.H.P., FORSTER, I.W., McKIBBIN, B., RÅLIS, Z.A.:
   Induction of Tendon and Ligament Formation by Carbon Implants.
   J. Bone Joint Surg. 59 B No. 1, 53-57 (1977)
4. WOLTER, D., CLAES, L., BURRI, C., NEUGEBAUER, R.: Untersuchungen zur intraossären Verankerung des alloplastischen Bandersatzes mit Kohlenstoffasern beim Schaf. Langenbecks Arch.
   Chir., Suppl. 1979, 221-224

Dr. E. Kampshoff, Abteilung Allgemeine Chirurgie der Universität
Ulm, Steinhövelstraße 9, D-7900 Ulm

57. Morphologische Untersuchungen an gelenküberbrückenden expanded PTFE-Prothesen

Morphological Evaluation of Joint-Crossing Expanded PTFE Prosthesis

G. Geiger, U. Rückert und B. Krempien

Chirurgische Klinik des Klinikum Mannheim der Universität Heidelberg (Dir.: Prof. Dr. M. Trede); Chirurgische Abtlg. des St. Johannis Krankenhauses Landstuhl (Leiter: PD Dr. U. Rückert); Pathologisches Institut der Universität Heidelberg (Dir.: Prof. Dr. W. Doerr)

Expanded Polytetrafluoroethylen (PTFE) findet seit wenigen Jahren als Gefäßersatz im klinischen Bereich breite Anwendung und gilt als derzeit bestes Transplantatmaterial im femoro-poplitealen Bereich, wenn keine geeignete autologe Vene zur Verfügung steht. Morphologische Untersuchungen, insbesondere gelenküberbrückender Transplantate, unter Berücksichtigung der mechanisch beanspruchten Knickstelle fehlen bislang.

Material und Methodik

Zehn expanded PTFE-Prothesen (Gore-Tex) mit einem Innendurchmesser von 6 mm und einer Länge von 15 cm wurden 25 kg schweren Foxhounds als iliaco-femoraler Bypass implantiert. Die Durchgängigkeit der Prothesen, auch in Hüftgelenks-Beugestellung von 160 Grad, wurde palpatorisch und angiographisch kontrolliert. Hierbei stellten wir den Frühverschluß der einzigen konischen Prothese (6/4,5 mm) fest, weshalb wir weiterhin nur noch gerade Prothesen implantierten. Nach 1, 3, 6 und 9 Monaten wurden die Prothesen intravital mit Cacodylat-Glutaraldehyd-Pufferlösung perfundiert. Anschließend erfolgte die Weiterverarbeitung für die lichtmikroskopischen sowie raster- und transmissionselektronenmikroskopischen Untersuchungen.

Ergebnisse

Bei Entnahme waren alle neun implantierten geraden expanded PTFE-Prothesen durchgängig. Makroskopisch auffällig war bei allen Implantaten die Ausbildung wandständiger Thromben vor und hinter der Krümmungsstelle, welche das Lumen nach 3 Monaten stellenweise bis auf einen Innendurchmesser von 4 mm stenosiert hatten.

Nach einem Monat wiesen die Anastomosen einen geschlossenen Endothelbelag auf, die mittleren Prothesenabschnitte zeigten einen
glatten Fibrinbelag, welcher sich auch über die Knickstelle aus-
gebreitet hatte. An wenigen Stellen konnte man noch die Fibril-
len und die mit Blutzellen angefüllten Poren der PTFE-Prothese
erkennen. Nach 3 und 6 Monaten imponierte an den Anastomosen ein
geschlossener Endothelbelag, die Zellen zeigten einen Mikrovilli-
Besatz und waren durch das Vorliegen von Kittlinien gekennzeichnet. In Prothesenmitte kamen diskontinuierliche Endothelbeläge
mit langgestreckten Zellausläufern zur Darstellung, Kittlinien
fehlten, die Zellen schienen sich stellenweise übereinander zu
schieben. Im unmittelbaren Krümmungsbereich herrschte noch ein
Fibrinbelag vor, es fanden sich hier lediglich vereinzelte Endo-
thelzellen. Transmissionselektronenmikroskopisch ließen sich in
den Zellen der Neointima mikropinocytotische Vesikel nachweisen,
eine Basalmembran fehlte indes.

Intramural waren die Poren von faserreichem Bindegewebe infil-
triert, an wenigen Stellen konnten Capillaren dargestellt werden. Auffällig war die fleckförmige Dichteverteilung des Binde-
gewebes in der Prothesenwand. Die Bindegewebszellen konnten in
drei Zelltypen differenziert werden, wobei Übergänge der verschiedenen Zelltypen wahrscheinlich sind: langgestreckte Zellen, in
denen Mikrofilamente ohne Querstreifung sowie Mikrotubuli in
Längsrichtung enthalten waren; rundliche Zellen mit Lysosomen
und Filopodia, mit denen die Zellen an das Fremdmaterial angrenz-
ten und Zellen, in denen sich endoplasmatisches Reticulum fand
und in deren Umgebung reichlich Kollagenfasern angelagert waren.

Nach 9 Monaten überzog eine nahezu geschlossene Neointima die gesamte Prothese. Lediglich vor und hinter der Knickstelle waren
Thromben angelagert, die Knickstelle selbst war von Endothelzel-
len ausgekleidet. An der adventitiellen Krümmungsseite konnten
erstmals vereinzelte Faserablösungen aus der expanded PTFE-Prothese beobachtet werden.

Diskussion

Morphologische Untersuchungen implantierter expanded PTFE-Prothesen wurden erstmals systematisch bislang nur an kurzen Inter-
ponaten durchgeführt. Hierbei zeigte sich bei sehr guter Durch-
gängigkeitsquote eine vollständige Endothelauskleidung der Pro-
theseninnenfläche (3). Im klinischen Bereich wurden seitdem expanded PTFE-Prothesen, insbesondere im femoro-poplitealen Bereich,
mit gutem Erfolg angewandt, die Verschlußrate bei infragenualer
Anastomosierung liegt jedoch deutlich höher als bei supragenua-
lem Anschluß (1). KEMPCZINSKI (2) konnte nachweisen, daß es im
Bereich des Kniegelenkes des Menschen bei 90 Grad Beugung zu
einer Knickbildung in der Prothese kommt, welche jedoch keinen
Einfluß auf das Flußverhalten habe. Auch bei unseren angiographi-
schen Untersuchungen bei extrem gebeugtem Hüftgelenk des Hundes
waren die Prothesen gut durchgängig. Sie zeigten jedoch wahrscheinlich durch turbulente Strömung entstandene thrombotisch be-
dingte Stenosen unmittelbar vor und hinter der Knickstelle. Dennoch war nach 9 Monaten nahezu die gesamte Prothese, einschließlich der Knickstelle, mit Neointima ausgekleidet. Die Endotheli-

sierung war an beiden Anastomosen abgeschlossen, hier schienen
die Endothelien gerichtet und ruhend zu sein. In den mittleren
Prothesenabschnitten war die Neointimabildung zunächst inselför-
mig, die Zellen lagen ungerichtet mit langstreckigen Ausläufern
versehen. Als Ausdruck einer möglichen Migration schienen die
Zellen häufig übereinandergeschoben, was ihre Entstehung aus
Blutzellen, möglicherweise Monocyten nahelegt. In den Poren der
Prothesenwand fanden sich Kollagen bildende Zellen neben Zellen
mit den Charakteristica glatter Muskelzellen, in denen Mikrotubuli enthalten waren. Dies deutet auf aktive Transportvorgänge in
der Prothesenwand hin. Einzelne Zellen enthielten 'dense bodies',
so daß eine lysosomale Aktivität als Zeichen der Auseinanderset-
zung des Gewebes mit dem bekannt inerten Material PTFE angenommen
werden muß. Nach 9 Monaten beobachteten wir Faserablösungen aus
der adventitiellen Seite der Prothesenwand. Dies bestätigt, daß
auch PTFE-Prothesen, wie alle übrigen Kunststoffe bei gelenküberbrückenden Rekonstruktionen einer erhöhten Traumatisierung ausgesetzt sind (4).

Bei kritischer Wertung der Befunde scheint die PTFE-Prothese ein
günstiges heterologes Transplantatmaterial zum Ersatz kleinkali-
briger Arterien zu sein. Bei gelenküberbrückenden Rekonstruktionen sollte der Innendurchmesser nicht kleiner als 6 mm gewählt
werden, da es zu Lumenverlusten vor und hinter der Knickstelle
kommen kann; deshalb dürfte auch eine längerfristige freie Durchgängigkeit bei diesen Rekonstruktionen nach den vorliegenden experimentellen Untersuchungen nicht sicher gewährleistet sein.

Zusammenfassung

Zehn expanded PTFE-Prothesen wurden beim Hund gelenküberbrückend
als iliaco-femoraler Bypass implantiert. Die Prothesen wurden
nach 1, 3, 6 und 9 Monaten lichtmikroskopisch, raster- und transmissionselektronenmikroskopisch untersucht. Alle geraden Prothesen waren durchgängig. Vor und hinter der Knickstelle entstanden
Stenosen durch wandadhaerente Thromben. Nach 9 Monaten waren die
übrigen Anteile der Prothese einschließlich der Knickstelle nahezu vollständig endothelisiert. In die Prothesenwand war fleckför-
mig Bindegewebe eingewachsen, wobei die Zellen Charakteristica
glatter Muskelzellen aufwiesen.

Summary

Ten expanded polytetrafluoroethylene (PTFE) vascular grafts were
implanted in dogs crossing the joint, performed as iliofemoral
bypass. After 1, 3, 6, and 9 months the grafts were studied by
light microscopy, scanning, and transmission electron microscopy.
There was a good patency of all straight prostheses. The pre-
and postkink areas showed thrombosis leading to stenosis. After
9 months endothelium was spread over all other parts of the lumi-
nal surface, including the kink area. Intramurally there was a
focal ingrowth of fibroblastic cells with the characteristics
of myocytes.

Literatur

1. HAMANN, H., VOLLMAR, J.: Expanded PTFE-Gefäßprothesen - ein neuer Weg des Arterien- und Venenersatzes? Chirurg 50, 249-256 (1979)
2. KEMPCZINSKI, R.F.: Physical Characteristics of Implanted Polytetrafluoroethylene Grafts. Arch. Surg. 114, 917-919 (1979)
3. MATSUMOTO, H., HASEGAWA, T.: A New Vascular Prosthesis for a Small Caliber Artery. Surgery 74, 519-523 (1973)
4. VOLLMAR, J., HEYDEN, B., HAMANN, H,: Gefäßersatz durch Kunststoffe. Münch. Med. Wschr. 121, 591-596 (1979)

Dr. G. Geiger, Chirurgische Klinik des Klinikum Mannheim, Theodor-Kutzer-Ufer, D-6800 Mannheim 1

58. Superiority of Blood Cardioplegia Over Asanguinous Cardioplegia – an Experimental and Clinical Study

D. Follette, K. Fey, H. Becker, R. Foglia, D. Steed, D. G. Mulder and
G. D. Buckberg

Department of Surgery, Division of Thoracic Surgery, University
of California, Los Angeles (Dr. J.V. Maloney, Jr.)

Cardioplegia is now the accepted method of myocardial protection
in most centers. In earlier studies we tested an asanguinous solution and found it effective in avoiding ischemic damage (1).
However, subsequent studies have demonstrated the theoretical
and practical advantages of delivering the cardioplegia solution
in an oxygenated vehicle (2, 3). This study compares our experimental and clinical results using both an asanguinous and sanguinous vehicle for delivering the cardioplegic solution.

Methods

<u>Experimental</u>: Ten dogs were studied. All underwent 120 minutes
of $20^{\circ}C$ ischemia. Measurements were made before cooling and thir-
ty minutes after aortic unclamping at a myocardial temperature
of $37^{\circ}C$. Five animals received 500 cc of $16^{\circ}C$ blood cardioplegia
(see Table 1). Each twenty minutes they received an additional
125 cc of the same solution. Five other animals received a $10^{\circ}C$
asanguinous solution in the same way.

<u>Clinical</u>: Thirty-two consecutive, matched, non-randomized patients
were studied. Sixteen received blood cardioplegia and 16 received
the asanguinous plasma solution. Ten patients underwent coronary
artery revascularization; three had aortic valve replacement, and
one each had either coronary revascularization with aortic valve
replacement, multiple valve replacements or repair of a ventricular aneurysm. Clinical data was assessed before surgery and then
at six and eighteen hours postoperatively.

Results

<u>Experimental</u>: (See Table 2). After aortic unclamping, animals
receiving blood cardioplegia had better left ventricular function. D_p/dt_{max} was 33% higher and peak developed pressure was

Table 2. Experimental LV[a] blood flow, oxygen consumption, water content and performance

	FLOW		OXYGEN UPTAKE		WATER CONTENT	PERFORMANCE[d]		PEAK DEVELOPED
	EMPTY[b]	WORKING[c]	EMPTY	WORKING	%	dp/dt_{max}[b]	dp/dt_{min}[b]	PRESSURE
CONTROL (PREISCHEMIA) N=10	61 ± 5	123 ± 10	$0.04\pm.003$	$0.09\pm.005$	$77.8 \pm .2$	--	--	--
HYPOTHERMIC ASANGUINOUS CARDIOPLEGIA N=5	162 ± 25[e]	189 ± 25[e]	$0.06\pm.01$[e]	$0.09\pm.005$	$79.8 \pm .6$[e]	85 ± 6	92 ± 4	97 ± 4
HYPOTHERMIC BLOOD CARDIOPLEGIA N=5	$\cdot 93\pm18$[f]	186 ± 26[e]	$0.043\pm.005$	$0.09\pm.001$	$78.2 \pm .2$[f]	122 ± 18[f]	106 ± 14	112 ± 7[f]

[a] LV=Left Ventricle;
[b] Empty = beating empty heart;
[c] Working = beating working heart (25 cc end diastolic volume);
[d] Performance = % control at 25 cc EDV;
[e] PL0.05 to control;
[f] PL0.05 to asanguinous cardioplegia.

Table 1. Cardioplegic composition

PRINCIPLE	VEHICLE	
	PLASMA	BLOOD
IMMEDIATE ARREST	KCL 30 meq/L	KCL 30 meq/L
HYPOTHERMIA	$10^{\circ}C$	$16^{\circ}C$
BUFFERING (THAM)	pH 7.8	pH 7.8
HYPOCALCEMIC (Ca^{++} 0.6mEq/L)	$CaCl_2$	CPD
AVOID EDEMA OSMOLARITY	380	350
ONCONICITY	PLASMA	BLOOD
SUBSTRATE	GLUCOSE	OXYGEN

17% greater in these animals. In addition, these hearts had significantly less post ischemic myocardial edema. Another index
for effectiveness of myocardial protection during aortic cross-
clamping is the heart's ability to augment flow and oxygen consumption as oxygen requirements are increased. The animals that
received blood cardioplegia maintained their ability to increase
flow and oxygen uptake during left ventricular work. Left ventricular flow augmentation was 73% higher and oxygen consumption
58% greater in these animals compared to the group that received
the asanguinous solution.

Clinical: (See Table 3). Clinical myocardial performance was also
better in the patients receiving blood cardioplegia. Cardiac output was 33% higher and left atrial pressure 23% lower. In addition, these patients had less evidence of myocardial damage. Postoperative myocardial specific enzymes, SGOT, CPK and CPK-MB, were
all lower in these patients. Patients in the blood cardioplegia
group also had fewer ECG changes than those in the asanguinous
group. No patient in the oxygenated group required inotropic
support, while 2 patients in the asanguinous group were in need
of circulatory assistance.

Table 3. Clinical myocardial protection

	SGOT[a]	CPK[a]	CPK-MB	ECG CHANGES	CIRCULATORY SUPPORT	CARDIAC OUTPUT (6 hr)	LAP (6 hr)
HYPOTHERMIC ASANGUINOUS CARDIOPLEGIA N=16	89+20	1020+229	16+2	7	2	4.5+.2	13+1
HYPOTHERMIC BLOOD CARDIOPLEGIA N=16	44+7[b]	791+83	13+2	2[b]	0	6+.2[b]	10+7[b]

[a] in units/liter at 18 hours $\neq$ LAP; [b] P<0.05.

We conclude that oxygenation of the cardioplegic solution provides superior myocardial protection to that seen when the same solution is used in an asanguinous vehicle. This superiority of this solution was seen in both the experimental and clinical setting.

Summary

This study compares experimental and clinical results using both an asanguinous and sanguinous vehicle for delivering the cardioplegic solution.

Animals receiving blood cardioplegia had better left ventricular function after unclamping, significantly less post-ischemic myocardial edema, and a better ability to augment flow and oxygen consumption.

Patients receiving blood cardioplegia had also better myocardial performance with high cardiac outputs and lower left atrial pressure, and showed less evidence of myocardial damage. We conclude that oxygenation of the cardioplegic solution provides superior myocardial protection to that seen when the same solution is used in an asanguinous vehicle.

Zusammenfassung

Zwei vergleichbare Cardioplegielösungen mit und ohne Blut als Transportmittel wurden experimentell und klinisch angewendet.

10 Hunde wurden einem 2-stündigen Herzstillstand unterzogen. 5 mit Blutcardioplegielösung behandelte Tiere zeigten postischämisch eine bessere Herzfunktion und weniger Myocardödeme als Hunde behandelt mit Plasmacardioplegielösung.

16 mit Blutcardioplegielösung behandelte Patienten zeigten postoperativ eine bessere Herzfunktion mit höherem Herzzeitvolumen und niedrigeren Vorhofdrucken als Patienten, denen eine vergleichbare Plasmacardioplegielösung verabreicht wurde. Patienten der Blutcardioplegiegruppe zeigten weniger EKG-Veränderungen und benötigten postoperativ keine Kreislaufunterstützung.

References

1. FOLLETTE, D., FEY, K., MULDER, D., MALONEY, J.V., Jr., BUCKBERG, G.D.: Prolonged safe aortic clamping by combining membrane stabilization, multidose cardioplegia, and appropriate pH reperfusion. J. Thorac. Cardiovasc. Surg. 74, 683-694 (1977)
2. FOLLETTE, D., STEED, D.L., FOGLIA, R.P., FEY, K., BUCKBERG, G.D.: Advantages of blood cardioplegia over intermittent ischemia during prolonged hypothermic aortic clamping. Circulation 58, 200-208 (1978)

3. FOLLETTE, D., MULDER, D.G., MALONEY, J.V., BUCKBERG, G.D.:
Advantages of blood cardioplegia over continuous coronary
perfusion or intermittent ischemia: an experimental and clinical study. JTCVS 76, 604-617 (1978)

Dr. med. H. Becker, Klinikum der Universität Heidelberg,
Chirurgische Klinik, Im Neuenheimer Feld 110, D-6900 Heidelberg

59. Funktion, Stoffwechsel und Durchblutung des Myokards bei verschiedenen Formen des Myokardschutzes

Effects of Various Forms of Myocardial Protection on Cardiac Function, Metabolism, and Blood Flow

P. Klooker, B. Hilse, U. Mittmann, W. Saggau, A. Tanzeem und
G. J. Weckler

Abteilung für Experimentelle Chirurgie und Abteilung für Spezielle
Thoraxchirurgie der Chirurgischen Universitätsklinik Heidelberg

Einleitung

Zur Induktion eines reversiblen Herzstillstandes sind in den
letzten Jahren mehrere Verfahren entwickelt worden. 2 der klinisch
häufig angewendeten kardioplegischen Lösungen, die sich in ihrem
Einfluß auf die Myokardzellmembran grundlegend unterscheiden -
Depolarisation durch hohen Kaliumgehalt einerseits (3) und Verhinderung der Depolarisation durch Natriumentzug andererseits
(1) - werden in der vorliegenden Arbeit auf ihre myokardprotek-
tive Wirkung tierexperimentell untersucht.

Methodik

Myokardfunktion und -durchblutung von 8 Bastardhunden (25 $\pm$ 2 kg)
werden am totalen kardiopulmonalen Bypass untersucht. Vor und
nach einer 120 min myokardialen Ischämie wird die LV-Funktion am
leerschlagenden Herzen und unter isovolumetrischer Belastung mit
enddiastolischen Volumina (EDV) von 10-30 ml an Hand von links-
ventriculärem Druck (LVP) und dp/dt_{max} bestimmt (2). Zeitgleiche
Entnahme arterieller und coronarvenöser Blutproben zur Bestimmung
von Elektrolyten, pH, pCO_2, pO_2, O_2-Sättigung, Lactat und Hb gibt
Aufschluß über den Myokardstoffwechsel. Die Herzmuskeldurchblu-
tung wird über einen im rechten Ventrikel gelegenen Drainagekathe-
ter ermittelt.

Während der Ischämie werden die Herzen einer ersten Gruppe (n=4)
alle 30 min mit jeweils 40 ml/kg KG einer auf 4°C gekühlten kardioplegischen Lösung "St. Thomas-Hospital-Solution"[1] durchspült
(Perfusionsdruck 40 mm Hg, Perfusionsdauer 3,5 min).

---

[1] Dr. Franz Köhler Chemie GmbH, Alsbach/Bergstraße.

Die Herzen einer 2. Gruppe (n=4) werden mit 23 ml/kg "Cardiople-
gischer Perfusionslösung Eppendorf"[1] perfundiert (Perfusionsdruck
37 mm Hg, Perfusionsdauer 5,5 min, Temp. 4°C).

Durch externe Lavage (2) wird die Myokardtemperatur während der
Kardioplegie zwischen 10° und 16°C gehalten. Die Reperfusionszeit
nach der Ischämie bis zur 2. Ventrikelfunktionsprüfung beträgt
30 min. In dieser Zeit werden in 5 min-Abstand arterielle und
coronarvenöse Blutproben zur Bestimmung der oben genannten Blut-
werte entnommen.

Die Myokardtemperatur wird mit einem Thermistor im linksventriculären Myokard, ein bipolares EKG im rechtsventriculären Myokard
registriert.

Ergebnisse

In Gruppe I (St. Thomas) kommt es 1 - 2 min nach Ischämiebeginn
zum Herzstillstand, in Gruppe II (Eppendorf) erst nach 2,5 - 3,5
min (p < 0,05). Ein ähnlicher Unterschied ergibt sich im Tempera-
turverlauf: Gruppe I erreicht nach 3, Gruppe II erst nach 5 min
eine Myokardtemperatur von 15°C. Im weiteren Verlauf der Ischämie
verhalten sich Gruppe I und II in bezug auf die Herztemperatur
gleich.

Reperfusionsphase: Zu Beginn der Reperfusion schlägt nur 1 Herz
der Gruppe I spontan, 3 Herzen flimmern. In Gruppe II hingegen
schlagen alle 4 Herzen primär spontan.

Coronarvenös findet sich in der "Eppendorf"-Gruppe im Gegensatz
zur Gruppe I eine min nach Reperfusionsbeginn vorübergehend ein
stark erhöhtes pCO_2 von 78 ± 6 mm Hg, das mit einem niedrigen
coronarvenösen pH korreliert (Abb. 1). Trotzdem extrahieren die
Herzen der Gruppe II bereits 1 min nach Reperfusionsbeginn und
auch weiter bis zur 30. min Lactat (Lactatextraktion zwischen
$0,1 \pm 0,01$ und $0,06 \pm 0,03$). Gruppe I tendiert dagegen mehr zur
Lactatproduktion (Lactatextraktion zwischen $-0,04 \pm 0,07$ und
$0,01 \pm 0,07$).

In Gruppe I ist der cor.ven. Kaliumspiegel ($5,0 \pm 0,9$ mval/l)
eine Minute nach Reperfusionsbeginn deutlich gegenüber dem arteriellen Wert ($4,2 \pm 0,5$ mval/l) erhöht, was möglicherweise auf
den hohen K-Gehalt der "St. Thomas Lösung" zurückzuführen ist.
Es erscheint jedoch bemerkenswert, daß die a-cv Kaliumdifferenz
erst nach 10 min Reperfusion ausgeglichen ist.

Ventrikelfunktion: Vor der Ischämie steigt LVP-EDP in beiden
Gruppen unter isovolumetrischer Belastung kontinuierlich an. Nach
120 minütiger Ischämie sind die erreichten Spitzendrucke in beiden Gruppen bei einem EDV von 30 ml um 34 bzw. 40% vermindert.

Ähnlich verhält sich dp/dt_{max}, das nach Ischämie in Gruppe I bei
EDV 30 von 1566 ± 285 auf 900 ± 200 mm Hg·sec^{-1} (-42,5%) und in
Gruppe II von 2333 ± 176 auf 1300 ± 173 mm Hg·sec^{-1} (-44%) ab-
nimmt.

---

[1] Dr. E. Fresenius KG, 6380 Bad Homburg.

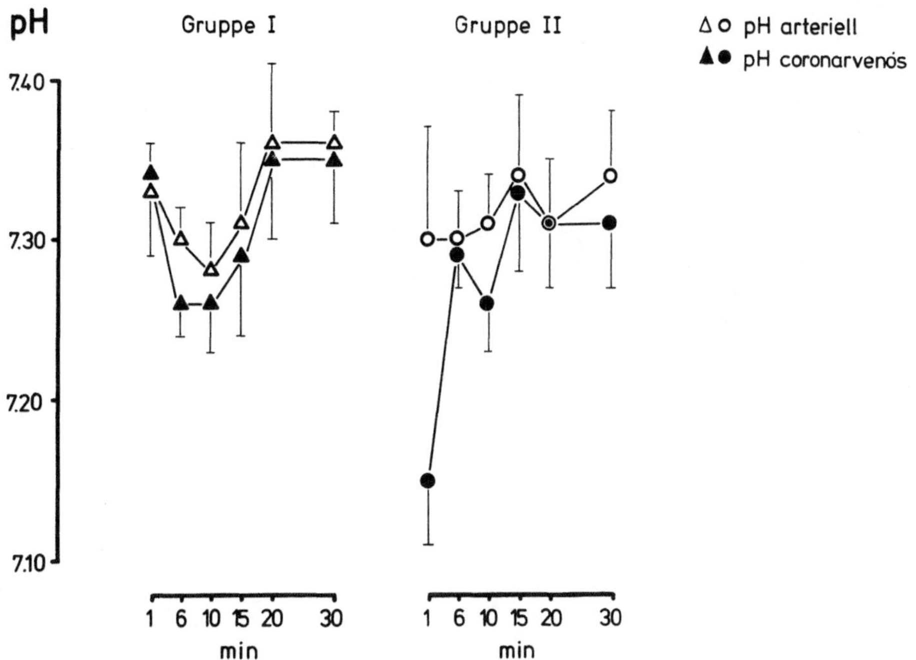

Abb. 1. Mittleres art. und cor.ven. pH (+ SEM) während Reperfusion nach 2-stündiger hypothermer Ischämie und Kardioplegie mit St. Thomas-Hospital-Solution und mit "Eppendorf"-Lösung. Die ausgeprägte a-cv pH-Differenz in Gruppe II 1 min nach Ischämieende ist nach 6 min Reperfusion wieder angeglichen. Offene Symbole = vor, geschlossene Symbole = nach Ischämie und Kardioplegie

EDP ist in beiden Gruppen postischämisch bei einem EDV von 30 ml deutlich erhöht, in Gruppe I von 8 auf 11 mm Hg, in Gruppe II von 8 auf 16 mm Hg.

Stoffwechsel: Der myokardiale O_2-Verbrauch ist beim leerschlagenden und besonders beim belasteten Herzen postischämisch in beiden Gruppen gleich vermindert (Abb. 2).

Die in beiden Gruppen postischämisch verminderte Lactatextraktion zeigt Abb. 3.

Myokarddurchblutung: Zwischen den beiden Gruppen besteht während der Ventrikelfunktionsprüfung vor und nach Ischämie kein wesentlicher Unterschied. Die Herzdurchblutung nimmt vor Kardioplegie bei steigendem EDV zu:

Gruppe I: EDV 0 73 + 10,   EDV 30 111 + 11 ml·100 g^{-1}·min^{-1}
Gruppe II: EDV 0 76 + 18,   EDV 30 116 + 9 ml·100 g^{-1}·min^{-1}
Postischämisch ist die Myokarddurchblutung beim leerschlagenden Herzen bereits erhöht, nimmt aber unter Belastung nicht weiter zu:

Gruppe I: EDV 0 123 + 18, EDV 30 129 + 29 ml·100 g^{-1}·min^{-1}
Gruppe II: EDV 0 104 + 22, EDV 30 111 + 12 ml·100 g^{-1}·min^{-1}

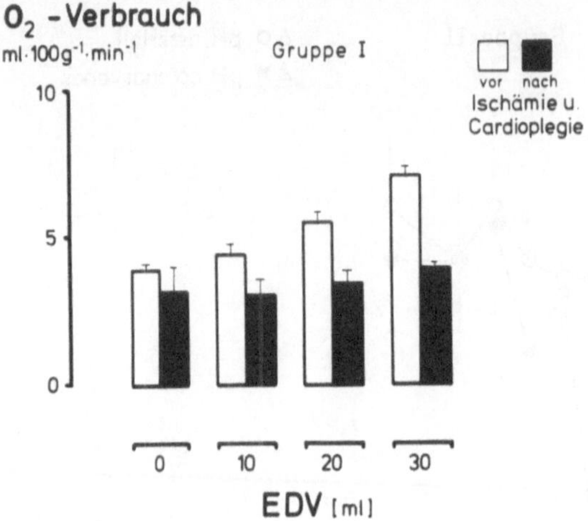

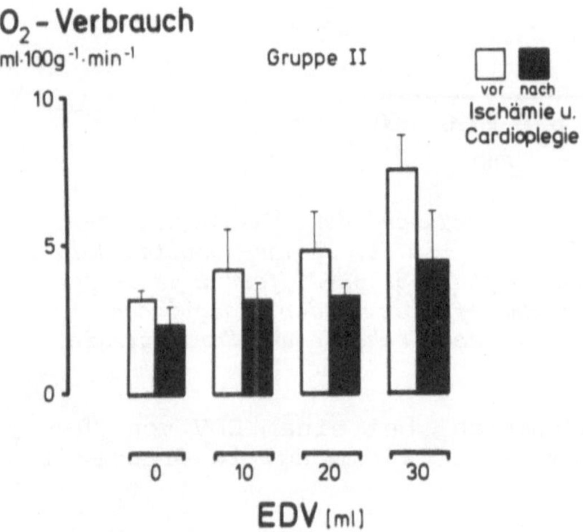

Abb. 2. Mittlerer myokardialer O_2-Verbrauch ($\pm$ SEM) in Abhängigkeit vom Kammervolumen (EDV) vor und nach hypothermer Ischämie und Kardioplegie mit St. Thomas-Hospital-Solution (Gruppe I) und mit "Eppendorf"-Lösung (Gruppe II)

Schlußfolgerungen

Die hohe Viskosität der Eppendorflösung, welche die Perfusionsgeschwindigkeit limitiert, trägt sicher zu dem verzögerten Eintritt des Herzstillstandes bei. Obwohl eine Ischämiegefährdung durch O_2-Aufsättigung der Lösung vermieden wird, wäre ein Ersatz des kolloidosmotischen Trägers (Hydroxyäthylstärke 450) aus praktischen Erwägungen günstiger, weil bei niedrigerer Viscosität ein höheres Perfusionsvolumen mit niedrigerer Temperatur perfundiert werden könnte. Trotz des in unseren Versuchen niedrigeren Perfusionsvolumens schlugen die Herzen sofort nach Reperfusion spontan und extrahierten mehr Lactat als die Herzen der Gruppe I. Die initiale coronarvenöse Acidose muß daher wohl auf die myokardiale

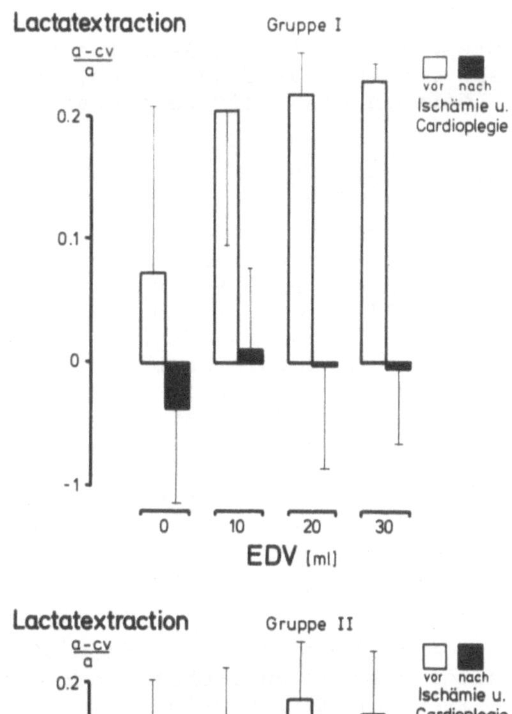

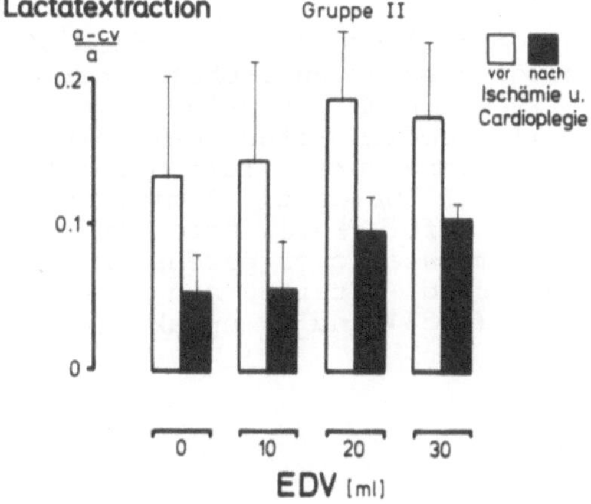

Abb. 3. Mittlere myokardiale Lactatextraktion (± SEM) in Abhängigkeit vom Kammervolumen (EDV) vor und nach 120 min hypothermer Ischämie und Kardioplegie mit St. Thomas-Hospital-Solution (Gruppe I) und mit "Eppendorf"-Lösung (Gruppe II)

Anhäufung von CO_2 zurückgeführt werden, das aus biologischer Oxydation (intermittierendes O_2-Angebot durch die kardioplegische Lösung) und aus Decarboxylierungsvorgängen stammen könnte.

Bei der "St. Thomas Lösung" beansprucht die Auswaschung des interstitiellen Kaliums, das wohl aus der Lösung stammte, nicht weniger als 10 min, was wegen des hohen Perfusionsvolumens schwer zu erklären ist. Der Zeitbedarf für eine normale Repolarisation der Membran was entsprechend lang, weshalb wohl die Herzen der Gruppe I nach Reperfusion mehrheitlich primär geflimmert haben.

Trotz der genannten Unterschiede verhielten sich die Herzen beider Gruppen nach 30 min Reperfusion bezüglich Funktion, Stoffwechsel und Durchblutung gleich, so daß man beide kardioplegische Lösungen als gleichwertig ansehen muß.

Zusammenfassung

Zur Myokardprotektion während einer 2-stündigen Ischämie wurden bei 8 Hunden 2 verschiedene kardioplegische Lösungen verwendet. Gruppe I erhielt eine kaliumreiche Lösung (St. Thomas Hospital) und Gruppe II eine Natriumentzugslösung mit hohem kolloidosmotischem Druck (Eppendorf-Lösung). Mit Ausnahme einer in Gruppe I verlängerten myokardialen K^+-Auswaschzeit (10 min), die vermutlich das Kammerflimmern in der frühen Reperfusionsphase dieser Herzen erklärt, wurden während der Reperfusion keine wesentlichen metabolischen oder Durchblutungsunterschiede zwischen beiden Gruppen beobachtet. Nach 30 min Reperfusion waren postischämische LV-Funktion (-43%) und O_2-Aufnahme (-43%) beider Gruppen etwa gleich vermindert.

Summary

The myocardial protective effect of two cardioplegic solutions was studied after an ischemic period of 2 h in eight dogs. Group I received a high potassium solution (St. Thomas Hospital) and group II a sodium withdrawal solution with high colloid osmotic pressure (Eppendorf solution). With the exception of a prolonged myocardial K^+ washout (10 min) in group I, which was presumably responsible for fibrillation in the early reperfusion period, no major metabolic or perfusion differences between the two groups were observed. After 30 min of reperfusion, postischemic LV function (-43%) and O_2 uptake (-43%) were equally reduced in both groups.

Literatur

1. BRETSCHNEIDER, H.J.: Überlebenszeit und Wiederbelebungszeit des Herzens bei Normo- und Hypothermie. Verh. dtsch. Ges. Kreisl.-Forsch. 30, 11 (1964)
2. MITTMANN, U., BACA, I., FEY, K., SAGGAU, W.W., STADLER, R., STIEGLITZ, H.G., STORCH, H.: Regional myocardial blood flow after hypothermic arrest and cardioplegia. Thorac. cardiovasc. Surgeon 27, 98-103 (1979)
3. WEIDMANN, S.: Elektrophysiologie der Herzmuskelfaser. Sammlung innere Medizin und ihre Grenzgebiete Bd. 9. Bern-Stuttgart 1956

P. Klooker, Abteilung für Experimentelle Chirurgie der Chirurgischen Universitätsklinik, Im Neuenheimer Feld 347, D-6900 Heidelberg

60. Der Effekt eines angepaßten Blut-pH-Wertes in tiefer Hypothermie und nach Kreislaufstillstand

Effect of pH Adjustment in Deep Hypothermia and Circulatory Arrest

H. Becker. J. Vinten-Johansen, J. V. Maloney, Jr. und G. D. Buckberg

Chirurgische Universitätsklinik Heidelberg (Direktor: Prof.Dr. Dr.h.c. F. Linder) und Department of Surgery, University of California, Los Angeles (Dr. J.V. Maloney, Jr.)

Bei Operationen in tiefer Hypothermie und während Kreislaufstillstandes wird im allgemeinen der pH-Wert des Blutes in der Kühlungsphase und bei Wiedererwärmung konstant bei 7.4 (gemessen bei $37^{O}C$) gehalten. Diese Fixierung des pH-Wertes steht im Widerspruch zu Beispielen aus der Natur, wo poikilotherme Tiere mit Herabsetzung der Körpertemperatur den pH-Wert des Blutes zur alkalischen Seite verschieben und sich so folgenlos tiefen Temperaturen anpassen (1).

Die vorliegende Studie prüft die Hypothese, daß die Fixierung des Blut pH-Wertes bei 7.4 während Hypothermie zu Schäden führt, die für die nicht vollständige Wiedererlangung von Organfunktionen nach Operationen in tiefer Unterkühlung und nach Kreislaufstillstand verantwortlich sind.

Methodik

14 Hunde (Alter 4 - 12 Wochen) wurden mittels Oberflächenkühlung auf $22^{O}C$ rectale Temperatur und mit extrakorporalem Kreislauf auf $16^{O}C$ gekühlt. Während 60-minütigem Kreislaufstillstand wurden alle Herzen mit der gleichen Blutcardioplegie-Lösung geschützt (2). Bei 7 Hunden wurde der pH-Wert des Blutes während Kühlung und Wiedererwärmung konstant bei 7.4 gehalten. Bei 7 weiteren Hunden wurde der pH-Wert folgend dem Beispiel poikilothermer Tiere von pH 7.4 bei $37^{O}C$ über pH 7.7 bei $22^{O}C$ auf pH 7.95 bei $16^{O}C$, prinzipiell durch Herabsetzung des pCO_2-Wertes, der Temperatur angepaßt. Bei Wiedererwärmung wurde in umgekehrter Weise verfahren.

Herzminutenvolumen (HZV), Blutdruck und Temperatur (rectal, ösophageal, Gehirn) wurden fortlaufend registriert. Die Organdurchblutung (Microspheres), Sauerstoffaufnahme des Körpers sowie Lactat-Stoffwechsel des Körpers wurden unter Kontrollbedingungen

(37°C) sowie bei 32°C, 27°C, 22°C und 17°C gemessen. 30 min nach Wiedererwärmung wurde die Herzfunktion (SARNOFF) gemessen.

Ergebnisse

Während der Oberflächenkühlung auf 22°C mit Blut-pH 7.4 fiel das Herzminutenvolumen um 60% und der systolische Blutdruck um 45%. Die Anpassung des pH-Wertes mit 7.80 bei 22°C gewährleistete ein höheres HZV (64±4 gegen 41±3 ml/kg/min; p < 0,05), sowie einen höheren systolischen Blutdruck (70±4 gegen 57±5 mm Hg; p < 0,05). Die Sauerstoffaufnahme des Körpers gemessen bei 22°C mit angepaßtem pH-Wert war mit 3,3±0,3 ml/kg/min signifikant höher als bei pH-Wert 7.4 (1,2±0,4 ml/kg/min; p < 0,05). Im Gegensatz zu der Gruppe mit pH-Wert 7.4 zeigte die Gruppe mit angepaßtem pH-Wert keine Lactat-Produktion (12±4 % Extraktion gegen 11±5 % Produktion bei pH-Wert 7.4; p < 0,05). Durch die Anpassung des pH-Wertes an die Temperatur sank der pCO_2-Wert von 37±5 mm Hg bei 37°C auf 11,4 mm Hg bei 22°C. Trotz dieser niedrigen pCO_2-Werte bei 22°C war der totale Gehirnblutfluß mit 27±3 ml/100 g/min doppelt so hoch wie in der Gruppe mit pH 7.4 und hohen pCO_2-Werten (13±2 ml/100 g/min; p < 0,05).

Trotz optimaler Myocardprotektion mit Blutkardioplegie während des Kreislaufstillstandes war die Herzfunktion 30 min nach Wiedererwärmung in der Gruppe behandelt mit pH 7.4 um 50% reduziert aber normal bei Tieren, die mit angepaßtem pH-Wert während Kühlung und Wiedererwärmung behandelt wurden (Schlagarbeit-Index 0,62± 0,1 gegen 1,27±0,12 bei 20 mm Hg LAP, p < 0,05) (Abb. 1, Tabelle 1).

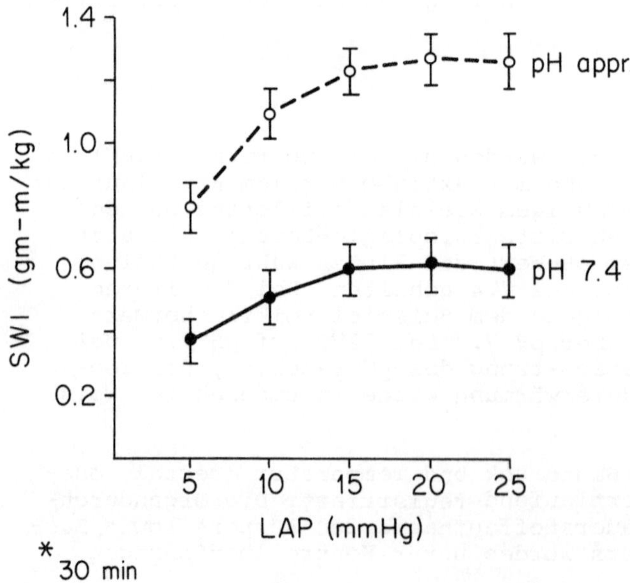

Abb. 1. Herzfunktionskurven (SARNOFF) nach 60 min Kreislaufstillstand. pH appr. = angepaßter pH-Wert; SWI = Stroke Work Index; LAP = Druck linker Vorhof

Tabelle 1. Blut-Gas-Analysen und hämodynamische Veränderungen während Oberflächenkühlung

		$37^{o}C^{a}$	$32^{o}C^{a}$	$27^{o}C^{a}$	$22^{o}C^{a}$	$17^{o}C^{a}$
pH	7.4	7.40 ± 0.05	7.39 ± 0.04	7.41 ± 0.04	7.41 ± 0.04	7.39 ± 0.05
	angepaßt	7.42 ± 0.05	7.58 ± 0.06^{b}	7.69 ± 0.07^{b}	7.80 ± 0.07^{b}	7.85 ± 0.06^{b}
pCO_2 (mm Hg)	7.4	40 ± 5	42 ± 5	45 ± 4	38 ± 4	39 ± 4
	angepaßt	37 ± 5	20 ± 3^{b}	14 ± 3^{b}	11 ± 4^{b}	10 ± 4^{b}
HcT (%)	7.4	33 ± 3	28 ± 3	24 ± 2	23 ± 2	22 ± 2
	angepaßt	35 ± 3	26 ± 3	23 ± 2	21 ± 3	20 ± 3
Herzfrequenz/min	7.4	155 ± 8	96 ± 7	60 ± 5	30 ± 7	–
	angepaßt	160 ± 9	120 ± 8	86 ± 7^{b}	44 ± 6	–
Blutdruck (mm Hg)	7.4	102 ± 6	70 ± 5	60 ± 5	57 ± 5	–
	angepaßt	107 ± 5	86 ± 4	76 ± 4^{b}	70 ± 4^{b}	–
HZV	7.4	102 ± 7	80 ± 7	63 ± 3	41 ± 3	–
(ml/kg/min)	angepaßt	110 ± 8	105 ± 6^{b}	96 ± 4^{b}	64 ± 4^{b}	–

Mittelwerte $\pm$ SEM.
[a] rectale Temperatur; [b] $p < 0.05$ von pH 7.4.

293

Zusammenfassung

14 Hunde wurden durch Oberflächenkühlung auf 22°C und mit extracorporaler Zirkulation auf 16°C gekühlt. Nach 60 min Kreislaufstillstand (intermittierende Blutcardioplegie) wurde auf 37°C
wiedererwärmt (EKK). Bei 7 Hunden wurde dem klinischen Beispiel
folgend der pH-Wert des Blutes konstant bei 7.4 gehalten. Bei
weiteren 7 Hunden wurde dem Beispiel poikilothermer Tiere gefolgt
und der pH-Wert des Blutes der Temperatur angepaßt (pH 7.95 bei
16°C). Die Anpassung des pH-Wertes an die Körpertemperatur gewährleistet einen besseren Verlauf der Kühlungsphase mit höherem
HZV, besserem systolischen Blutdruck und verbesserter Sauerstoffaufnahme des Gewebes ohne Lactat-Produktion.

Anpassung des pH-Wertes durch Erniedrigung des pCO_2-Wertes bewirkt
eine Verdopplung der Gehirndurchblutung. Die Herzfunktion (SAR-
NOFF) nach Wiedererwärmung ist bei pH 7.4 um 50% reduziert, aber
normal bei angepaßten pH-Werten.

Summary

In 14 puppies, body temperature was lowered to 22°C with surface
hypothermia, then to 16°C with extracorporeal circulation. During
60 min of circulatory arrest all hearts were protected with the
same multidose blood cardioplegic solution. In seven dogs pH was
kept at 7.4 and in seven others pH was varied as in poikilotherms
(i.e. 7.95 at 16°C) principally by adjusting pCO_2 during cooling
and rewarming. Appropriate pH adjustment allowed higher cardiac
output with normal systemic lactate metabolism. Raising pH by
lowering pCO_2 to 10 mm Hg allowed twice as much cerebral blood
flow. Postischemic myocardial performance was depressed by 50% by
retaining pH 7.4 and was normal when pH was varied appropriately.
These findings have major implications for the routine management
of hypothermia during cardiac operations.

Literatur

1. HOWELL, B.J., BAUMGARDNER, F.W., BONDIK, K., RAHN, H.: Acid-
   base balance in cold-blooded vertebrates as a function of body
   temperature. Amer. J. Phys. <u>218</u>, 2, 600 (1970)
2. LAZAR, H.L., BUCKBERG, G.D., MANGANARO, A.J., FOGLIA, R.P.,
   BECKER, H., MULDER, D.G., MALONEY, J.V., Jr.: Reversal of
   ischemic damage with secondary blood cardioplegia. J. Thorac.
   Cardiovasc. Surg. <u>78</u>, 688-698 (1979)

Dr. H. Becker, Klinikum der Universität Heidelberg, Chirurgische
Klinik, Im Neuenheimer Feld 110, D-6900 Heidelberg

61. Steuerung des linken Vorhofdruckes zur Optimierung der linken Ventrikelfunktion nach extrakorporaler Zirkulation

Influence of Left Atrial Pressure on Left Ventricular Function After Extracorporeal Circulation

W. Seybold-Epting[1], Ch. Huth[1], K. van Deyk[2], E. Voigt[2] und H.-E. Hoffmeister[1]

[1] Abteilung für Thorax-, Herz- und Gefäßchirurgie
[2] Institut für Anästhesiologie, Chirurgische Universitätsklinik Tübingen

Nach extracorporaler Zirkulation (EKZ) sind häufig erhöhte links-ventriculäre Füllungsdrucke zur Aufrechterhaltung einer ausreichenden Ventrikelfunktion notwendig (1). Muß der linke Vorhof-druck (LAP) unphysiologisch hoch über 20 mm Hg gesteigert werden, ohne daß ein systemischer Mitteldruck von 70 mm Hg und ein Herz-zeit-Volumen (HZV) von mindestens 2 l/min erzielt werden kann, spricht man allgemein vom myokardial bedingten "low cardiac out-put" Syndrom (2, 3). Diese Definition setzt voraus, daß auch der infolge des vorbestehenden Vitiums und des intraoperativ induzier-ten Herzstillstandes geschädigte linke Ventrikel dem Frank-Star-ling Gesetz gehorcht. Ziel dieser Untersuchung war es daher zu überprüfen, inwieweit die linksventriculäre Funktion nach aorto-coronarem Bypass, Mitral- (MKE) und Aortenklappenersatz (AKE) durch Einstellung des LAP gesteigert und optimiert werden kann.

Methodik

A. Krankengut: Die hämodynamischen Messungen erfolgten in 3 Pa-tientengruppen.
Gruppe I: Zu dieser Gruppe gehörten 10 Patienten im Alter von 52.5 + 6 Jahren mit coronarer Herzerkrankung im funktionellen Stadium II. Die ventriculographisch bestimmte Ejektionsfraktion lag bei allen Patienten im Bereich der Norm (EF = 61 + 8%). Pro Patient wurden 2.2 + 0.9 aortocoronare Transplantate operiert. Die Aortenabklemmzeit betrug 23 + 9 min.

Gruppe II: Diese Gruppe zählte 7 Patienten mit kombiniertem Mi-tralvitium und 2 mit reiner Mitralinsuffizienz im Alter von 46.8 + 5.7 Jahren. 7 Patienten befanden sich im klinischen Stadium III und 2 im Stadium IV (NYHA). Bei allen Patienten erfolgte der MKE mit einer Hancock Bioprothese. Die Ischämiezeit betrug 29 + 6 min.

Gruppe III: In dieser Gruppe wurden 11 Patienten im Alter von
50.9 $\pm$ 10 Jahren untersucht. 8 Patienten wiesen eine reine Aor-
tenstenose und 3 ein kombiniertes Aortenvitium auf. Bei 3 Patienten bestand zusätzlich ein kombiniertes Mitralvitium. 8 Patienten
befanden sich im klinischen Stadium III und 3 im Stadium IV. 8
Patienten wurden einem Aortenklappenersatz mit einer Bioprothese
und 3 einem Doppelklappenersatz unterzogen. Die Ischämiezeit betrug 41 $\pm$ 10 min.

Alle Eingriffe erfolgten in modifizierter Neuroleptanalgesie mit
Valium-Fentanyl-Pancuronium unter Beatmung mit $N_2O : O_2 = 60\%$:
40%. Zum Myokardschutz wurde die Injektionskardioplegie nach
Kirsch kombiniert mit allgemeiner Körperhypothermie von 25°C Öso-
phagustemperatur eingesetzt.

B. Hämodynamische Messungen: Nach Beendigung der EKZ wurde mit der
Herz-Lungen-Maschine Blut retransfundiert, bis die jeweiligen LAP
= 10, 15, 20, 25 und 30 erzielt waren. Im steady state wurden
folgende Messungen vorgenommen: LAP, ZVD, Frequenz, art. Blutdruck, Pulmonalarteriendruck, HZV (Thermodilution). Simultan
wurden Blutproben aus Aorta und Coronarsinus zur Bestimmung der
myokardialen Lactatextraktion entnommen. Folgende Werte wurden
aus den hämodynamischen Daten errechnet: Herzindex (HI), Schlagindex (SVI), systemischer Gesamtwiderstand (TSR), Schlagarbeit-
Index des linken Ventrikels (LVSWI).

Ergebnisse

Die errechneten Mittelwerte von HI, SVI, TSR, LVSWI und Lactatextraktion sind Tabelle 1, 2 und 3 zu entnehmen.

Gruppe I: Coronarpatienten: Die signifikante Zunahme des HI bei
annähernd konstanter Pulsfrequenz und arteriellem Mitteldruck
wurde durch Steigerung des SVI um 51% und Zunahme des LVSWI um
49% erzielt. Die myokardiale Lactatextraktion nahm mit zunehmendem Füllungsdruck ab.

Gruppe II: Mitralvitien: Die Erhöhung des Füllungsdruckes über
15 mm Hg führte zu keiner signifikanten Steigerung von SVI, LVSWI
und HI. Die Lactatextraktion blieb in allen Phasen positiv.

Gruppe II: Aortenvitien: SVI, LVSWI und HI erreichten ihre durch-
schnittlichen Maxima bei LAP = 20 mm Hg. Weitere Erhöhung des
Füllungsdruckes führte zu Plateaubildung der linksventriculären
Funktionskurven mit Anstieg des peripheren Gesamtwiderstandes.
Die Lactatextraktion war bei LAP = 20 mm Hg am günstigsten.

Schlußfolgerung

Bei den Coronarpatienten mit ventrikulographisch normaler Ventrikelfunktion kann nach EKZ eine annähernd lineare Zunahme des SVI
und HI durch Erhöhung des Füllungsdruckes erzielt werden. Diese
Möglichkeit der Kreislaufsteuerung ist beim fortgeschrittenen
Mitral- und Aortenvitium erheblich eingeschränkt. Eine Steigerung des Füllungsdruckes über 15 - 20 mm Hg führt bei diesen Vi-

Tabelle 1. Hämodynamische Änderungen in Abhängigkeit vom links-ventriculären Füllungsdruck nach aortocoronarem Bypass

		vor	nach EKZ				
LAP	$\bar{x}$	8^b	10^a	15^b	20^b	24^c	
(mm Hg)	± SD	0.6	0.6	0.3	0.4	1.5	
HR	$\bar{x}$	77	94	93	91	92	
(min^{-1})	± SD	27	14	13	12	9	
$\bar{P}$ art.	$\bar{x}$	97	95	91	100	95	
(mm Hg)	± SD	11	19	15	14	22	
HI	$\bar{x}$	2.67	2.82^+	3.23	3.89	4.30^+	$^+p < 0.05$
$(1 \times min^{-1} \times cm^{-2})$	± SD	0.49	0.62	0.82	0.57	0.44	
TSR	$\bar{x}$	1450	1236^+	1205	999	731^+	$^+p < 0.01$
$(dyn \times sec \times cm^{-5})$	± SD	499	343	750	340	300	
SVI	$\bar{x}$	37.3	31.0^+	36.0	43.0	46.8^+	$^+p < 0.001$
$(ml \times m^{-2})$	± SD	10.3	9.9	10.6	6.2	1.0	
LVSWI	$\bar{x}$	49	40^+	45	59	60^+	$^+p < 0.05$
$(m \times g \times m^{-2})$	± SD	12	16	13	9	14	
Lactatextraktion	$\bar{x}$	-12.0	9.4	5.2	2.6	-1.6	
(%)	± SD	31.4	17.0	7.5	11.8	4.9	

[a] n = 7; [b] n = 9; [c] n = 6. LAP = linker Vorhofdruck, HR = Herzfrequenz, $\bar{P}_{art.}$ = art. Mitteldruck, HI = Herzindex, TSR = peripherer Gesamtwiderstand, SVI = Schlagindex, LVSWI = Schlagarbeitindex des linken Ventrikels.

Tabelle 2. Hämodynamische Änderungen in Abhängigkeit vom linken Vorhofdruck beim Mitralvitium nach EKZ

		vor	nach EKZ			
LAP	$\bar{x}$	16^a	15^a	19^a	24^a	30^b
(mm Hg)	± SD	5	0.3	0.7	1.1	2
HR	$\bar{x}$	90	94	94	100	98
(min^{-1})	± SD	11	27	20	23	10
$\bar{P}_{art.}$	$\bar{x}$	78	79	83	86	94
(mm Hg)	± SD	15	10	15	14	13
HI	$\bar{x}$	2.05	2.26	2.39	2.32	2.13
$(1 \times min^{-1} \times m^{-2})$	± SD	0.28	0.62	0.45	0.44	0.24
TSR	$\bar{x}$	1729	1624	1462	1505	1701
$(dyn \times sec \times cm^{-5})$	± SD	590	467	234	379	276
SVI	$\bar{x}$	20.1	23.6	25.9	25.2	22.8
$(ml \times m^{-2})$	± SD	5.9	6.4	4.9	6.2	1.3
LVSWI	$\bar{x}$	20	25	29	28	32
$(m \times g \times m^{-2})$	± SD	3	10	10	11	3
Lactatextraktion	$\bar{x}$	11.9	1.3	10.5	10.9	9.4
(%)	± SD	11.8	5.9	9.0	7.0	7.1

[a] n = 9; [b] n = 3.

Tabelle 3. Hämodynamische Änderungen in Abhängigkeit vom linken Vorhofdruck beim Aortenvitium nach EKZ

		vor	nach EKZ			
LAP	$\bar{x}$	22^a	14^a	20^a	24^a	30^b
(mm Hg)	+ SD	9	1	0.4	1.5	1
HR	$\bar{x}$	83	85	90	90	87
(min^{-1})	+ SD	21	13	14	10	5
$\bar{P}_{art.}$	$\bar{x}$	83	73	81	83	80
(mm Hg)	+ SD	22	16	15	16	13
HI	$\bar{x}$	2.70	2.25	2.49	2.45	2.11
$(1 \times \text{min}^{-1} \times \text{m}^{-2})$	+ SD	0.67	0.53	0.55	0.53	0.52
TSR	$\bar{x}$	1056	1175	1177	1115	1444
$(\text{dyn} \times \text{sec} \times \text{cm}^{-5})$	+ SD	282	353	227	404	68
SVI	$\bar{x}$	37.3	26.5	28.7	28.0	24.3
$(\text{ml} \times \text{m}^{-2})$	+ SD	5.9	5.3	4.1	5.7	6.8
LVSWI	$\bar{x}$	40	28	35	35	27
$(\text{m} \times \text{g} \times \text{m}^{-2})$	+ SD	12	7	8	9	8
Lactatextraktion	$\bar{x}$	-3.6	-5.8	2.7	0.3	-12.3
(%)	+ SD	10.0	6.8	7.2	6.4	10.6

[a] n = 11; [b] n = 3.

tien zu keiner signifikanten Zunahme des HI, da der SVI nicht mehr wesentlich zunimmt (Abb. 1). Zur Verbesserung der Hämodynamik empfiehlt sich nach unseren Ergebnissen vor allem die Reduktion der Nachlast (Senkung des peripheren Widerstandes (4).

Zusammenfassung

Nach EKZ wurden bei 10 Patienten mit coronarer Herzerkrankung, 9 Patienten mit fortgeschrittenem Mitral- und 11 Patienten mit Aortenvitium linksventriculäre Funktionskurven in Abhängigkeit vom Füllungsdruck angefertigt. Erhöhung des Füllungsdruckes führte bei den Coronarpatienten zur annähernd linearen Zunahme von HI und SVI bis LAP = 25 mm Hg. Bei den Aorten- und Mitralvitien war oberhalb LAP = 15 mm Hg keine signifikante Steigerung des SVI und HI nachzuweisen. Offenbar ist bei diesen Vitien die Steuerbarkeit der linksventriculären Funktion durch den Füllungsdruck erheblich eingeschränkt.

Summary

In 10 patients with coronary heart disease, in 9 with advanced mitral and in 11 with aortic valve disease left ventricular function curves were constructed by volume loading immediately after cardiopulmonary bypass. After aortocoronary bypass surgery an approximately linear correlation between both cardiac index and stroke volume index and left ventricular filling pressure was demonstrated. After aortic and mitral valve replacement increase

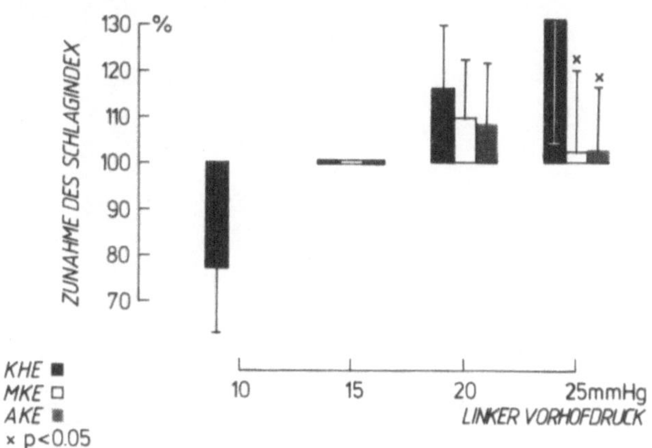

Abb. 1. Zunahme des Schlagindex in %, bezogen auf den jeweiligen Schlagindex bei LAP = 15 mm Hg (= 100 %). Im Gegensatz zum Mitral- und Aortenvitium kann bei coronarer Herzerkrankung mit ventrikulographisch normaler Auswurffraktion der Schlagindex signifikant gesteigert werden (p < 0.05)

in left ventricular filling pressure above 15 mm Hg failed to result in significant increase in CI and SVI. Apparently, volume loading has limited effects in regulating left ventricular function in advanced aortic and mitral valve disease.

Literatur

1. WEISEL, R.D., LIPTON, I.H., LYALL, R.N., BAIRD, R.J.: Cardiac metabolism and performance following cold potassium cardioplegia. Circulation 58 (Suppl. 1), I-217 (1978)
2. BREGMAN, D., PARODI, E.N., EDIE, R.N., BOWMAN, F.O., Jr., REEMTSMA, K., MALM, J.R.: Intraoperative unidirectional intra-aortic balloon pumping in the management of left ventricular power failure. J. Thorac. Cardiovasc. Surg. 70, 1010 (1975)
3. DIETZMAN, R.H., ERSEK, R.A., LILLEHEI, C.W., CASTANEDA, A.R., LILLEHEI, R.C.: Low output syndrome. J. Thorac. Cardiovasc. Surg. 57, 138 (1969)
4. MASON, D.T.: Afterload reduction and cardiac performance. Amer. J. Med. 65, 106 (1978)

Priv. Doz. Dr. W. Seyboldt-Epting, Abteilung für Thorax-, Herz- und Gefäßchirurgie der Chirurgischen Universitätsklinik, Calwer Straße 7, D-7400 Tübingen

62. Hämodynamik und myokardialer Sauerstoffverbrauch bei Narkoseeinleitung

Hemodynamics and Myocardial O_2 Consumption at Induction of Anesthesia

N. Franke,[1] P. Schmucker,[1] K. van Ackern,[1] E. Martin[1] und E. Kreuzer[3]

[1] Institut für Anästhesiologie der Ludwig-Maximilians-Universität
München (Direktor: Prof. Dr. K. Peter)
[2] Herzchirurgische Klinik der Ludwig-Maximilians-Universität
München (Direktor: Prof. Dr. W. Klinner)

Einleitung

Die Narkoseeinleitung ist eine instabile Phase im Anästhesieverlauf. Dabei auftretende Verschlechterungen der Hämodynamik können den intra- und postoperativen Krankheitsverlauf wesentlich beeinflußen. Etwa 15% der perioperativen Todesfälle treten in dieser Periode auf (<u>3</u>).

Patienten und Methodik

Es wurden zwei Gruppen von Patienten vor herzchirurgischen Eingriffen untersucht:

Gruppe I: 10 Patienten (Alter 53 + 9 Jahre) mit coronarer Herzkrankheit. Die Auswurffraktion (AF) betrug bei der präoperativen Herzkatheteruntersuchung mehr als 60%.

Gruppe II: 8 Patienten mit einer coronaren Herzkrankheit, einer AF von < 35% oder Herzklappenfehlern. Die linksventriculäre Funktion war schlecht.

Messungen

Vor der Operation wurde bei allen Patienten im Wachzustand in Lokalanästhesie durch eine V. jugularis interna ein 4-lumiger Swan-Ganz-Katheter unter Druck- und EKG-Kontrolle in eine A. pulmonalis eingeschwemmt, eine 18 g Teflon-Kanüle in eine A. radialis und durch die linke V. cubitalis ein Thermodilutionskatheter unter Röntgenkontrolle in den Sinus coronarius eingeführt. Die korrekte Lage wurde durch Blutgasanalysen überprüft. Bei 5 Patienten der Gruppe I und bei 4 Patienten der Gruppe II wurde

302

der Swan-Ganz-Katheter und die arterielle Kanüle schon am Abend
vorher gelegt, um die hämodynamischen Veränderungen im Schlaf
messen zu können.

Folgende Parameter wurden gemessen: Herzfrequenz (HR), mittlerer
arterieller Druck (MAP), mittlerer Druck in der A. pulmonalis
(PAP), pulmonal-capillärer Verschlußdruck (PCWP), Druck im rechten Vorhof (RAP), Herzminutenvolumen (CO) und der Fluß im Sinus
coronarius. Es wurde der Sauerstoffgehalt im arteriellen, ge-
mischtvenösen und coronarvenösen Blut bestimmt.

Untersuchung

Vor der Operation erfolgten bei 5 Patienten der Gruppe I und 4
Patienten der Gruppe II hämodynamische Messungen im Schlaf (Meß-
zeitpunkt A). Nach Legen aller Katheter erfolgte vor Narkosebe-
ginn zur Einleitung eine Kontrollmessung (B). Die Narkoseeinleitung erfolgte bei allen Patienten gleichartig mit Diazepam
(0,1 mg/kg Körpergewicht), Fentanyl (0,01 mg/kg Körpergewicht),
Etomidate (0,2 mg/kg Körpergewicht) und Pancuronium (0,1 mg/kg
Körpergewicht). Die Patienten wurden mit reinem Sauerstoff über
eine Maske beatmet. 2 min nach Gabe der Einleitungsmedikamente
wurde eine Messung unter Maskenbeatmung durchgeführt (C), intubiert und maschinell mit Sauerstoff beatmet. 10 min nach Intubation wurde erneut gemessen (D).

Ergebnisse

Die Mittelwerte sind in Tabelle 1 und 2 wiedergegeben.
Patienten der Gruppe I und II unterscheiden sich bei der Messung
im Schlaf (A) und bei der Kontrollmessung vor Narkoseeinleitung
(B) durch den signifikant höheren Herzindex (CI) in Gruppe I
und durch die signifikant höhere arterio-venöse Sauerstoffgehalts-
differenz (AVDO$_2$) in Gruppe II (p < 0,01). Nach Narkoseeinleitung
fällt in Gruppe I der CI um 29% (p < 0,01), der Gesamtsauerstoff-
verbrauch (V̇O$_2$) um 30% (p < 0,01) und der myokardiale Sauerstoffverbrauch (MVO$_2$) um 28% (p < 0,01). Der PCWP fällt um 65% (p <
0,005). Die Intubation läßt den CI, VO$_2$ und MVO$_2$ weiter absinken,
der PCWP steigt wieder auf den Ausgangswert an.

Diskussion

In beiden Gruppen wird durch die Gabe der Einleitungsmedikamente
vor der Intubation das Herzzeitvolumen und der Gesamtkörpersauerstoffverbrauch in gleichem Ausmaß vermindert. Dies entspricht
den Veränderungen, die bei einem Teil der Patienten im Schlaf
erhoben werden konnten. Der Abfall des Herzzeitvolumens ist durch
einen verkleinerten Sauerstoffbedarf des Organismus nach der raschen Schlafinduktion bedingt und eine physiologische Regulation
(1). Die AVDO$_2$ bleibt in beiden Gruppen konstant. Der myokardiale
Sauerstoffverbrauch sinkt bei Patienten der Gruppe I wahrscheinlich durch die systolische und diastolische Entlastung des Herzens ab (2).

Tabelle 1. Hämodynamische Veränderungen in Gruppe I

	HR	MAP	PCWP	CI	SVR	$\dot{V}O_2$	MVO_2	$avDO_2$
	min^{-1}	mm Hg	mm Hg	l/min x m^2	dyn x sec x cm^{-5}	ml/m^2	ml	ml/100 ml
A	56+6	84+7	9+2	2,8+0,4	1190+320	116+20		4,1+0,4
B	63+10	103+17	20+3	4,2+0,6	1070+290	175+33	12,4+1,3	4,4+0,8
C	62+3	82+14[b]	7+3[c]	3,0+0,4[b]	1245+410[a]	121+15[b]	9,2+1,6[b]	4,2+0,6
D	58,5+5	93+8[a]	20+3	2,6+0,2[c]	1324+270[b]	106+12[c]	9,4+2,0[b]	4,2+0,4

[a] $p < 0,05$; [b] $p < 0,01$; [c] $p < 0,005$; C - B, D - B.
HR: Herzfrequenz, MAP: mittlerer arterieller Druck; PCWP: pulmonal-capillärer Verschlußdruck;
CI: Herzindex; SVR: peripherer Gesamtwiderstand; $\dot{V}O_2$: Gesamtkörpersauerstoffverbrauch; MVO_2:
myokardialer Sauerstoffverbrauch; $avDO_2$: arterio-venöse Sauerstoffdifferenz.

Tabelle 2. Hämodynamische Veränderungen in Gruppe II

	HR	MAP	PCWP	CI	SVR	$\dot{V}O_2$	MVO_2	$avDO_2$
A	66+10	70+6	21+4	1,9+0,2	1140+230	129+14		6,9+0,7
B	79+9	72+8	25+4	2,4+0,3	1165+280	165+20	13,3+2,1	6,8+0,8
C	67+7	66+7[a]	27+3	1,8+0,4[c]	1080+310	125+15[b]	12,6+1,5	7,0+0,7
D	72+11	81+11[c]	42+8[c]	0,9+0,2[c]	3040+420[c]	89+11[c]	17,5+3,4[b]	9,9+0,9[c]

[a] $p < 0,05$; [b] $p < 0,01$; [c] $p < 0,005$.
Erläuterungen siehe Tabelle 1.

Die Intubation und Überdruckbeatmung verändert bei den Patienten der Gruppe I die hämodynamischen Werte nicht wesentlich.

Die Hämodynamik der Patienten der Gruppe II verschlechtert sich nach der Intubation deutlich. Das Herz wird massiv insuffizient. Offenbar ist das Myokard dieser Patienten den Belastungen der Intubation und dem Wechsel der intrathorakalen Druckverhältnisse nicht gewachsen.

Zusammenfassung

Die Hämodynamik und der myokardiale Sauerstoffverbrauch im Schlaf bei Narkoseeinleitung wird bei 10 Patienten mit guter Herzfunktion (Gruppe I) und bei 8 Patienten mit schlechter Funktion des linken Ventrikels (Gruppe II) untersucht. Die Narkose wird mit Diazepam (0,1 mg/kg KG), Fentanyl (0,01 mg/kg KG), Etomidate (0,2 mg/kg KG) und Pancuronium (0,1 mg/kg KG) eingeleitet. In beiden Gruppen vermindert sich nach der Einleitung unter Maskenbeatmung der Herzindex (CI) und der Gesamtkörpersauerstoffverbrauch ($\dot{V}O_2$) in exakt gleichem Ausmaß. Nach Intubation sinkt bei Patienten der Gruppe I der CI und der $\dot{V}O_2$ weiter in gleichem Ausmaß, die venöse Ausschöpfung bleibt konstant. Bei Patienten der Gruppe II sinkt nach Intubation der CI auf 0,9 l/min x m^2, die $AVDO_2$ steigt massiv an. Dies ist möglicherweise Folge der raschen Änderung der intrathorakalen Druckverhältnisse.

Summary

The hemodynamics and the myocardial oxygen consumption during sleep and induction of anesthesia was studied in 10 patients with good left heart function (group I) and in 8 patients with bad left function (group II). Anesthesia was induced with diazepam (0.1 mg/kg BW), fentanyl (0.01 mg/kg BW), etomidate (0.2 mg/kg BW), and pancuronium (0.1 mg/kg BW). Four min after induction under ventilation with mask the cardiac index (CI) in both groups and the whole body oxygen consumption ($\dot{V}O_2$) diminished in exact the same degree. After intubation in patients of group I the CI and the $\dot{V}O_2$ decreased further, the arterio-venous oxygen content difference ($avDO_2$) remained constant. In patients of group II the CI decreased to 0.9 l/min x m^2, the $avDO_2$ increased to 9.9 Vol%.

Literatur

1. ASMUSSEN, E., NIELSON, M.: Cardiac output during muscular work and its regulation. Physiol. Rev. <u>35</u>, 778 (1955)
2. BRAUNWALD, E.: Control of myocardial oxygen consumption. Am. J. Cardiol. <u>27</u>, 416 (1971)
3. GOLDSTEIN, A., KEATS, A.S.: The risk of anesthesia. Anesthesiology <u>33</u>, 130 (1970)

Dr. N. Franke, Institut für Anästhesiologie der Ludwig-Maximilians-Universität, Marchioninistraße 15, D-8000 München 70

63. Hämodynamische Veränderungen bei der Operation infrarenaler Bauchaortenaneurysmen

Hemodynamic Response to Surgery of Infrarenal Aortic Aneurysm

P. Schmucker[1], K. van Ackern[1], N. Franke[1], E. Martin und H. M. Becker[2]

[1] Institut für Anästhesiologie der Ludwig-Maximilians-Universität München (Direktor: Prof. Dr. K. Peter)
[2] Chirurgische Klinik der Ludwig-Maximilians-Universität München (Direktor: Prof. Dr. G. Heberer)

Nach Abklemmen der Aorta insbesondere im thorakalen Bereich wurden mehrfach kardiale und pulmonale Komplikationen beschrieben (4). Durch Erhöhung des peripheren Widerstandes steigt die Nachlast des linken Ventrikels und auf Grund dieser vermehrten Belastung der linksventriculäre enddiastolische Druck an. Dies kann unter Umständen zum Lungenödem führen.

Der myokardiale Sauerstoffverbrauch ist eng mit der enddiastolischen Wandspannung des linken Ventrikels korreliert (2). Aus diesem Grund kann ein kritischer Anstieg des linksventriculären Füllungsdruckes und damit der myokardialen Wandspannung eine myokardiale Ischämie besonders bei vorliegender coronarer Herzkrankheit auslösen (1).

Bei Operationen im Bereich der Bauchaorta war vorwiegend die nach Freigabe der abgeklemmten Aorta häufig beobachtete Hypotension Gegenstand des Interesses (5). Erst in neuerer Zeit wurden die hämodynamischen Effekte des Abklemmens der Aorta abdominalis untersucht (3). Ziel der vorliegenden Studie war es, diese hämodynamischen Effekte genau zu erfassen und adäquat zu therapieren.

Patienten und Methodik

Untersucht wurden 11 Patienten mit einem Alter von 66,2 $\pm$ 5,3 Jahren, die zur Operation eines infrarenal gelegenen Bauchaortenaneurysmas kamen. Die Narkose wurde mit Etomidate, Diazepam, Fentanyl und Pancuronium eingeleitet und mit einem 50% N_2O O_2 Gemisch sowie mit wiederholten Fentanylinjektionen fortgeführt. Nach orotrachealer Intubation wurden eine Teflonkanüle in eine Radialarterie, ein Swan-Ganz-Thermodilutionskatheter unter Bildwandlerkontrolle in eine Pulmonalarterie und ein zentralvenöser Katheter in den rechten Vorhof plaziert.

Folgende hämodynamischen Parameter wurden gemessen und registriert: Herzfrequenz (HR), mittlerer arterieller Druck (MAP), mittlerer Druck in der Arteria pulmonalis (PAP), Druck im rechten Vorhof (RAP) und pulmonalcapillärer Verschlußdruck (PCWP). Das Herzzeitvolumen wurde nach der Thermodilutionsmethode bestimmt.

Folgende Parameter wurden aus den gemessenen errechnet: Herzindex (CI), totaler peripherer Widerstand (TPR) und pulmonaler Gefäßwiderstand (PVR).

Vorgehen

Die Blutverluste während der Operation wurden sorgfältig registriert und substituiert. Die genannten Parameter wurden unmittelbar vor Abklemmen der Aorta (1), 5 min nach Abklemmen (2) sowie 20 min nach Beginn einer kontinuierlichen Nitroglycerininfusion (6 µg/kg KG x min), während die Aorta noch abgeklemmt war, erhoben (3).

Ergebnisse

Die wichtigsten Ergebnisse sind in der Tabelle 1 zusammenfassend dargestellt.

Tabelle 1. Herzfrequenz (HR), mittlerer arterieller Druck (MAP), Druck im rechten Vorhof (RAP), pulmonalcapillärer Verschlußdruck (PCWP), Herzindex (CI) und totaler Widerstand (TPR) vor dem infrarenalen Abklemmen der Bauchaorta (1), 5 min nach Abklemmen (2), sowie 20 min nach Beginn einer kontinuierlichen Nitroglycerin-Infusion (6 µg/kg x min) (3)

	HR	MAP	RAP	PCWP	CI	TPR
1	82 ± 9	94 ± 11	8 ± 2	13 ± 5	$2,6\pm0,2$	1470 ± 180
2	85 ± 8	118 ± 8***	9 ± 3	20 ± 4**	$1,9\pm0,2$**	2510 ± 230***
3	81 ± 10	101 ± 6++	6 ± 2	11 ± 2++	$2,3\pm0,25$++	1830 ± 220+++

** bzw ++ : $p < 0,01$; *: Test 1 : 2.
*** bzw +++: $p < 0,001$;+: Test 2 : 3.

Nach Abklemmen der Aorta steigen der arterielle Mitteldruck und der totale periphere Widerstand an. Der Herzindex sinkt um 27% des Ausgangswertes, während der pulmonalcapilläre Verschlußdruck um etwa 50% ansteigt. Beide Parameter erreichen nach Senken des totalen peripheren Widerstandes durch Nitroglycerin nahezu Ausgangswerte. Der Druck im rechten Vorhof und die Herzfrequenz zeigen nur geringe Veränderungen. Der Druck in der Arteria pulmonalis steigt parallel mit dem pulmonalcapillären Verschlußdruck an, ebenso der pulmonale Gefäßwiderstand. Unter Nitroglycerininfusion kehren beide Parameter ebenfalls in den Ausgangsbereich zurück.

Diskussion

Patienten mit operationsbedürftigen Gefäßerkrankungen leiden zu
einem hohen Prozentsatz auch an coronarer Herzerkrankung. Entsprechend sind Narkose und Operation dieser Patienten mit einem
erhöhten Risiko der myokardialen Ischämie und des Myokardinfark-
tes belastet. Infarktereignisse in zeitlicher Verknüpfung mit
der Operation lassen sich häufig mit intraoperativen Blutdruck-
abfällen, aber auch mit Blutdruckanstiegen korrelieren (1).

Wie die dargestellten Ergebnisse zeigen, führt das Abklemmen der
Aorta abdominalis zu einem deutlichen Blutdruckanstieg, der durch
den erhöhten peripheren Widerstand bedingt ist. Die so erhöhte
linksventriculäre Nachbelastung läßt den myokardialen Sauerstoffverbrauch ansteigen (2). Gleichzeitig kommt es auf Grund der vermehrten Druck- und Volumenbelastung des linken Ventrikels zu einem erheblichen Anstieg des pulmonalcapillären Verschlußdruckes
und damit der linksventriculären Wandspannung, was wiederum einen
erhöhten myokardialen Sauerstoffverbrauch nach sich zieht (2).
Herzfrequenz und Druck im rechten Vorhof geben keinen Hinweis
auf diese Veränderungen.

Durch kontinuierliche Nitroglycerin-Infusion lassen sich Vor-
und Nachlast des linken Ventrikels in den Ausgangsbereich redu-
zieren. Dadurch läßt sich die Gefahr des linksventriculären Versagens mit drohendem Lungenödem abwenden. Gleichzeitig sinkt der
myokardiale Sauerstoffverbrauch ab (1, 2).

Die vorliegenden Ergebnisse zeigen, daß bei Abklemmen der Bauchaorta die Registrierung des Druckes im rechten Vorhof zur Überwachung der Füllungsdrucke des Herzens nicht ausreicht. Nur ein
sorgfältiges hämodynamisches Monitoring einschließlich der Überwachung des pulmonalcapillären Verschlußdruckes erlaubt die früh-
zeitige Erkenntnis drohender kardialer Komplikationen und die
Steuerung der Therapie mit einem Vasodilatator wie Nitroglycerin.

Zusammenfassung

Während der Operation von 11 Patienten mit infrarenalen Bauch-
aortenaneurysmen wurden die hämodynamischen Reaktionen nach Abklemmen der Aorta abdominalis gemessen. Der totale periphere Widerstand, der mittlere arterielle Druck und der pulmonalcapilläre
Verschlußdruck stiegen deutlich an, während der Herzindex signifikant abfiel. Herzfrequenz und Druck im rechten Vorhof blieben
weitgehend unverändert. Durch kontinuierliche Nitroglycerin-Infusion konnten peripherer Widerstand, mittlerer arterieller Druck
und pulmonalcapillärer Verschlußdruck in den Bereich der Ausgangswerte gesenkt und der Herzindex deutlich gesteigert werden.
Auf die Bedeutung einer sorgfältigen Überwachung der hämodynamischen Parameter zur Vermeidung drohender kardialer Komplikationen
während des Abklemmens der Bauchaorta wird hingewiesen.

Summary

Hemodynamic changes after aortic cross-clamping were measured
during operation of 11 patients suffering from infrarenal aortic

aneurysm. Systemic vascular resistance, mean arterial pressure
and pulmonary capillary wedge pressure are increased, while
cardiac index is significantly decreased. Heart rate and right
atrial pressure remain nearly unchanged. The elevations in systemic vascular resistance, mean arterial pressure and pulmonary
capillary wedge pressure are reversed by continuous nitroglycerin infusion, cardiac index is increased. It is concluded that
a meticulous hemodynamic monitoring is very important in operations including abdominal aortic cross-clamping in order to
prevent imminent cardiac complications.

Literatur

1. ATTIA, R.R., MURPHY, J.D., SNIDER, M., LAPPAS, D.G., DARLING,
   R.C., LOWENSTEIN, E.: Myocardial ischemia due to infrarenal
   aortic cross-clamping during aortic surgery in patients with
   severe CAD. Circulation 53, 961 (1976)
2. BRAUNWALD, E.: The determinants of myocardial oxygen consumption. Physiologist 12, 65 (1969)
3. MELCCHE, R., PATTECHER, T., AUDET, J., DUFRESNE, O., LePAGE,
   C.: Hemodynamic changes due to clamping of the abdominal aorta.
   Canadian Anaesth. Soc. J. 24, 20 (1977)
4. PERRY, M.O.: The hemodynamics of temporary abdominal aortic
   occlusion. Annals of Surg. 168, (2), 193 (1968)
5. SCHNEIWEISS, R., HADSALL, R., GORDON, H.E.: Prevention of
   hypotension following release of aortic occlusion. Surgery
   60, 628 (1966)

Dr. P. Schmucker, Institut für Anästhesiologie der Ludwig-Maximilians-Universität München im Klinikum Großhadern, Marchioninistraße 15, D-8000 München 70

64. Quantitative Bestimmung von Immunkomplexen und Verhalten einer Lymphocytensubpopulation bei Patienten mit malignen Tumoren

Quantitative Analysis of Immune Complexes and Assessment of Autorosette-Forming Cells in Patients with Malignant Disease

M. Betzler, A. Schiebe und Ch. Herfarth

Aus der Abteilung für Allgemeine Chirurgie (Leiter: Prof. Dr. Ch. Herfarth) des Departments für Chirurgie der Universität Ulm

Fragestellung

Da es Hinweise dafür gibt, daß Immunkomplexe die Tumorabwehr beeinträchtigen, sollte durch die Immunkomplex-Doppelbestimmung mit dem C_{1q}-Bindungstest (C_{1q}-BT) sowie mit dem Raji-Zellradio-immunoassay (Raji-ZRIA) geklärt werden, ob eine Korrelation zwischen dem Nachweis der Immunkomplexe mit diesen beiden Methoden und dem Tumorstadium besteht, und ob das Operationsverfahren (potentiell-kurativ oder palliativ) einen Einfluß auf den Nachweis der Immunkomplexe hat. In einem zweiten Untersuchungsschritt sollten diese gewonnenen Daten unter Verwendung einer neuen Laser-nephelometrischen (LN) Methode an einer größeren Patientenzahl überprüft werden.

Eine Subpupolation der T-Lymphocyten bildet in vitro in Anwesenheit von autologem Serum Rosetten mit autologen Erythrocyten. In einem weiteren Untersuchungsschritt sollte geklärt werden, ob diese Fähigkeit zu einer solchen Autorosettenbildung bei Patienten mit malignen soliden Tumoren im Vergleich zu Patienten mit nicht-malignen Erkrankungen verändert ist, und ob eine Beziehung zum Tumorstadium der Patienten nachweisbar ist.

Material und Methodik

Das Prinzip des C_{1q}-BT beruht auf der Bindung von 125-Jod-C_{1q} an Immunkomplexe und der Präzipitation dieser Komplexe. Bei dem Raji-ZRIA werden komplementbindende Immunkomplexe durch lymphoblastoide Zellen (Raji-Zellen) gebunden und durch 125-Jod-Anti-human-IgG nachgewiesen. Um den Einfluß der Operation zu überprüfen, wurden die Serumproben prä- und 6 - 8 Wochen postoperativ bei den Patienten untersucht. Die LN-Immunkomplexbestimmung wird in 2 Arbeitsschritten - einerseits Präzipitation und Trennung der Serum-Immunkomplexe und andererseits LN-Immunkomplex-Analyse durch spezifische Immun-Präzipitation - vorgenommen (<u>2</u>). Zur Immunkomplexanalyse im Laser-Nephelometer (Fa. Hyland) werden spezifische

Anti-IgG-, IgM- und IgA-Seren (Fa. Hyland) benützt, wobei die
IgG-, IgM und IgA-Konzentrationen in einer mit einem niedrig kon-
zentrierten EDTA/PEG-Gemisch gelösten Resuspension (Immunkomplex-
lösung) gemessen und entsprechend der eigentlichen Serumkonzen-
tration in mg/dl ausgedrückt werden.

Bei der Autorosettentechnik werden mononucleäre Blutzellen aus
dem peripheren Blut durch Ficoll-Isopaque-Dichtezentrifugation
gewonnen und mit autologem Serum inkubiert. Danach werden autologe gewaschene Erythrocyten zugegeben, die Zellsuspension zentrifugiert und das Sediment über Nacht bei $+4^{\circ}C$ inkubiert.

Die Untersuchungen wurden bei 7 bzw. 22 Kontroll-Patienten mit
einem benignen Tumor vorgenommen; bei den Malignom-Patienten wurde zwischen einem potentiell kurablen Tumorstadium sowie einem
fortgeschrittenen Tumorstadium, bei dem lediglich ein palliati-
ves Operationsverfahren vorgenommen wurde, unterschieden. Das
Alter der Kontroll-Patienten lag zwischen 21 und 73 Jahren, jenes
der Carcinom-Patienten zwischen 28 und 76 Jahren. Bei den Malignomen handelte es sich um 12 Mammacarcinome, 2 Fibrosarkome und
36 gastrointestinale Carcinome.

Ergebnisse

Immunkomplexe. Der Raji-ZRIA und der C_{1q}-BT wurden gleichzeitig
bei 13 Tumorpatienten (10 Malignome, 3 Nicht-Malignome) eingesetzt; der C_{1q}-BT, welcher nach den gemachten Erfahrungen prak-
tikabler und reproduzierbarer erschien, wurde bei 13 weiteren Tumorpatienten (9 Malignome, 4 Nicht-Malignome) durchgeführt. Mit
dem C_{1q}-BT waren bei 6 von 7 und mit dem Raji-ZRIA bei 2 von 4
Patienten mit einem fortgeschrittenen Tumorstadium Immunkomplexe
nachweisbar. Mit der Ausnahme eines Patienten waren Immunkomplexe
bei den 7 Nicht-Malignompatienten nicht nachweisbar. Nur bei 1
von 12 operablen Malignompatienten waren Immunkomplexe mit dem
C_{1q}-BT und bei 2 von 6 dieser Patienten mit dem Raji-ZRIA nachweisbar. Bei 3 von 19 Patienten (Nicht-Malignome sowie potentiell
kurativ operierte Malignome) kam es postoperativ zu einem Nachweis von Immunkomplexen; bei den Patienten mit palliativen Operationsverfahren kam es zu keiner postoperativen Änderung des
Immunkomplex-Nachweises.

Durch die LN konnte bei sämtlichen Seren, in denen mit dem C_{1q}-BT
oder mit dem Raji-ZRIA Immunkomplexe nachweisbar waren, ebenfalls
Immunkomplexe bestimmt werden. Aufgrund dieser Ergebnisse wurde
die LN-Immunkomplexbestimmung bei einer weiteren größeren Patientenzahl durchgeführt (Tabelle 1): IgG-spezifische Immunkomplexe
waren bei 5 von 14 Nicht-Malignompatienten, bei 11 von 19 potentiell kurativ operierten Patienten und bei 13 von 18 palliativ
operierten Patienten nachweisbar; bis auf eine Ausnahme konnten
bei sämtlichen der 51 untersuchten Patientenseren IgM-spezifische
Immunkomplexe gefunden werden; bei Malignompatienten war der Anteil der IgA-spezifischen Immunkomplexe etwas höher als bei den
Nicht-Malignompatienten. Bei der quantitativen LN-Immunkomplexbestimmung (Tabelle 1) fand sich ein deutlicher Anstieg der IgM-
und IgA-spezifischen Immunkomplexe bei Malignompatienten und insbesondere bei jenen mit einem fortgeschrittenen Tumorstadium.
Diese stadienabhängige Zunahme konnte bei den IgG-spezifischen
Immunkomplexen nicht beobachtet werden.

Tabelle 1. Quantitative Laser-nephelometrische Immunkomplex(IK)-Bestimmung (mg/dl) im Serum von Malignom- und Nicht-Malignompatienten

	IgG	IgM	IgA
Nicht-Malignom-Pat. (MW $\pm$ SD)	0,8 - 23,7 (17,7 $\pm$ 10,9)	0,9 - 18,8 (6,0 $\pm$ 3,2)	0,3 - 6,3 (2,3 $\pm$ 1,6)
Pot. kurativ oper. Pat. (MW $\pm$ SD)	1,4 - 12,8 (6,9 $\pm$ 4,6)	2,9 - 19,1 (11,6 $\pm$ 5,4)	0,9 - 4,1 (2,4 $\pm$ 1,2)
Palliativ oper. Pat. (MW $\pm$ SD)	6,3 - 39,3 (19,8 $\pm$ 10,0)	6,9 - 30,7 (17,7 $\pm$ 9,3)	0,4 - 6,9 (4,6 $\pm$ 2,1)

Autorosettenbildende Zellen (ARZ) (Tabelle 2). Bei den Kontrollpatienten zeigten 22,7 $\pm$ 5,1 % der isolierten mononucleären Zellen eine autologe Rosettenbildung, welche bei den 23 potentiell kurativ operierten Patienten mit 19,6 $\pm$ 4,9 % vergleichsweise erniedrigt war. Eine signifikant (p < 0,05) herabgesetzte Autorosettenbildung fand sich bei den 27 Patienten mit einem fortgeschrittenen Tumorstadium (12,3 $\pm$ 4,3 %). Während sich nur bei 1 von 22 Kontrollpatienten (4,6 %) und bei 2 der 23 potentiell kurativ operierten Malignompatienten (8,7 %) weniger als 15 % ARZ nachweisen ließen, zeigten 23 der 27 Patienten (85,2 %), bei denen das Operationsverfahren entweder palliativ oder explorativ war, weniger als 15 % ARZ.

Tabelle 2. Autorosettenbildung bei Malignom- und Nicht-Malignompatienten (*p < 0,05)

Patienten	Autorosetten	
	% (MW $\pm$ SD)	$\leq$ 15 %
Kontrollpat. (n = 22)	22,7 $\pm$ 5,1	1/22 (4,6 %)
pot. kurativ (n = 23)	19,6 $\pm$ 4,9	2/23 (8,7 %)
palliativ (n = 27)	12,3 $\pm$ 4,3*	23/27 (85,2 %)

Diskussion

In der vorliegenden Untersuchung konnte eine gute Korrelation für den Nachweis von Immunkomplexen im Serum bei Malignom- und Nicht-Malignompatienten zwischen der Laser-Nephelometrie und 2 herkömmlichen Techniken (C_{1q}-BT und Raji-ZRIA) aufgezeigt werden, wie sie bereits beschrieben wurde (2). Durch diese vereinfachte und nicht radioimmunologische Methode ergeben sich keine Nachteile für die Immunkomplexbestimmung, wenn äquivalente Mengen an IgG, IgM und IgA vorhanden sind. GAUCI et al. (2) konnten durch Säuredissoziationsuntersuchungen des präzipitierten Proteins zeigen, daß es bei optimalen Resuspensionsbedingungen, wie sie

in der Methode beschrieben sind, zu keinen Veränderungen der
Immunkomplexe und der aggregierten Immunglobuline kommt. Inwieweit diskriminierende Immunkomplexspiegel im Serum zwischen Malignomen und Nicht-Malignomen bestehen, wie sie nach diesen bis-
herigen Untersuchungen für die IgM- und IgA-spezifischen Immunkomplexe zu vermuten sind, müssen weitere Untersuchungen an einer größeren Patientenzahl, insbesondere jedoch im Rahmen indivi-
dueller Verlaufskontrollen zeigen. Zur Beurteilung der quantitativen Immunkomplexbestimmung, insbesondere was die normalen Kon-
trollpersonen betrifft, müssen akute oder chronische Entzündungs-
zustände Berücksichtigung finden. Die vorliegenden Ergebnisse
zeigen, daß der Prozentsatz der ARZ bei Patienten mit Malignomen,
insbesondere in einem fortgeschrittenen Stadium, im Vergleich zu
Kontrollpatienten vermindert ist. Diese Befunde sind in Übereinstimmung mit anderen Autoren (1, 3), wobei jedoch das Defizit
der Autorosettenbildung bei Carcinompatienten noch nicht geklärt
ist. Inwieweit sich dieser Test der ARZ als diagnostisches und
prognostisches Hilfsmittel, insbesondere unter Zugrundelegung
eines diskriminierenden Bereichs (Score bei 15 %), eignet, müssen
weitere Untersuchungen, insbesondere Verlaufskontrollen, zeigen.

<u>Zusammenfassung</u>

Zirkulierende Immunkomplexe im Serum von Malignom- und Nicht-
Malignompatienten wurden durch Präzipitation mit einer niedrigen
Konzentration eines EDTA/PEG-Gemisches isoliert und ihre Kompo-
nenten Laser-nephelometrisch durch eine spezifische Immunpräzi-
pitation analysiert; die herkömmlichen Immunkomplex-Nachweisme-
thoden zeigen eine gute Korrelation zu diesem Verfahren, welches
einfach reproduzierbar und geeignet ist,als klinisches Routine-
verfahren Anwendung zu finden. Bei der quantitativen LN-Analyse
fanden sich im Vergleich zu Kontrollpatienten deutlich erhöhte
IgM- und IgA-spezifische Immunkomplexe bei Malignompatienten, vor
allem in fortgeschrittenen Tumorstadien.

Der Prozentsatz der ARZ ist bei Patienten mit Malignomen, insbesondere in einem fortgeschrittenen Tumorstadium, im Vergleich zu
Kontrollpatienten deutlich vermindert.

<u>Summary</u>

Circulating immune complexes were isolated by precipitation with
low concentration EDTA and PEG and their components analysed by
specific immunoprecipitation in a laser nephelometric system; a
good correlation between this method and other classical immune
complex assays could be achieved. This method is simple, repro-
ducible and practicable in the clinical routine. Quantitative
analysis showed markedly increased levels of IgM and IgA specific immune complexes in cancer patients, especially those in an
advanced stage, in comparison with non-malignant control patients.

The percentage of autorosette-forming cells was markedly reduced
in cancer patients, especially in a progressive disease, in comparison with non-malignant control patients.

Literatur

1. CARAUX, J., THIERRY, C., SERROU, B.: Human Autologous Rosettes. II. Prognostic Significance of Variations in Autologous Rosette-Forming Cells in the Peripheral Blood of Cancer Patients. J. Nat. Can. Inst. <u>63</u>, No. 3, September 1979
2. GAUCI, L., URSULE, <u>E</u>., SERROU, B.: A semi-automated system permitting analysis of immune complex components. Persönliche Mitteilung
3. WYBRAN, J., FUDENBERG, H.H.: Thymus derived rosette forming cells in various disease states: Cancer lymphoma, bacterial and viral infection and other diseases. J. Clin. Invest. <u>52</u>, 1026-1030 (1973)

Dr. M. Betzler, Abteilung für Allgemeine Chirurgie, Universität Ulm, Steinhövelstraße 9, D-7900 Ulm/Donau

65. Die prognostische Bedeutung der Östrogenreceptoren beim Mammacarcinom

Prognostic Value of Estrogen Receptors in Breast Cancer

G. Reiner[1] R. Jakesz[1] R. Kolb[1] P. Bettelheim[2] Ch. Bieglmayer[3] und J. Spona[3]

Aus der I. Chirurgischen Universitätsklinik (Vorstand: Prof. Dr. med. A. Fritsch)[1], der I. Medizinischen Universitätsklinik (Vorstand: Prof. Dr. med. E. Deutsch)[2] und der I. Universitätsfrauenklinik (Vorstand: Prof. Dr. med. E. Gitsch)[3] Wien

Einleitung

Als wichtigstes prognostisches Kriterium wird bei Patientinnen mit Mammacarcinom das Vorhandensein von Lymphknotenmetastasen angesehen. Es mehren sich jedoch Literaturberichte, wonach das Vorhandensein von Östrogenreceptoren (E_2R) im Tumorgewebe nicht nur für das Ansprechen auf endokrine Therapieformen von Bedeutung ist, sondern auch eine eigenständige prognostische Bedeutung zu haben scheint (1, 2). Ob der E_2R Gehalt auch die Ansprechrate auf eine cytotoxische Chemotherapie beim metastasierenden Mammacarcinom beeinflußt, erscheint auf Grund kontroverser Ergebnisse unklar (3, 4). Die vorliegende Studie sollte folgende Fragen klären:

1. Besteht eine direkte Beziehung zwischen dem Östrogenreceptorgehalt und dem Auftreten eines Frührezidivs?
2. Beeinflußt der Östrogenreceptorgehalt in Metastasengewebe das Ansprechen auf Chemotherapie?

Krankengut und Methode

Zwischen August 1976 und Juni 1979 wurden an der I. Chirurgischen Universitätsklinik Wien 191 Patientinnen wegen eines operablen Mammacarcinoms curativ behandelt. Bei allen Patientinnen erfolgte eine Radikaloperation mit axillärer Lymphadenektomie. Intraoperativ wurde aus dem Tumor Gewebe zur E_2R-Bestimmung entnommen. Die Bestimmung wurde mit Hilfe der Charcoal Methode durchgeführt. Ein Wert von mehr als 15 fmol/mg Cytosolprotein wurde als E_2R-positiv gewertet. Ein Teil der Patientinnen befindet sich in einem adjuvanten Chemo Immunotherapieprotokoll. Alle Patientinnen wurden in dreimonatigen Abständen untersucht. Der Nachweis der Metastasierung erfolgte durch Biopsie erreichbarer Herde, Lungenröntgen und Leber-, Knochen- und Hirnszintigraphie. Bei 59 Patientinnen

mit metastasierendem Mammacarcinom wurde der Receptorenstatus
vor Beginn der cytotoxischen Chemotherapie erhoben. Die Chemotherapie bestand erstens in einer Kombination von Cyclophosphamid, Methotrexat, Fluorouracil, Vincristin und Prednisolon und
zweitens in Adriamycin und Cyclophosphamid. Eine komplette Re-
mission (CR) wurde definiert als völliges Verschwinden aller meß-
baren Veränderungen oder die Recalcifizierung osteolytischer Herde
über mindestens zwei Monate. Eine mindestens 50 %ige Verkleine-
rung der Veränderungen ohne Auftreten neuer Läsionen wurde als
Teilremission (PR) gewertet.

Ergebnisse

Die Verteilung der Patientinnen mit operablem Mammacarcinom hinsichtlich Östrogenreceptorengehalt im Tumorgewebe, axillären
Lymphknotenmetastasen und Menstruationsstatus erläutert die Tabelle 1. Vergleicht man die Rezidivhäufigkeit unseres gesamten
Patientengutes (n=191) getrennt nach Receptorstatus, so zeigt
sich ein signifikant häufigeres Auftreten von Rezidiven bei den
Patientinnen, bei welchen im Tumorgewebe kein E_2R nachweisbar
war (Abb. 1, Tabelle 2).

Tabelle 1. Charakterisierung des Patientengutes

	n	(%)	E_2R+	(%)	E_2R-	(%)
Krankengut	191		114	(60)	77	(40)
prämenopausal	43	(22)	18	(42)	25	(58)
postmenopausal	148	(78)	96	(65)	52	(35)
Lymphknoten negativ	97	(51)	57	(59)	40	(41)
prämenopausal	22		9	(40)	13	(60)
postmenopausal	75		48	(64)	27	(36)
Lymphknoten positiv	94	(49)	57	(60)	37	(40)
prämenopausal	21		9	(43)	12	(57)
postmenopausal	73		48	(66)	25	(34)

Tabelle 2. Rezidivraten in Abhängigkeit von Rezeptor- und Menstruationsstatus sowie Lymphknotenbefall (life table method, verteilungsfreier Test/k Stichproben/ für zensurierte Daten nach
Breslow)

Rezidive	n	(%)	E_2R+	(%)	E_2R-	(%)	
Gesamt	26/191	(13)	10/114	(8)	16/77	(20)	p<0,05
Lymphknoten negativ	11/97	(11)	4/57	(7)	7/40	(18)	
Lymphknoten positiv	15/94	(16)	6/57	(10)	9/37	(24)	p=0,07
prämenopausal	6/43		1/18		5/25		p=n.s.
Lymphknoten neg.	3/22		0/9		3/13		
Lymphknoten pos.	3/21		1/9		2/12		p=n.s.
postmenopausal	20/148	(13)	9/96	(9)	11/52	(21)	p=0,08
Lymphknoten neg.	8/75	(10)	4/48	(8)	4/27	(15)	
Lymphknoten pos.	12/73	(16)	5/48	(10)	7/25	(28)	p<0,05

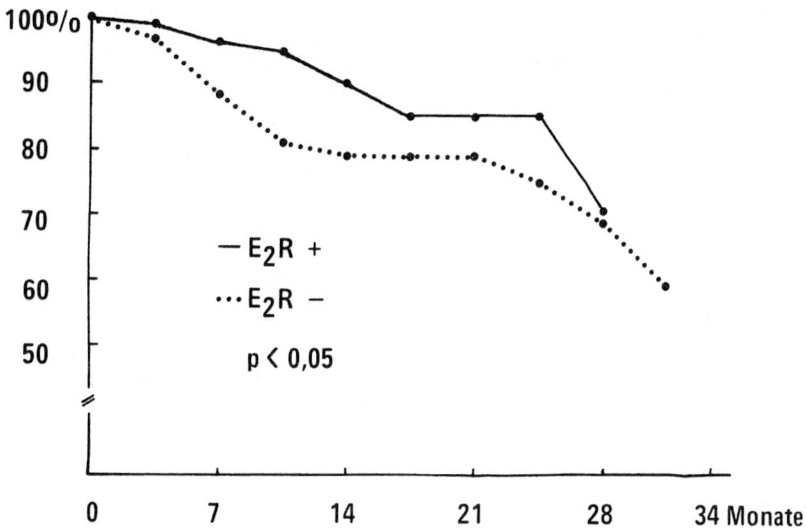

Abb. 1. Auftreten der Rezidive bei E$_2$R+ und E$_2$R− Patientinnen

Bei weiterer Auftrennung nach Menstruationsstatus und Vorhandensein von axillären Lymphknotenmetastasen zeigt sich ein signifikanter Unterschied nur bei postmenopausalen Patientinnen (Tabelle 2).

Bei den Patientinnen mit metastasierendem Mammacarcinom konnten
in 29 Fällen E$_2$R nachgewiesen werden, 30 Fälle waren E$_2$R-negativ.
In diesen beiden Gruppen waren Alter, Metastasenlokation, Swe-
nerton score index und das rezidivfreie Intervall nicht signifikant unterschiedlich. 13 (44%) der E$_2$R positiven Patientinnen
konnten durch die Chemotherapie in eine Voll- oder Teilremission
gebracht werden, hingegen nur 9 (30%) der Patientinnen ohne nachweisbaren E$_2$R. Dieser Unterschied ist statistisch signifikant.

Diskussion

Die vorliegenden Ergebnisse zeigen, daß der E$_2$R-Gehalt im Mamma-
carcinomgewebe bei Patientinnen mit radikal operiertem Carcinom
eine eigenständige prognostische Bedeutung besitzt, die unabhängig vom Vorhandensein von Lymphknotenmetastasen ist. Nicht
nachweisbare E$_2$R bedeuten vor allem für postmenopausale Patientinnen ein höheres Rezidivrisiko. Patientinnen mit E$_2$R-positiven
Tumoren mit Lymphknotenmetastasen und Patientinnen mit E$_2$R negativen Tumoren jedoch ohne Lymphknotenmetastasen haben ein statistisch nicht signifikant unterschiedliches Rezidivrisiko. Daraus ergibt sich, daß der E$_2$R-Gehalt als Stratifikationspunkt
für adjuvante Therapiestudien beim Mammacarcinom berücksichtigt
werden muß.

Obwohl nach Untersuchungen von MEYER (5) hervorgeht, daß E$_2$R-
negative Tumore einen verstärkten Thymidineinbau und damit eine
kürzere Verdoppelungszeit besitzen, konnten die eigenen Ergeb-

nisse ein besseres Ansprechen der E_2R-negativen Tumore auf cytotoxische Chemotherapien nicht nachweisen. Es scheint somit der
E_2R-Gehalt im Tumorgewebe kein Kriterium bei der Entscheidung für
die cytotoxische Chemotherapie zu sein.

Zusammenfassung

Bei 191 Patientinnen mit operablem Mammacarcinom wurde der Zusammenhang zwischen Östrogenreceptorengehalt im Tumorgewebe und
Auftreten eines Frührezidivs untersucht. Rezidive traten bei Patientinnen ohne nachweisbare E_2R unabhängig vom Vorhandensein
axillärer Lymphknotenmetastasen signifikant häufiger auf als
bei Patientinnen mit E_2R positiven Tumoren. Ein signifikanter
Unterschied in den Ansprechraten auf cytotoxische Chemotherapie
zwischen E_2R positiven und E_2R negativen Patientinnen mit metastasierendem Mammacarcinom konnte nicht gefunden werden.

Summary

One hundred and ninety-one patients with operable breast cancer
were followed for up to 34 months after operation and the early
recurrence of disease was noted in relation to the presence or
absence of estrogen receptor. Recurrence rates were significantly
higher in patients whose tumors did not contain receptors than
in those whose tumors did. The response to cytotoxic chemotherapy
in patients with advanced breast carcinoma seems to be independent of the presence of E_2R in cancer tissue.

Literatur

1. KNIGHT, W.A., et al.: Estrogen Receptor as an Independent
   Prognostic Factor for Early Recurrence in Brest Cancer. Cancer
   Res. <u>37</u>, 4669 (1977)
2. RICH, M.A., et al.: Prognostic Value of Estrogen Receptor De-
   terminations in Patients with Breast Cancer. Cancer Res. <u>38</u>,
   4296 (1978)
3. LIPPMAN, M.E., et al.: The Relation between Estrogen Receptors and Response Rate to Cytotoxic Chemotherapy in Metastatic
   Breast Cancer. N. Eng. J. Med. <u>298</u>, 1223 (1978)
4. KIANG, D.T., et al.: Estrogen Receptors and Responses to the
   Chemotherapy and Hormonal Therapy in Advanced Breast Cancer.
   N. Eng. J. Med. <u>299</u>, 1330 (1978)
5. MEYER, J.S., et al.: Low Incidence of Estrogen Receptor in
   Breast Cancer with Rapid Rates of Cellular Replication.
   Cancer <u>40</u>, 2290 (1977)

Dr. G. Reiner, I. Chirurgische Universitätsklinik Wien, Alserstraße 4, A-1090 Wien

66. Zellkinetische Untersuchungen bei gastro-intestinalen Carcinomen als Grundlage einer cytostatischen Therapie

Cytostatic Therapy of GI Carcinoma Based on Assessment of Cell Kinetics

W. Heitland und D. Kummer

Chirurgische Universitätsklinik Tübingen (Direktor: Prof. Dr. L. Koslowski)

Einleitung

Der Einsatz der cytostatischen Therapie beim gastro-intestinalen Carcinom hat in keiner der zur Zeit vorliegenden Untersuchungen zu einer statistisch gesicherten Verlängerung der Überlebenszeit geführt (1, 4). Bei dem in der Regel langsamen Wachstum der bösartigen Carcinome von Magen und Dickdarm gilt es, durch zellkinetische Untersuchungen die Tumoren zu entdecken, die auf Grund ihrer hohen Proliferationsrate für eine cytostatische Therapie geeignet sind (3).

Material und Methodik

Mit Hilfe der Impulscytophotometrie (ICP) wird eine Aufteilung der Tumorzellpopulation in entsprechende Zellcyclusphasen möglich (5). Dabei ist bekannt, daß Zellkerne in der Phase S, G_2 und M sicher an der Proliferation teilnehmen, während Zellkerne in G_1 in der Regel der Ruhephase G_0 zuzuordnen sind (Abb. 1).

In den letzten 3 Jahren sind impulscytophotometrische Messungen an 150 Carcinomen des gastro-intestinalen Traktes (95 Coloncarcinome, 55 Magencarcinome) durchgeführt und mit der entsprechenden Histologie verglichen worden (2).

Ergebnisse

Bei den Coloncarcinomen war 23 mal der Kurvenverlauf dem der umgebenden Schleimhaut entsprechend diploid mit einem ersten grossen Gipfel in G_1 und einem kleinen zweiten in G_2. Hierunter fielen ausschließlich gut differenzierte Carcinome. 51 mal war neben einem kleinen - der normalen Schleimhaut entsprechenden - G_1-peak ein großer hyperdiploider Tumor G_1-peak zu sehen. Dabei lag in 13 Fällen ein hoher - mehr als 1/3 der Tumorzellpupolation umfassender - Tumor G_2M-peak als Ausdruck einer ausgeprägten Pro-

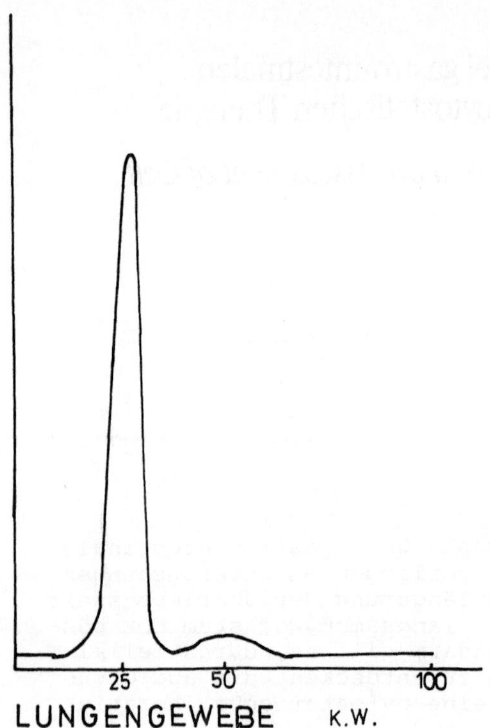

Abb. 1. Histogramm von unauffälligem Lungenparenchym. Diploider Verlauf mit typischem großen G₁-peak bei Kanal 25 und sehr kleinem SG₂M-peak bei Kanal 50

liferation vor (Abb. 2). Sämtliche vom Pathologen als entdifferenziert befundete Carcinome waren in dieser Gruppe zu finden. Es waren aber auch 6 Tumoren als gut differenziert eingestuft. Bei den 55 Magencarcinomen waren 8 Kurvenverläufe diploid und entsprachen dabei stets gut differenzierten Befunden. 47 Tumore zeigten eine hyperdiploide Kurve, wobei 20 mal ein hoher Tumor SG₂M-peak zu sehen war. Neben sämtlichen entdifferenzierten Carcinomen waren in dieser Gruppe auch 8 Tumoren vom Pathologen als gut differenziert beschrieben.

Schlußfolgerung

Bei dem kleinen Tumorausschnitt, den der Pathologe im Routinebetrieb untersuchen kann, ist die Impulscytophotometrie sicher als überlegen anzusehen und deckt entdifferenzierte Carcinome auf, die dem Pathologen entgehen.

Es sollten die Tumoren einer adjuvanten oder palliativen cytostatischen Therapie zugeführt werden, die als Ausdruck einer gesteigerten Proliferation einen hohen Tumor SG₂M-Gipfel im ICP zeigen.

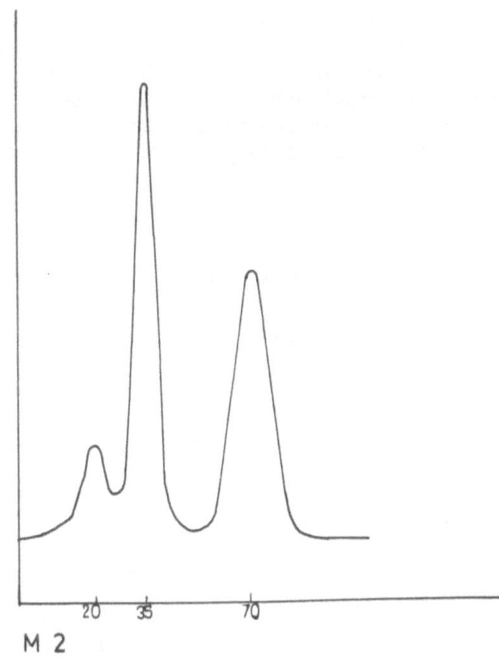

Abb. 2. Histogramm eines entdifferenzierten Cardia-Carcinoms. Schleimhaut G_1- bei Kanal 20, Tumor G_1- bei Kanal 35 und hoher SG_2M-peak bei Kanal 70. Indikation zur cytostatischen Therapie

Zusammenfassung

Die Impulscytophotometrie ermöglicht einen Einblick in den Zell-cyclus gastro-intestinaler Tumoren. Im Vergleich zur gesunden kör-pereigenen Schleimhaut von Magen und Dickdarm fällt auf, daß ent-differenzierte Carcinome immer mit einem hohen SG_2M-Gipfel verbun-den sind, als Ausdruck einer gesteigerten Proliferation. Im Ver-gleich mit der pathologisch-histologischen Befundung muß berück-sichtigt werden, daß bei der routinemäßigen Untersuchung durch den Pathologen nur ein kleiner Tumorausschnitt betrachtet werden kann, während in das impulscytophotometrische Bild eine wesent-lich größere Zellzahl eingeht. Dies erklärt, daß manche Tumoren vom Pathologen als gut differenziert angesprochen werden, obwohl sie einen hohen SG_2M-peak zeigen. Vor der Funktionsgrundlage der cytostatischen Substanzen sollten die gastro-intestinalen Tumoren therapiert werden, die einen hohen SG_2M-Gipfel bei der Impulscyto-photometrie aufweisen.

Summary

Flow cytometry affords an insight into the cell cycle of gastro-intestinal tumors. In comparison with the normal GI mucosa, de-differentiated carcinomas show a large SG_2M peak expressing an intense proliferation. The histological examination considers

normally only a small part of the tumor, whereas the flow cyto-
metric histogram is based upon a larger amount of cells. Therefore some tumors are regarded as well differentiated by the patho-
logist, although they have a large SG_2M peak. Considering the
functioning of cytostatic drugs, all GI tumors should be treated
which have a large SG_2M peak in flow cytometry.

Literatur

1. BUROKER, Th., KIM, P.N., BAKER, L., VAITKEVICIUS, V.K.: Mito-
   mycin C alone and in combination with infused 5 FU to the
   treatment of disseminated gastro intestinal carcinomas. Med.
   Pediatr. Oncol. 4, 35-42 (1978)
2. HEITLAND, W., KUMMER, D.: Is the flow-microfluorometric DNA
   analysis an additional information of the malignancy of human
   tumours? Eur. Surg. Res. 10 (Suppl. 1), 107-108 (1978)
3. HEITLAND, W.: Untersuchungen zum Zellzyklus und zum Prolife-
   rationsverhalten bei malignen Tumoren des gastro-intestinal
   Traktes. Habilitationsschrift Tübingen, 1979
4. MOERTEL, C.G.: Chemotherapy of colorectal cancer. In: Colon
   Cancer, Edited by E. Grundmann, S. 207-216. Stuttgart-New
   York: Gustav Fischer 1978
5. SPRENGER, E., BÖHM, N., SANDRITTER, W.: Durchflußcytophoto-
   metrie für untraschnelle DNS-Messungen an großen Zellpopulationen. Histochemie 26, 238-257 (1971)

PD Dr. med. habil. W. Heitland, Chirurgische Universitätsklinik
Tübingen, Calwer Straße 7, D-7400 Tübingen

67. Nukleinsäuresynthese und deren Beeinflussung durch Cytostatica bei Primärtumor und Lymphknotenmetastase von Mammacarcinomen

Cytostatic Effects on Nucleic Acid Synthesis in Primary Tumors and Lymph Node Metastases of Human Breast Cancer

P. Schlag, J. Veser, G. Geier, D. Breitig und Ch. Herfarth

Abteilung für Allgemeine Chirurgie des Departments für Chirurgie, Abteilung für Biochemie, Department für Gynäkologie und Geburtshilfe und zentraler Laborbereich für Isotopenanwendung der Universität Ulm

Die Kenntnis des Proliferationsverhaltens eines Carcinoms ist Grundlage für das Verständnis des Tumorwachstums und Voraussetzung für einen gezielten Einsatz einer postoperativen Chemotherapie (5). Die Problematik zellkinetischer Untersuchungen beim Menschen liegen unter anderem darin, daß diese im allgemeinen nur anhand des operativ zu entfernenden Primärtumorgewebes gewonnen werden können. Da beim Mammacarcinom zumindest Primärtumor und Lymphknotenmetastasen gleichzeitig operativ gut zugänglich sind, sollten diese hinsichtlich zellkinetischer in vitro-Parameter verglichen werden. Gleichzeitig sollte überprüft werden, inwieweit eine Beziehung zwischen der Proliferationsrate und dem Stadium der Tumorerkrankung besteht. Als Kriterium wurde die Nucleinsäuresynthese der Tumorzellen und deren Beeinflußbarkeit durch Cytostatica nerangezogen. Dies erschien uns im Hinblick auf eine Individualisierung der postoperativen Zusatztherapie, die derzeit vor allem aufgrund zellphysiologischer Parameter angestrebt wird, als besonders wichtig (4).

Patienten und Methode

Es wird über die Untersuchungsergebnisse bei 73 Mammacarcinom-Patienten berichtet. Nach der UICC-Klassifikation maligner Tumoren gehörten 27 Patienten dem Tumorstadium I, 28 Patienten dem Stadium II, 16 Patienten den Stadium III und 8 Patienten dem Stadium IV an. Bei 19 Patienten war es möglich, gleichzeitig Primärtumor und Lymphknotenmetastasen zu untersuchen. Die proliferationski-

---

[1] Die Untersuchungen wurden mit Unterstützung des Landesverband Baden Württemberg zur Erforschung und Bekämpfung des Krebses e.V., Stuttgart, und der Rudolf und Clothilde-Eberhardt-Stiftung, Ulm, durchgeführt.

netischen Untersuchungen wurden jeweils an Tumoreinzelzellsuspen-
sionen definierter Zellzahl (10^6 Zellen/ml Kulturmedium) nach
einer bereits früher beschriebenen Methode durchgeführt (4). Als
Maß für die Nucleinsäuresynthese wurde der Einbau radioaktiv markierter DNS- bzw. RNS-Präkursoren (^{3}H-Thymidin, ^{3}H-Uridin) bestimmt. Gleichzeitig wurde der Einfluß von Adriamycin (10^{-2} mg/
ml) und 4-Hydroxyperoxycyclophosphamid (10^{-2} mg/ml) auf den Einbau der Nucleinbasen überprüft. Der Anteil proliferierender Tumorzellen wurde autoradiographisch (2) durch das Verhältnis von
markierten zu nicht-markierten Tumorzellen bestimmt (Labeling-
Index).

Ergebnisse

Die Einbaurate radioaktiv markierter DNS- bzw. RNS-Präkursoren
bei den einzelnen Tumoren war unterschiedlich. Es konnte kein
Zusammenhang zwischen Nucleinsäuresyntheserate und Vorliegen von
Lymphknoten- bzw. Organmetastasen gefunden werden (Abb. 1). Me-
tastasierende und nicht-metastasierende Tumoren waren aufgrund
der gewonnenen in vitro-Parameter nicht voneinander zu trennen.

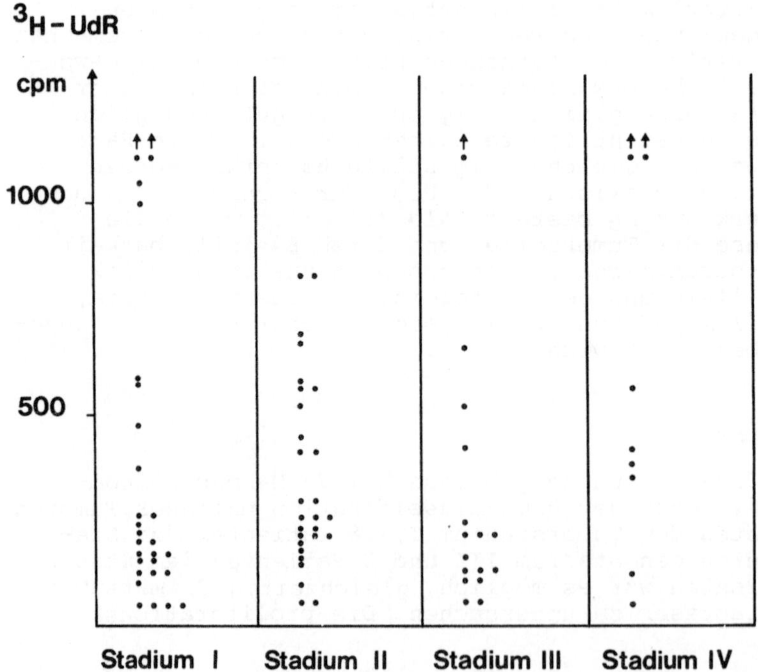

*Abb. 1. ^{3}H-Uridin-Einbau der Tumorzellsuspension des Primärtumors in Abhän-
gigkeit vom Tumorstadium zum Zeitpunkt der Ersttherapie bei 73 Mammacarcinom-
Patienten*

Die Nucleinsäuresyntheserate war bei den untersuchten Lymphknotenmetastasen teilweise höher als bei den gleichzeitig getesteten
Primärtumoren (Abb. 2a). Korrespondierend hierzu lag der ^{3}H-TdR-
Labeling-Index, ein Maß für den Anteil proliferierender Tumorzellen, bei den untersuchten Lymphknotenmetastasen im allgemeinen
höher als beim Primärtumor (Abb. 2b).

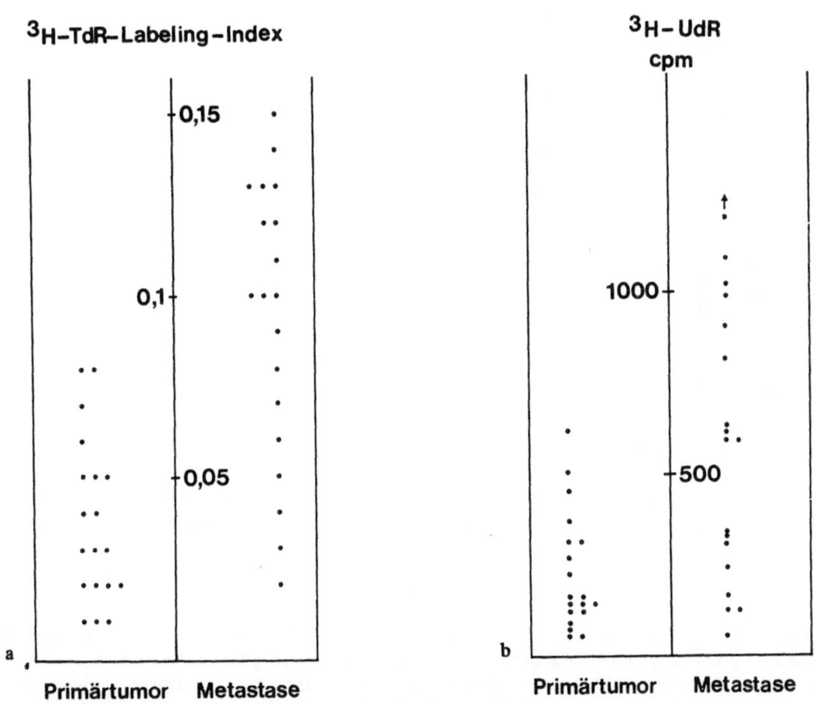

*Abb. 2. Vergleich zwischen ^{3}H-Uridin-Einbau und Labeling-Index von Primär-
tumor und Lymphknotenmetastase bei 19 Mammacarcinomen*

Dagegen fand sich kein wesentlicher Unterschied in der Beeinflussung des Einbaus DNS- bzw. RNS-spezifischer Nucleinbasen unter
Zusatz cytostatischer Substanzen (Abb. 3). Ein Unterschied hinsichtlich der Beeinflußbarkeit des Nucleinsäurestoffwechsels
durch Adriamycin bzw. 4-Hydroxyperoxycyclophosphamid zwischen
Primärtumor und Lymphknotenmetastase bestand hiermit im allgemeinen nicht.

Diskussion

Vorhandensein oder Fehlen von Metastasen zum Zeitpunkt der Operation ist in Übereinstimmung mit früheren Untersuchungen unabhängig von der Proliferationsrate des Primärtumors (5). Unein-
heitlich sind bisher die Angaben über Unterschiede in der Proliferationsrate von Primärtumor und Metastase (1, 3, 5). Unsere Ergebnisse weisen darauf hin, daß die summarische Nucleinsäuresyn-

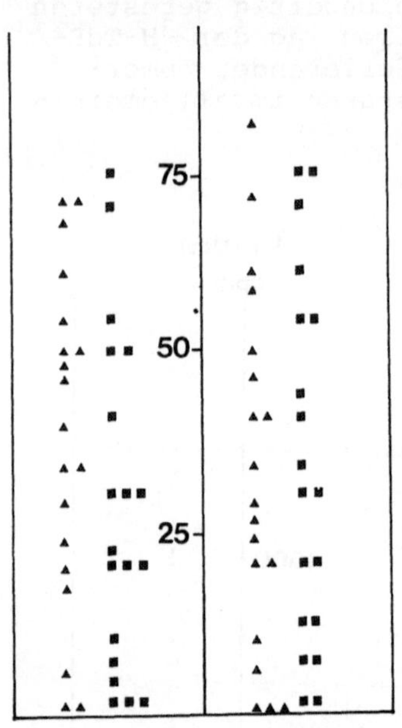

Abb. 3. Prozentuale Hemmung des ³H-Thymidin-Einbaus unter Cyclophosphamid und des ³H-Uridin-Einbaus unter Adriamycin von Primärtumor und Lymphknotenmetastase bei 19 Mammacarcinomen

theserate bei den Lymphknotenmetastasen aufgrund eines höheren
Anteils proliferierender Tumorzellen gegenüber dem Primärtumor
gesteigert ist. Unterschiede in der Beeinflussung der Nucleinsäuresynthese bei Primärtumor und Lymphknotenmetastase durch cytostatische Substanzen ergaben sich jedoch anhand der vorliegenden in vitro-Untersuchungen nicht. Aufgrund des größeren Anteils
proliferierender Tumorzellen ergibt sich zumindest bei einem
Teil der Metastasen theoretisch eine größere Cytostaticasensiti-
vität als für den Primärtumor mit seinem kleineren Kompartiment
proliferierender Zellen.

Zusammenfassung

Untersuchungen zur Nucleinsäuresynthese und deren Beeinflussung
durch cytostatische Substanzen (Adriamycin, Cyclophosphamid) wurden bei 73 menschlichen Mammacarcinomen und gleichzeitig bei 19
Lymphknotenmetastasen durchgeführt. Es konnte kein Zusammenhang
zwischen Nucleinsäuresynthese-, Proliferationsrate und Stadium
des Tumors zum Zeitpunkt der Ersttherapie festgestellt werden.
Der Labeling-Index, als Ausdruck des Anteils proliferierender
Tumorzellen, sowie der summarische Einbau radioaktiv markierter
Nucleinsäure-Präkursoren (³H-Thymidin, ³H-Uridin) als Hinweis für
die ablaufende Nucleinsäuresynthese war bei den untersuchten
Lymphknotenmetastasen höher als beim Primärtumor. Die Nucleinsäuresynthese wurde jedoch im allgemeinen bei Primärtumor und Metastase durch Cytostatica in gleicher Weise beeinflußt.

Summary

Nucleic acid synthesis and influence of cytostatic agents (adriamycin, cyclophosphamide) were investigated in 73 cases of human
breast cancer and in 19 cases of correlating lymph node metastases. An interrelationship between nucleic acid synthesis, proliferation and tumor stage could not be proven at the time of the
operation. The labeling index, expressing the proliferation of
tumor cells, and the incorporation of radiolabeled nucleic acid
precursors (^{3}H-thymidine, ^{3}H-uridine) as an indicator of nucleic
acid synthesis were higher in the investigated lymph node metastases than in the primary tumor. Nucleic acid synthesis was sup-
pressed in primary and metastatic lesions in the same way by
cytostatic agents.

Literatur

1. KUSAMA, S., SPRATT, J.S., DONEGAN, W.L., WATSON, F.R., CUNNING-
   HAM, C.: The gross rates of growth of human mammary carcinoma.
   Cancer 30, 594 (1972)
2. LIVINGSTON, R.B., AMBUS, U., GEORGE, S.L.: Determination of
   thymidine-^{3}H labeling index in human solid tumors. Cancer Res.
   34, 1376 (1974)
3. POST, J., SKLAREW, R.J., HOFFMAN, J.: The proliferative pattern
   of human breast cancer cells in vivo. Cancer 39, 1500 (1977)
4. SCHLAG, P., GEIER, G., VESER, J., BREITIG, D., BETZLER, M.,
   HERFARTH, Ch.: Prätherapeutische Cytostatica Sensibilitäts-
   Testung des Mammacarcinoms. Langenbecks Arch. Chir. Suppl.
   Chir. Forum 1978, 231-234
5. SILVESTRINI, R., SANFILIPPO, O., TEDESCO, G.: Kinetics of
   human mammary carcinomas and their correlation with the cancer
   and the host characteristics. Cancer 34, 1252 (1974)

Dr. med. P. Schlag, Abteilung für Allgemeine Chirurgie des Departments für Chirurgie der Universität Ulm, Postfach 3880, D-
7900 Ulm

68. Adjuvante Therapie von Weichteilsarkomen: Intraoperative! postoperative Chemotherapie

Adjuvant Therapy of Soft-Tissue Sarcomas: Intraoperative –
Postoperative Chemotherapy

O. Bertermann und H. Haussmann

Chirurgische Universitätsklinik (Direktor: Prof. Dr. F. Linder)
Heidelberg

Häufig kommt es nach makroskopisch und auch nach mikroskopisch
totaler Tumorentfernung innerhalb kurzer Frist zu Fernmetastasen
und Lokalrezidiven. Durch eine zusätzliche systemische Behandlung
mit Cytostatica soll nach potentiell curativer Operation die
Prognose maligner Erkrankungen weiter verbessert werden.

Die Prognoseverbesserung ist auf zwei Wegen möglich:

1. durch eine Erhöhung der Heilungsquote
2. durch Verzögerung von Rezidiven und Metastasen.

Derzeitige Zieltumoren für eine adjuvante Therapie sind: Brust-
krebs, Wilms Tumor, Osteosarkom, Weichteiltumoren, gastrointestinale Tumoren.

Mit Erfolg wurde bisher in der Klinik eine adjuvante Chemotherapie beim Rhabdomyosarkom, Ewing-Sarkom und osteogenen Sarkom
durchgeführt. Ob dieses Vorgehen auch bei Weichteiltumoren zu
einer Verbesserung der Prognose führt und wann mit der Behandlung
begonnen werden soll, haben wir experimentell an dem durch 3,4-
Benzpyren induzierten, nicht metastasierenden Fibrosarkom der
Ratte untersucht.

Material und Methodik

Wir verwendeten 90 männliche SD-Ratten, die zufallsmäßig jeweils
einer Kontrollgruppe und zwei Experimentalgruppen zugeteilt wurden. Bei Beginn des Versuches betrug das Gewicht der Tiere ca.
200 g. Alle Tiere erhielten an einem Vormittag 3 mg 3,4-Benz-
pyren, das in Öl gelöst war, subcutan in den Nacken injiziert.
Das Tumorwachstum wurde einmal wöchentlich gemessen nach der
Formel $a+b^2$ (a = Länge; b = Breite). Wenn die Tumoren ein Gewicht zwischen 2 und 4 g erreicht hatten, wurden sie vollständig,
entsprechend den chirurgischen Regeln entfernt. Bei einer Versuchsgruppe wurde schon intraoperativ mit der Chemotherapie be-

gonnen, während bei der Gruppe, die postoperativ chemotherapiert
wurde, erst dann begonnen wurde (Tag 10-14), wenn die Wundheilung
abgeschlossen war, und die Leukocytenwerte sich normalisiert hatten.

Die Chemotherapie wurde nach folgendem Schema durchgeführt:

CYVADIC

Tag	1	2	3	4	5	6	7	8	9	10	11	12	13	14	15	16	17	18	19	20	21
Med.	D	D	D	D	D																
		A																			
		C																			
		V						V								V					

C: Cyclophosphamid 500 mg/m^2 i.p.
V: Vincristin 1,5 mg/m^2 i.p.
A: Adriamycin 50 mg/m^2 i.p.
D: DTIC 250 mg/m^2 i.p.

Nach 3 Wochen wurde der Therapiecyclus je nach Toxizität wiederholt. Alle Tiere wurden bis an ihr Lebensende beobachtet. Bei der
Autopsie wurden alle wichtigen Organe histologisch untersucht.
Es handelte sich um polymorphzellige Fibrosarkome, also um Sar-
kome, die wenig differenziert sind.

Bewertungsparameter waren die Überlebenszeit sowie die Rezidivquote vom Zeitpunkt der Operation an gerechnet.

Ergebnisse

Tabelle 1 faßt die Ergebnisse der Rezidivhäufigkeit in allen 3
Gruppen zusammen. Bei den Tieren, die nur operiert wurden, betrug die Rezidivhäufigkeit 39%; bei der Gruppe, die postoperativ
chemotherapiert wurde, betrug sie 9%, im Gegensatz zu der Gruppe,
bei der schon intraoperativ mit der Chemotherapie begonnen wurde.
Hier betrug die lokale Rezidivquote 3%.

Tabelle 1. Rezidive nach Operation, Operation und intraoperativer
bzw. postoperativer Chemotherapie

	N	Rezidive %
Operation	30	39
Operation + CYVADIC postoperativ	30	9
Operation + CYVADIC intraoperativ	30	3

Tabelle 2 faßt die Ergebnisse bezogen auf die Überlebenszeiten
der Tiere zusammen. Die mittlere Überlebenszeit bei den nur operierten Tieren betrug 38,1 Tage, bei den postoperativ chemotherapierten Tieren 55,1 Tage und bei den intraoperativ therapier-
ten Tieren 17,6 Tage.

Tabelle 2. Überlebenszeit (ÜLZ = Tage) nach Operation, Operation und intraoperativer bzw. postoperativer Chemotherapie

	N	ÜLZ
Operation	30	38.1
Operation + CYVADIC postoperativ	30	55.1
Operation + CYVADIC intraoperativ	30	17.6

Besonders auffallend waren die erheblichen Nebenwirkungen der Chemotherapie. Gastrointestinale Blutungen, hämorrhagische Pneumonien und Cystitiden, Wundinfektionen sowie eine Gewichtsabnahme von ca. 10% waren sowohl in der schon intraoperativ als auch in der postoperativ chemotherapierten Gruppe vorhanden. Auffallend waren die starken gastrointestinalen Blutungen, ca. 30%, bei den Tieren, die schon während der Operation cytostatisch behandelt wurden.

Diskussion

Die vorliegenden Ergebnisse zeigen, daß eine schon intraoperativ begonnene adjuvante Chemotherapie zwar zu einer Reduktion der lokalen Rezidive, nicht aber zu einer Verlängerung der Überlebenszeit führt. Die Frage, ob beim polymorphzelligen, nicht metastasierenden Weichteilsarkom durch eine zusätzliche Chemotherapie die Prognose weiter verbessert werden kann und wann mit ihr begonnen werden soll, ist sicherlich nicht durch das Tierexperiment allein zu entscheiden.

Aufgrund der vorliegenden Daten muß sie jedoch wie folgt beantwortet werden:

1. eine postoperative Chemotherapie scheint sinnvoll, da sie in der Lage ist, die Überlebenszeit zu verbessern. Außerdem senkt sie die lokale Rezidivquote.
2. eine schon intraoperativ begonnene Chemotherapie verbessert die Überlebenszeit nicht. Sie ist aufgrund der erheblichen Nebenwirkungen abzulehnen, obwohl sie dazu beiträgt, die lokale Rezidivquote zu senken.

Wir sind der Meinung, daß die von uns untersuchten, chemisch induzierten Tumoren bei der Erprobung neuer Behandlungsformen maligner Erkrankungen eine sinnvolle Ergänzung zu den bisher ausschließlich verwendeten Transplantationstumoren darstellen.

Zusammenfassung

90 männlichen SD-Ratten wurden an einem Tag 3 mg 3,4-Benzpyren subcutan in den Nacken injiziert. Nach ca. 140 Tagen entwickelten sich an der gleichen Stelle Fibrosarkome. Bei einer Größe zwischen 2 - 4 g wurde der Tumor vollständig entfernt. Eine Gruppe wurde nur operiert, während die anderen Gruppen operiert und anschließend intraoperativ sowie postoperativ chemotherapiert (CYVADIC) wurden. Es konnte gezeigt werden, daß durch eine postoperative Chemotherapie (55,1 Tage) im Gegensatz zur alleinigen Ope-

ration (38,1 Tage) die Überlebenszeit verbessert wird, sowie die
lokale Rezidivquote gesenkt wird. Eine schon intraoperativ begonnene Chemotherapie (17,1 Tage) verbessert die Überlebenszeit
nicht. Sie ist aufgrund der erheblichen Nebenwirkungen abzulehnen,
obwohl sie dazu beiträgt, die lokale Rezidivquote zu senken.

Wir sind der Meinung, daß die von uns untersuchten, chemisch induzierten Tumoren bei der Erprobung neuer Behandlungsformen maligner Erkrankungen eine sinnvolle Ergänzung zu den bisher ausschließlich verwendeten Transplantationstumoren darstellen.

Summary

3 mg of 3,4 benzpyrene were injected subcutaneously into the neck
of 90 male SD rats. After 140 days, fibrosarcomas developed in
the same place. At a size of 2 - 4 g, the tumor was completely re-
moved according to surgical rules. One group was operated only,
whereas the other groups were subjected to operation and intraoperative or postoperative chemotherapy (CYVADIC). It could be
shown that operation in combination with a postoperative chemotherapy significantly lengthens the survival period and reduces
local recurrences, contrary to operation alone. Chemotherapy
started intraoperatively does not increase the survival period.
The considerable toxicity is an essential factor limiting the
therapeutic process, although it reduces local recurrences.

We think that the tumors of chemical genesis present a suitable
model in addition to the graft tumors in testing new treatment
forms against malignant diseases.

Literatur

1. GHAVIMI, F., EXELBY, P.R., D'ANGIO, G., CHAM, W., LIEBERMAN,
   P.H., TAN, C., MIKE, V., MURPHY, M.C.: Multidisciplinary treatment of embryonal rhabdomyosarcoma in children. Cancer 35,
   677 (1975)
2. GOTTLIEB, J.A., et al.: Adriamycin used alone and in combination for soft tissue and bone sarcomas. Cancer Chemother. Rep.
   3, 271 (1975)
3. GOTTLIEB, J.A.: "Adriamycin - activity in solid tumors." In:
   Ghione, M., J. Fetzer, H. Maier (Hrsg.): "Ergebnisse der Adria-
   mycintherapie." Berlin-Heidelberg-New York: Springer 1975
4. GOTTLIEB, J.A., et al.: Chemotherapy of sarcomas with a combination of adriamycin and DTIC. Cancer (Philad.) 30, 1632
   (1972)
5. MORTON, D.L.: Soft tissue sarcomas. In: Holland, J.F., Frei
   III, E. (Eds.): Cancer Medicine, S. 1845. Philadelphia: Lea &
   Febiger 1973
6. ORTEGA, J.A., RIVARD, G.E., ISAACS, H., HITTLE, R.E., HAYS,
   D.M., PIKE, M.C., KARON, M.R.: The influence of chemotherapy
   on the progress of rhabdomyosarcoma. Medical Pediatric Oncol.
   1, 227 (1975)

Dr. O. Bertermann, Chirurgische Universitätsklinik, Im Neuenheimer Feld 110, D-6900 Heidelberg

69. Ätiologische Studie zur Pathogenese experimenteller colorectaler
Carcinome der Ratte anhand 3 unterschiedlicher
Operationsverfahren und chronischer Gabe von
1,2-Dimethylhydracin

*Experimental Contribution to the Etiology of Colorectal Carcinomas in
the Rat. Surgical Technique and Chronic Administration of
1,2-dimethylhydrazine*

J. G. Doertenbach, K. Junghanns, L. v. Gerstenbergk, K. Hettler,
S. Ivankovic und A. Siebert

Aus der Chirurgischen Universitätsklinik Heidelberg (Direktor:
Prof. Dr. med. F. Linder) und der Abteilung für perinatale Car-
cinogenese (Leiter: Prof. Dr. med. S. Ivankovic) des Instituts
für Toxicologie und Chemotherapie (Direktor: Prof. Dr. med. D.
Schmähl) am Deutschen Krebsforschungszentrum Heidelberg

Einleitung

In dieser Studie zur Ätiologie und Pathogenese experimenteller
colorectaler Carcinome der Ratte soll überprüft werden, ob durch
chronische Gabe von 1,2-Dimethylhydracin (1,2-DMH), dessen selektiv Darmtumoren erzeugende Wirkung nach subcutaner Gabe seit 1967
bekannt ist (1), in Kombination mit 3 verschiedenen Operations-
methoden die Entstehung von Carcinomen und deren Lokalisation beeinflußt wird.

Material und Methodik

536 Wistarratten beiderlei Geschlechts mit einem Durchschnitts-
gewicht von 180 g werden untersucht. Davon werden 436 Tiere wie
folgt operiert:
Gruppe 1 + 2 = Hemicolektomie rechts (HCR)   n = 118
Gruppe 3 + 4 = Hemicolektomie links (HCL)   n = 125
Gruppe 5 + 6 = Doppelläufiger Anus preater (AP)   n = 93
Gruppe 7 + 8 = Scheinoperation (S) n = 100
Gruppe 9 +10 = Kontrollgruppe (unoperiert) n = 100

Die Eingriffe werden nach intraperitonealer Nembutal-Anaesthesie
unter sterilen Bedingungen durchgeführt. Die Anastomosen werden
mit allschichtigen atraumatischen 6/0-Dexon-Einzelknopfnähten
versorgt. Der doppelläufige Anus preater wird durch Hervorluxie-
ren des distalen Colon vor die Bauchdecken gebildet. Die Opera-
tionszeiten betragen bei den Hemicolektomien 15 min, bei den AP-
Eingriffen 5 min. Tiere der Gruppen 7 und 8 werden lediglich la-
parotomiert.

Von den 387 den Eingriff überstehenden Tieren werden jeweils 50
Tiere den mit 1,2-DMH zu behandelnden Gruppen wie folgt zugeordnet:

Tabelle 1. Zuordnung der unterschiedlich operierten Tiere zu den
einzelnen Gruppen

	n =	Gruppe	überlebt n =	Kontrolle n =	mit 1,2-DMH behandelt
HCR	118	1 + 2	102	52	50
HCL	125	3 + 4	98	48	50
AP	93	5 + 6	90	40	50
S	100	7 + 8	97	47	50
Kontrolle (unoperiert)	100	9 + 10	100	50	50

Den Gruppen 1, 3, 5, 7 und 9 wird ab dem 8. postoperativen Tag
in einem chronischen Versuch 1,2-DMH in einer Dosierung von 25
mg/kg Körpergewicht/Woche subcutan verabreicht. Die Gruppen 2, 4,
6, 8 und 10 dienen als Kontrollgruppen ohne Carcinogen-Applika-
tion bzw. als unoperierte Kontrollgruppe.

Ergebnisse

49 der 436 operierten Tiere überleben den Eingriff nicht. Als
Todesursache finden sich in 24 Fällen Peritonitis, 21 mal ein
mechanischer Ileus, 3 mal Selbstverstümmelung und 1 mal eine
chirurgische Blutung.

Innerhalb einer Beobachtungszeit von 350 Tagen sterben 96 der
200 mit 1,2-DMH behandelten und operierten Tiere (Gruppe 1 bis
8). Nach einer mittleren Beobachtungszeit von $t_{50} = 110 \begin{smallmatrix}+30\\-20\end{smallmatrix}$ Tagen
und einer mittleren Gesamtdosis von 175 mg 1,2-DMH zeigen sich be-
reits bei 90% der Tiere der Gruppe 5 histologisch gesicherte
Adeno-Carcinome im Gebiet des Anus preater. Zu diesem Zeitpunkt
waren bei den übrigen behandelten Tieren noch keine Tumoren nachweisbar. Die 104 nach 350 Tagen noch lebenden Tiere haben zum
Teil tastbare Tumoren. 78 der 96 verstorbenen Tiere hatten Adeno-
Carcinome. 92,3% der tumortragenden Ratten (n = 72) hatten intestinale Carcinome. Bei den an Darmtumoren verstorbenen Tieren findet sich eine prozentuale Tumoreinteilung, wie aus Abb. 1 ersicht-
lich ist.

Darmtumoren der mit 1,2-DMH behandelten Kontrollgruppe oder der
scheinoperierten Gruppe zeigten keine bevorzugte Tumorlokalisa-
tion.

Diskussion

Die vorgestellten 3 Operationsverfahren stellen geeignete Modelle
für ätiologische Studien zur Pathogenese colorectaler Carcinome
nach chronischer Gabe carcinogener Noxen dar. Die postoperative
Sterblichkeit beträgt 11,2% und ist somit niedrig. Die Eingriffe

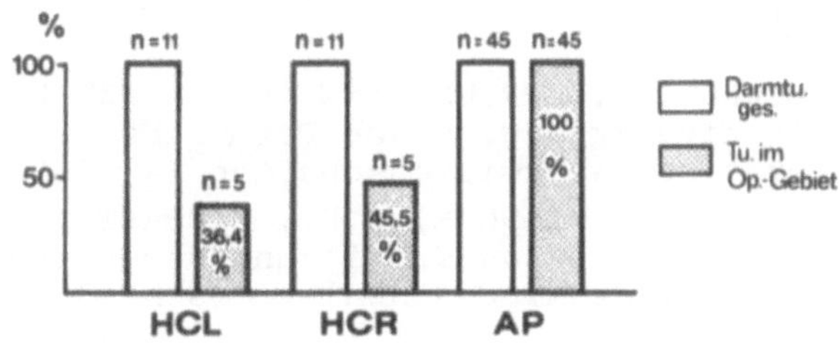

Abb. 1. Verteilung der Tumoren im Operationsgebiet gemessen an den gesamten Darmtumoren in Prozent

sind schnell und in großer Zahl durchführbar. Insbesondere scheint das Anus praeter-Modell auch für therapeutische Studien geeignet, da es sich zusätzlich durch eine kurze Tumorinduktionszeit und eine äußerliche Tumorbeobachtungsmöglichkeit auszeichnet (2).

Wie aus Abb. 1 hervorgeht, wiesen 36,4% der HCL-Tiere, 45,5% der HCR-Tiere und 100% der AP-Tiere, die an Darmtumoren verstarben und mit 1,2-DMH behandelt waren, Carcinome im Operationsgebiet auf. Dies läßt den Schluß zu, daß durch diese Eingriffe in Kombination mit chronischer Gabe von 1,2-DMH bei Ratten das Angehen von Tumoren im Operationsgebiet begünstigt wird. Die 100%ige Tumorausbeute im Op.-Gebiet bei den AP-Tieren läßt sich möglicherweise auf die unphysiologische Lage der Mucosa und deren ständige mechanische Reizung zurückführen. Möglicherweise hat auch eine durch die Naht geänderte Durchblutung der Anastomosenregion eine begünstigte Tumorentstehung zur Folge.

Zusammenfassung

Es werden 3 unterschiedliche Operationsverfahren im colorectalen Bereich bei Ratten vorgestellt, die für ätiologische und therapeutische Studien zur Pathogenese colorectaler Tumoren geeignet erscheinen. Resektion bzw. Anlage eines Anus praeters begünstigt das Angehen 1,2-DMH induzierter Carcinome im Anastomosengebiet bzw. in der Region des Anus praeters.

Summary

Report on three different operative methods on the colon and rectum as basis for studies of the pathogenesis of colorectal cancer. Resection and colostomy predispose to cancer growth at the anastomosis or colostomy after application of 1,2 dimethylhydrazine.

Literatur

1. DRUCKREY, H., PREUSSMANN, R., MATZKIES, F., IVANKOVIC, S.:
Selektive Erzeugung von Darmkrebs an Ratten mit 1,2-Dimethyl-
hydracin. Naturwissenschaften 54, 285-286 (1967)
2. WILLIG, S., WILDNER, G.P., ZIEBARTH, D.: Der Einfluß der In-
gesta auf die Kanzerisierung des Rattendarms durch Dimethyl-
hydracin. Arch. Geschwulstforsch. 37/2, 105-115 (1971)

Dr. J.G. Doertenbach, Chirurgische Universitätsklinik, Im Neuenheimer Feld 110, D-6900 Heidelberg

Chirurgisches Forum 1981

München 22. bis 25. April 1981

Vortragsanmeldungen

Die Sitzungen des FORUM *für experimentelle und klinische Forschung* sind ein fester Bestandteil im Gesamtkongreßprogramm. Sie bestehen aus 8-Minuten-Vorträgen mit ausreichender Diskussionszeit über Ergebnisse aus der *experimentellen* und *klinischen Forschung*. Zur Beteiligung sind bevorzugt der chirurgische Nachwuchs, aber auch junge Forscher aus anderen medizinischen Fachgebieten zur Pflege interdisziplinärer Kontakte aufgefordert. Verhandlungssprachen sind Deutsch und Englisch.

Als *Leitthemen* der einzelnen Sitzungen sind vorgesehen: Schock, Herz, Gefäßsysteme, Lunge, Magen und Darm, Leber – Galle – Pankreas, Niere, Transplantation, endokrine Organe, Trauma, prä- und postoperative Behandlung, Wundheilung und -behandlung, Onkologie.

Die Auswahl der Sitzungstitel für das endgültige Programm richtet sich nach dem zahlenmäßigen Überwiegen der eingereichten Beiträge zu den verschiedenen Themenkreisen auf der Basis der Qualitätsbewertung (siehe 9).

Bedingungen für die Anmeldung

1. Für die Anmeldung ist eine *Kurzfassung in sechsfacher Ausfertigung* bis spätestens 30. September des Vorjahres vor dem Kongreßjahr an den FORUM-Ausschuß der Deutschen Gesellschaft für Chirurgie einzusenden:

   Sekretariat „Chirurgisches FORUM"
   Chirurgische Universitätsklinik
   D-6900 Heidelberg

   Bereits veröffentlichte Arbeiten dürfen nicht eingesandt werden!

2. Grundsätzlich ist die Anmeldung mehrerer verschiedener Beiträge möglich. Die Auswahl durch den wissenschaftlichen Beirat orientiert sich dahingehend, daß der *Erstautor* im endgültigen Programm *nur einmal* genannt werden kann.

3. Die Anmeldung eines Beitrags zum FORUM schließt die Anmeldung eines Vortrages mit dem gleichen Grundthema für eine andere Kongreßsitzung aus.

Kurzfassung

4. Die *Kurzfassung* soll in klarer Gliederung ausschließlich objektive Fakten über die Zahl der Untersuchungen oder Experimente, die angewandten Methoden und endgültigen Ergebnisse enthalten. Ausführliche Einleitungen, historische Daten und Literaturübersichten sind zu vermeiden. Nur Mitteilungen von *wesentlichem Informationswert* ermöglichen eine sachliche Beurteilung durch die Mitglieder des wissenschaftlichen Beirats.

5. Auf einem *vorgeschalteten eigenen Blatt* sind die Namen der Autoren (beginnend mit dem Vortragenden) mit akademischem Grad sowie Anschrift von Klinik oder Institut und der Arbeitstitel einzutragen.

6. Da sich die Deutsche Gesellschaft für Chirurgie einer *„Empfehlung über die Begrenzung der Autorenzahl"* angeschlossen hat (siehe MITTEILUNGEN Heft 4/1975, Seite 140), können einschließlich des Vortragenden nur 4 Autoren genannt werden. Lediglich bei interdisziplinären Arbeiten sind insgesamt 6 Autorennamen möglich.

7. Dem *Text der Kurzfassung* wird nur der Arbeitstitel ohne Autorennamen vorangestellt, damit eine anonyme Weiterbearbeitung gesichert ist (siehe 9). Der Umfang darf $1^1/_2$ Seiten (DIN A 4, $1^1/_2$ Zeilenabstand, 4 cm Rand) nicht überschreiten. Die Einsendung hat per Einschreiben zu erfolgen. Die eigene Klinik (Institut) darf im Text nicht erwähnt oder zitiert werden.

8. Jeder Beitrag soll von dem Autor durch einen Vermerk für eines der oben angegebenen Leitthemen vorgeschlagen werden.

Anonyme Bearbeitung

9. Vor der Sitzung des FORUM-Ausschusses werden die Beiträge anonym (ohne Nennung der Autoren und der Herkunft) zur Beurteilung an die Mitglieder des wissenschaftlichen Beirats versandt. (Bestimmungen für den FORUM-Ausschuß siehe MITTEILUNGEN Heft 3/1973 Seite 70).

10. Die Autoren der angenommenen Beiträge werden bis Mitte November des Vorjahres vor dem Kongreß verständigt.

Manuskript

11. Das *Manuskript* ist in doppelter Ausfertigung mit klarer Gliederung (Zielsetzung, Methodik, Ergebnisse), englischem Untertitel und Zusammenfassungen auf Deutsch und Englisch einzureichen.

    Wenn *keine* Bilder oder Tabellen eingereicht werden, darf das Manuskript einschließlich deutscher und englischer Zusammenfassung und Literaturangaben 5 Schreibmaschinenseiten haben (bei 4 cm Rand und $1^1/_2$zeiligem Abstand).

    Bei Verkürzung des Schreibmaschinentextes auf 3 Seiten (4 cm Rand, $1^1/_2$zeilig) ist die *Wiedergabe von 2 Schwarzweiß-Abbildungen* (schematische Strichabbildungen) und *2 Tabellen* möglich. Es werden Positivabzüge (tiefschwarz) in Endgröße erbeten. Für jede Abbildung oder Tabelle ist eine kurze prägnante Legende auf besonderem Blatt erforderlich.

    Halbtonbilder, Fotos und Röntgenbilder werden nicht angenommen.
    Die *Bibliographie* soll 5 Zitate nicht überschreiten.

12. Die redaktionellen Vorschriften sind sorgfältig zu beachten. Gelegentlich trotzdem erforderlich werdende redaktionelle Änderungen im Rahmen der gegebenen Vorschriften behält sich die Schriftleitung vor.

13. Die *endgültige Fassung* wird in einem zitierfähigen FORUM-Band als Supplement von Langenbecks Archiv vor dem nächsten Kongreß gedruckt vorliegen.

Einsendeschluß

14. Manuskripte, die bis zum 10. Januar des Kongreßjahres nicht eingegangen sind, können im FORUM-Band nicht berücksichtigt werden und schließen eine Aufnahme in das endgültige Kongreßprogramm aus.

15. Lieferung von *Sonderdrucken* nur bei sofortiger Bestellung nach Aufforderung durch den Verlag und gegen Berechnung.

Wissenschaftlicher Beirat im FORUM-Ausschuß der Deutschen Gesellschaft für Chirurgie

F. LINDER – Heidelberg   U. MITTMANN – Heidelberg
Vorsitzender des Beirats   H. D. RÖHER – Marburg/Lahn
                                      Für das FORUM-Sekretariat

Klinischer Unterricht und Weiterbildung in der Chirurgie

Herausgeber: G. Heberer, G. Feifel

1978. 21 Abbildungen, 64 Tabellen,
XXI, 157 Seiten (22 Seiten in Englisch)
DM 38,–; approx. US $ 22.50
ISBN 3-540-08794-X

Steigende Studentenzahlen und die neue
Approbationsordnung für Ärzte bildeten die
Grundlage für den ersten Teil des internatio-
nalen Symposiums, das von der Chirurgischen Klinik der Universität München ver-
anstaltet wurde. Nach einer kritischen Be-
trachtung der klinischen Studienabschnitte
und der schriftlichen Prüfungsergebnisse in
beiden deutschen Staaten folgte die Dar-
legung der Ausbildungsgänge in der Schweiz,
in Holland, Ungarn und England.

Der zweite Teil des Symposiums befaßte sich
mit der fachchirurgischen Weiterbildung in
den Vereinigten Staaten, England, Kanada,
Frankreich, Holland, Schweiz, Österreich,
Schweden und in der Bundesrepublik. Dabei
wurden Erfahrungen einer qualifizierten
Weiterbildung bei verschiedener Klinikstruk-
tur einschließlich des Departmentsystems
mitgeteilt. Die Notwendigkeit von Qualitäts-
kontrollen in der Chirurgie bildeten einen
weiteren Schwerpunkt des aktuellen Themas.

Interessiert sind: Studenten, Assistenten,
Chrirugische Kliniken, Länderministerien,
Ministerien der Bundesrepublik; insbesondere aber die Ausbildungsstätten der Uni-
versitäten und die Lehrkrankenhäuser.

G. Fischer

Chirurgie vor 100 Jahren

**Historische Studie über das 18. Jahrhundert
aus dem Jahre 1876**

Reprint der Erstauflage F. C. W. Vogel Leipzig
1876 – ergänzt um ein Vorwort von R. Winau

1978. (8) X, 585 Seiten
DM 48,–; approx. US $ 28.40
ISBN 3-540-08751-6

Im Jahre 1876 beschreibt der Chirurg Georg
Fischer aus Hannover in einer historischen
Gesamtschau die gewaltige Entwicklung, die
die Chirurgie innerhalb der letzten 100 Jahre
und davor genommen hatte.

Der Bogen spannt sich von der Befreiung des
Faches aus den Händen der Barbierchirurgen
und Quacksalber, über die Entwicklung der
berühmtesten Krankenhäuser im alten
Europa, über den chirurgischen Unterricht
bis zum Aufschwung in Deutschland durch
Heister und Richter. Die Taten der be-
deutendsten französischen und englischen
Chirurgen werden ebenso beschrieben wie
die besonderen Entwicklungen innerhalb der
sich bereits abzeichnenden chirurgischen
Sondergebiete.

Alle operativ tätigen Ärzte – aber auch die
Ärzte der anderen Fachgebiete – erhalten
durch dieses Standardwerk einen Einblick in
die ungeheuere Entwicklung der Chirurgie im
18. und 19. Jahrhundert, die allgemein heute
kaum noch in diesen vielen Einzelheiten
bekannt ist.

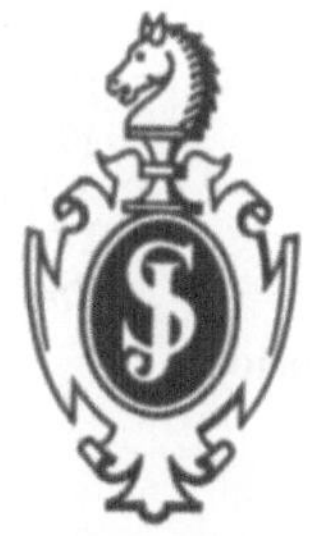

Springer-Verlag
Berlin
Heidelberg
New York

Springer-Chirurgie

eine Auswahl

E. Biemer, W. Duspiva
Rekonstruktive Mikrogefäßchirurgie
1980. 131 Abbildungen in 306 Einzeldarstellungen,
10 Tabellen. Etwa 160 Seiten
Gebunden DM 198,–; approx. US $ 116.90
ISBN 3-540-09132-7

Comprehensive Manuals of Surgical Specialties
Editor: R. H. Egdahl

C. E. Welch, L. W. Ottinger, J. P. Welch
Manual of Lower Gastrointestinal Surgery
1980. 215 figures, approx. 138 figures in color.
XIV, 274 pages
Cloth DM 169,–; approx. US $ 99.80
ISBN 3-540-90205-8

R. E. Hermann
**Manual of Surgery of the Gallbladder, Bile Ducts,
and Exocrine Pancreas**
With contributions by A. M. Cooperman, C. B.
Esselstyn, jr., E. Steiger, R. T. Holzbach
1979. 197 color figures (123 figures in black and
white), 16 tables. XIV, 306 pages
Cloth DM 168,–; approx. US $ 99.20
ISBN 3-540-90351-8

A. T. K. Cockett, K. Koshiba
Manual of Urologic Surgery
Illustrated by I. Takamoto
1979. 532 color illustrations. XVIII, 284 pages
Cloth DM 238,–; approx. US $ 140.50
ISBN 3-540-90423-9

B. J. Masterson
Manual of Gynecologic Surgery
With contribution by K. E. Krantz, W. J. Cameron,
J. W. Daly, J. A. Fayez, E. W. Franklin
Illustrator: D. McKeown
1979. 204 figures, 192 in color, 12 tables.
XV, 256 pages
Cloth DM 159,–; approx. US $ 93.90
ISBN 3-540-90372-0

Gastric Cancer
Editors: C. Herfarth, P. Schlag
1979. 161 figures, 144 tables. XV, 374 pages
Cloth DM 79,–; approx. US $ 46.70
ISBN 3-540-09467-9

W. Glinz
Thoraxverletzungen
Diagnose, Beurteilung und Behandlung
2., korrigierte Auflage. 1980. 133 Abbildungen,
31 Tabellen. X, 294 Seiten
Gebunden DM 78,–; approx. US $ 46.10
ISBN 3-540-09695-7

G. Heberer, W. Köle, H. Tscherne
Chirurgie
Lehrbuch für Studierende der Medizin und Ärzte
Mit erweitertem Hinweisindex zum Gegenstands-
katalog
Unter Mitarbeit zahlreicher Fachwissenschaftler
3., überarbeitete und erweiterte Auflage. 1980.
Etwa 476 zum größten Teil farbige Abbildungen,
etwa 91 Tabellen. Etwa 850 Seiten
Gebunden DM 68,–; approx. US $ 40.20
ISBN 3-540-09806-2

W. Hess, R. Liechti
Gleithernie und Refluxkrankheit
Mit Beiträgen von C. Jacot, B. Roethlisberger,
G. Terrier
1978. 313 Abbildungen, davon 116 farbig, 20 Ta-
bellen. VIII, 223 Seiten
Gebunden DM 240,–; approx. US $ 141.60
ISBN 3-540-08749-4

H. R. Mittelbach, S. Nusselt
Die verletzte Hand
Ein Vademecum für Praxis und Klinik

4., neubearbeitete Auflage. 1979. 215 Abbildungen
in 354 Einzeldarstellung von J. Mittelbach.
XVII, 277 Seiten
DM 32,–; approx. US $ 18.90
ISBN 3-540-09474-1

Nachsorge beim kolorektalen Karzinom
Herausgeber: W. Stock
1979. 124 Abbildungen, 62 Tabellen.
XII, 191 Seiten
DM 54,–; approx. US $ 31.90
ISBN 3-540-09818-6

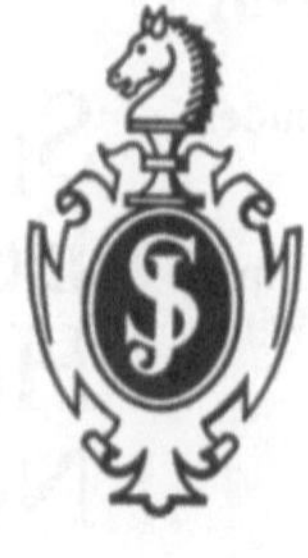

Springer-Verlag
Berlin
Heidelberg
New York